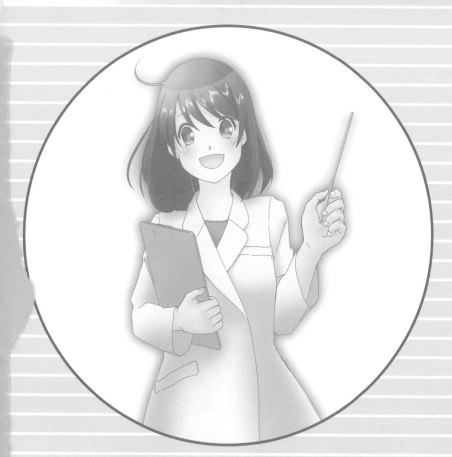

臨床栄養学

疾患別の栄養管理プロセスを
正しく理解するために

東山幸恵　編

化学同人

執筆者一覧

岩川　裕美	元　龍谷大学農学部食品栄養学科准教授	2章-1, 2, 12章, 13章-1〜6, 16章-1, 2, 17章
菅原詩緒理	仙台白百合女子大学人間学部健康栄養学科教授	2章-5, 3章-2, 4章-8〜12, 7章-1, 14章-3
永井亜矢子	帝京平成大学健康メディカル学部健康栄養学科准教授	2章-4, 5章, 8章, 9章
中東　真紀	機能強化型認定栄養ケア・ステーション鈴鹿代表（松本大学大学院非常勤講師）	1章-2, 4章-1〜7
東山　幸恵	愛知淑徳大学食健康科学部健康栄養学科教授	編集, 1章-1, 2章-3, 3章-1, 3, 7章-2, 11章, 13章-7, 14章-1, 2, 15章, 16章-3
藤岡由美子	元　松本大学人間健康学部健康栄養学科専任講師	6章, 10章

（五十音順）

ステップアップ栄養・健康科学シリーズ　編集委員

尼子　克己	仁愛大学人間生活学部健康栄養学科教授
北島　幸枝	東京医療保健大学医療保健学部医療栄養学科准教授
中島　肇	和洋女子大学大学院総合生活研究科教授

（五十音順）

はじめに

　いま医療現場では，他の医療者(医師，看護師，薬剤師など)と同様，管理栄養士も確かな医療知識をもつ医療者として活躍することを期待されています．このことは，他の職種の仕事内容(診断，治療)を理解しつつ，かつ，管理栄養士として自らの専門性を十分に活かして患者への治療に当たる役割を担うということを意味します．そのためには解剖学，病理学，生理学など，人体の構造や疾患の成り立ちなどの学びに基づき，各疾患の栄養管理方法に対する正しい理解を深める必要があります．臨床栄養学はまさにそのための学問であり，多様な疾患の原因，進行，改善，治療と栄養との関わりを幅広く理解し，医療チームの一員として参画できる力を養う非常に重要な学問領域です．管理栄養士国家試験において臨床栄養学領域からの出題数が多いことからも，その重要性を伺い知ることができます．

　しかし，管理栄養士を目指す皆さんにとって臨床栄養学は，難解で覚える事柄も多く，苦手意識をもつ人も少なくないかもしれません．

　これらをふまえて，本書は次の2点を大きな特徴としています．

① 管理栄養士国家試験ガイドラインに準拠していること

　本書は国家試験ガイドラインを網羅する形で構成しています．したがって，本書で学習することで臨床栄養学の基礎を押さえつつ，国家試験合格にむけて効率的に学びを進めることができます．また，国家試験対策となるヒントも記載しています．

② 学びを助けるポイントを記載

　理解すべきキーワードに関する説明を要所要所に載せました．よく聞くが説明できない，あるいは重要だが忘れてしまった事柄について簡単な解説を併記していますので，スムーズな理解の助けとなることでしょう．

　本書が管理栄養士・栄養士養成施設における臨床栄養教育に役立つ書として，また，国家試験合格を目指すための基礎固めに活用いただければ幸いです．

　執筆においては，臨床の現場での経験豊富な先生方，アカデミックの場で活躍される先生方にお願いしました．ご執筆・ご協力いただいた先生方，ありがとうございました．

　最後に，本書出版に当たりご尽力いただきました，化学同人編集部山本富士子さんに篤くお礼申し上げます．

　2017年9月

執筆者を代表して　東山　幸恵

ステップアップ栄養・健康科学シリーズ
刊行にあたって

　栄養士・管理栄養士養成施設には，毎年約 20,000 人もの学生が入学しています．高校で化学や生物などを十分に学んでこなかったりすると，入学後に始まる講義や実験には戸惑う学生も多いことと思います．理系とあまり意識せず入学してきた学生も少なからずいるようです．

　ステップアップ栄養・健康科学シリーズは，やさしく学び始めて，管理栄養士国家試験受験に備えて基礎の力が身につくことを目指す教科書シリーズです．高校で学ぶ化学や生物，数学などの基礎を適宜織り込みながら，学生たちが拒否反応を起こさないように，基礎から理解でき，大学で学ぶさまざまな講義の内容に結びつけて修得できるように構成し，記述にも心がけました．

　さらに，別の科目で学んだ内容がまた別の科目にも関連することが思い浮かぶようにもしています．たとえば食品学で学ぶ食品成分の機能と基礎栄養学で学ぶ栄養素の機能，生化学で学ぶ代謝を関連づけられると，臨床栄養学や応用栄養学，栄養教育論で学ぶ栄養療法が理解しやすくなるでしょう．

　子どもたちへの食育，若い女性の極端なやせの増加，運動習慣を含む生活習慣に由来する非感染性疾患の増加，超高齢社会のなかでの介護予防や生活支援の必要性などという社会状況を眺めてみても，栄養士・管理栄養士がこのような社会で貢献できる役割はこれからも非常に大きいものといえます．

　卒業後にさまざまな施設を始めとした社会で活躍していく学生たちに，大学で基礎となる力をしっかりと身につけて学んでほしい．このような願いをもってシリーズ全体を編集しています．多くの栄養士・管理栄養士養成課程で本シリーズの教科書が役に立てば，これ以上の喜びはありません．

ステップアップ栄養・健康科学シリーズ　編集委員

臨床栄養学　目　次

第1章　臨床栄養学とは　　　　1

1　臨床栄養の意義と目的　　2
- 1.1　定義　2
- 1.2　意義と目的　2
- 1.3　傷病者や要介護者への栄養管理の必要性　2
- 1.4　内部環境の恒常性（ホメオスタシス）と栄養支援　3
- 1.5　疾患の予防　3
- 1.6　疾患の治癒促進　3
- 1.7　疾患の憎悪化と再発の防止　4
- 1.8　栄養状態の改善　4
- 1.9　社会的不利とノーマリゼーション　4
- 1.10　QOL（生活の質，人生の質）の向上　5
- 1.11　緩和ケア　5

2　医療と臨床栄養　　6
- 2.1　医療における栄養管理の意義　6
- 2.2　医療における管理栄養士の役割の職業倫理　6
- 2.3　クリニカルパスと栄養ケア　7
- 2.4　チーム医療　8
- 2.5　リスクマネジメント　8
- 2.6　傷病者の権利　9
- 2.7　インフォームドコンセント　10

コラム　EBM と NBM　9

第2章　臨床における栄養評価とその手法，栄養教育　　　　11

1　栄養アセスメントの意義と方法　　12
- 1.1　栄養スクリーニングの意義と方法　12
- 1.2　栄養アセスメントの具体的方法：問診，臨床診査，身体計測，臨床検査，栄養・食事調査　12

2　栄養ケアの目標設定と計画作成　　14
- 2.1　目標の設定　14
- 2.2　栄養投与量の算定：エネルギー，たんぱく質，炭水化物，脂質，ビタミン，ミネラル（無機質）　14

3　栄養モニタリングと再評価　　18
- 3.1　臨床症状や栄養状態のモニタリング　18
- 3.2　栄養投与量の再評価　19
- 3.3　栄養補給法の再評価，栄養ケアの修正　19

4　栄養ケアの記録　　20
- 4.1　栄養ケア記録の意義　20
- 4.2　問題志向型システムの活用　20

5　傷病者や要介護者への栄養教育　　23
- 5.1　意義と目的　23
- 5.2　方法　26
- 5.3　栄養・食事指導の実施　27
- 5.4　栄養教育とカウンセリング　27
- 5.5　評価・判定　27
- 5.6　栄養指導の記録　28

コラム　栄養ケアプロセス　24

第3章 栄養障害，代謝・内分泌疾患の栄養アセスメントと栄養ケア 29

1 栄養障害の栄養アセスメントと栄養ケア ……………………………………………… 30

1.1	たんぱく質・エネルギー栄養障害	1.2	ビタミン欠乏症・過剰症 32
	（PEM），栄養失調 30	1.3	ミネラル欠乏症・過剰症 34

2 肥満と代謝疾患の栄養アセスメントと栄養ケア ……………………………………… 36

2.1	肥満 36	2.4	糖尿病 43
2.2	メタボリックシンドローム 38	2.5	脂質異常症 51
2.3	肥満症 41	2.6	高尿酸血症，痛風 58

3 内分泌疾患の栄養アセスメントと栄養ケア …………………………………………… 60

3.1	甲状腺機能亢進症（バセドウ病） 60	3.3	クッシング症候群 63
3.2	甲状腺機能低下症 62		

コラム リポたんぱく質とその役割 52

第4章 消化器疾患の栄養アセスメントと栄養ケア 66

1 口内炎，舌炎 …………………………………………………………………………… 67

1.1	疾患の概要 67	1.4	診断 68
1.2	病態 67	1.5	治療方法 68
1.3	症状 68	1.6	栄養アセスメントと栄養ケア 68

2 胃食道逆流症 …………………………………………………………………………… 71

2.1	疾患の概要 71	2.4	治療方法 72
2.2	病態，症状 71	2.5	栄養アセスメントと栄養ケア 72
2.3	診断 71		

3 胃・十二指腸潰瘍 ……………………………………………………………………… 73

3.1	疾患の概要 73	3.4	治療方法 74
3.2	原因 73	3.5	栄養アセスメントと栄養ケア 74
3.3	病態，症状 73		

4 タンパク漏出性胃腸症 ………………………………………………………………… 75

4.1	疾患の概要 75	4.4	治療方法 76
4.2	病態，症状 75	4.5	栄養アセスメントと栄養ケア 76
4.3	診断 75		

5 炎症性腸疾患 …………………………………………………………………………… 77

5.1	クローン病 77	5.2	潰瘍性大腸炎 80

6 過敏性腸症候群 ………………………………………………………………………… 82

6.1	疾患の概要，原因 82	6.3	治療方法 82
6.2	病態，症状 82	6.4	栄養アセスメントと栄養ケア 83

7 便秘 ·· 83

7.1	疾患の概要，原因	*83*	
7.2	病態，症状	*83*	

7.3 治療方法 *83*
7.4 栄養アセスメントと栄養ケア *84*

8 肝炎 ·· 84

8.1 疾患の概要 *84* ｜ 8.5 診断 *86*
8.2 疫学 *85* ｜ 8.6 治療方法 *87*
8.3 病態 *85* ｜ 8.7 栄養アセスメントと栄養ケア *87*
8.4 症状 *86*

9 肝硬変 ·· 88

9.1 疾患の概要 *88* ｜ 9.4 診断 *90*
9.2 病態 *89* ｜ 9.5 治療方法 *90*
9.3 症状 *90* ｜ 9.6 栄養アセスメントと栄養ケア *92*

10 脂肪肝，非アルコール性脂肪性肝疾患，非アルコール性脂肪肝炎 ························ 93

10.1 疾患の概要 *93* ｜ 10.5 診断 *95*
10.2 疫学 *94* ｜ 10.6 治療方法 *95*
10.3 病態 *94* ｜ 10.7 栄養アセスメントと栄養ケア *95*
10.4 症状 *94*

11 胆石症，胆囊炎 ·· 96

11.1 疾患の概要 *96* ｜ 11.5 診断 *97*
11.2 疫学 *96* ｜ 11.6 治療方法 *97*
11.3 病態 *97* ｜ 11.7 栄養アセスメントと栄養ケア *98*
11.4 症状 *97*

12 膵炎 ·· 99

12.1 疾患の概要 *99* ｜ 12.5 診断 *99*
12.2 疫学 *99* ｜ 12.6 治療方法 *100*
12.3 病態 *99* ｜ 12.7 栄養アセスメントと栄養ケア *100*
12.4 症状 *99*

コラム スマイルケア食 *70*

第5章　循環器疾患の栄養アセスメントと栄養ケア *102*

1 高血圧 ·· 103

1.1 疾患の概要 *103* ｜ 1.4 診断 *103*
1.2 病態 *103* ｜ 1.5 治療方法 *104*
1.3 症状 *103* ｜ 1.6 栄養アセスメントと栄養ケア *104*

2 動脈硬化症 ·· 105

2.1 疾患の概要 *105* ｜ 2.4 診断 *106*
2.2 病態 *106* ｜ 2.5 治療方法 *107*
2.3 症状 *106* ｜ 2.6 栄養アセスメントと栄養ケア *107*

3	虚血性心疾患（狭心症，心筋梗塞）		107
	3.1 疾患の概要	*107*	3.4 診断	*108*
	3.2 病態	*107*	3.5 治療方法	*108*
	3.3 症状	*108*	3.6 栄養アセスメントと栄養ケア	*109*

4	心不全		109
	4.1 疾患の概要	*109*	4.4 診断	*110*
	4.2 病態	*110*	4.5 治療方法	*110*
	4.3 症状	*110*	4.6 栄養アセスメントと栄養ケア	*110*

5	脳血管障害（脳出血，クモ膜下出血，脳梗塞）		111
	5.1 疾患の概要	*111*	5.4 診断	*112*
	5.2 病態	*111*	5.5 治療方法	*112*
	5.3 症状	*112*	5.6 栄養アセスメントと栄養ケア	*112*

第6章　腎・尿路疾患の栄養アセスメントと栄養ケア　　　114

1	急性・慢性糸球体腎炎		115
	1.1 疾患の概要	*115*	1.4 診断	*115*
	1.2 病態	*115*	1.5 治療方法	*115*
	1.3 症状	*115*	1.6 栄養アセスメントと栄養ケア	*116*

2	ネフローゼ症候群		116
	2.1 疾患の概要	*116*	2.4 診断	*117*
	2.2 病態	*117*	2.5 治療方法	*117*
	2.3 症状	*117*	2.6 栄養アセスメントと栄養ケア	*117*

3	急性・慢性腎不全		118
	3.1 疾患の概要	*118*	3.4 診断	*119*
	3.2 病態	*118*	3.5 治療方法	*119*
	3.3 症状	*119*	3.6 栄養アセスメントと栄養ケア	*120*

4	糖尿病性腎症		121
	4.1 疾患の概要	*121*	4.4 診断	*122*
	4.2 病態	*121*	4.5 治療方法	*123*
	4.3 症状	*121*	4.6 栄養アセスメントと栄養ケア	*123*

5	CKD（慢性腎臓病）		125
	5.1 疾患の概要	*125*	5.4 診断	*126*
	5.2 病態	*125*	5.5 治療方法	*127*
	5.3 症状	*125*	5.6 栄養アセスメントと栄養ケア	*127*

6	尿路結石症		128
	6.1 疾患の概要	*128*	6.4 診断	*129*
	6.2 病態	*129*	6.5 治療方法	*129*
	6.3 症状	*129*	6.6 栄養アセスメントと栄養ケア	*129*

7	血液透析，腹膜透析				131
	7.1 概要	131	7.4	診断	132
	7.2 病態	131	7.5	治療方法	132
	7.3 症状	131	7.6	栄養アセスメントと栄養ケア	133

第7章 神経疾患，摂食障害の栄養アセスメントと栄養ケア 136

1	神経疾患の栄養アセスメントと栄養ケア				137
	1.1 認知症	137	1.2	パーキンソン病	138
2	摂食障害の栄養アセスメントと栄養ケア				141
	2.1 神経性やせ症	141	2.2	神経性過食症（神経性大食症）	142

第8章 呼吸器疾患の栄養アセスメントと栄養ケア 144

1	慢性閉塞性肺疾患				145
	1.1 疾患の概要	145	1.4	診断	145
	1.2 病態	145	1.5	治療方法	145
	1.3 症状	145	1.6	栄養アセスメントと栄養ケア	145
2	気管支喘息				146
	2.1 疾患の概要	146	2.4	診断	147
	2.2 病態	146	2.5	治療方法	147
	2.3 症状	147	2.6	栄養アセスメントと栄養ケア	147
3	肺炎				147
	3.1 疾患の概要	147	3.4	診断	148
	3.2 病態	147	3.5	治療方法	148
	3.3 症状	148	3.6	栄養アセスメントと栄養ケア	148

第9章 血液系の疾患・病態の栄養アセスメントと栄養ケア 149

1	貧血				150
	1.1 疾患の概要	150	1.4	治療方法	151
	1.2 病態，症状	150	1.5	栄養アセスメントと栄養ケア	152
	1.3 診断	151			
2	白血病（造血器系疾患）				152
	2.1 疾患の概要	152	2.4	診断	153
	2.2 病態	152	2.5	治療方法	153
	2.3 症状	153	2.6	栄養アセスメントと栄養ケア	153

第10章 筋・骨格疾患の栄養アセスメントと栄養ケア 155

1 骨粗鬆症 156

1.1	疾患の概要	156	1.4	診断	157
1.2	病態	156	1.5	治療方法	157
1.3	症状	156	1.6	栄養アセスメントと栄養ケア	158

2 くる病，骨軟化症 159

2.1	疾患の概要	159	2.4	診断	160
2.2	病態	159	2.5	治療方法	160
2.3	症状	160	2.6	栄養アセスメントと栄養ケア	160

3 変形症関節症 160

3.1	疾患の概要	160	3.4	診断	161
3.2	病態	161	3.5	治療方法	161
3.3	症状	161	3.6	栄養アセスメントと栄養ケア	162

4 サルコペニア 162

4.1	疾患の概要	162	4.4	診断	163
4.2	病態	163	4.5	治療方法	163
4.3	症状	163	4.6	栄養アセスメントと栄養ケア	163

5 ロコモティブシンドローム 164

5.1	疾患の概要	164	5.4	診断	165
5.2	病態	164	5.5	治療方法	167
5.3	症状	165	5.6	栄養アセスメントと栄養ケア	169

第11章 免疫・アレルギー疾患の栄養アセスメントと栄養ケア 171

1 食物アレルギー 172

1.1	疾患の概要	172	1.4	診断	175
1.2	病態	173	1.5	治療方法	175
1.3	症状	173	1.6	栄養アセスメントと栄養ケア	175

2 膠原病，自己免疫疾患 176

2.1	疾患の概要	176	2.4	診断	177
2.2	病態	177	2.5	治療方法	177
2.3	症状	177	2.6	栄養アセスメントと栄養ケア	177

3 免疫不全症 178

| 3.1 | 疾患の概要 | 178 | 3.3 | 治療方法 | 178 |
| 3.2 | 症状 | 178 | 3.4 | 栄養アセスメントと栄養ケア | 179 |

第12章 がんの栄養アセスメントと栄養ケア 180

1 消化器のがん：食道，胃，結腸，直腸 ……………………………………………… 181
- 1.1 食道がん 181
- 1.2 胃がん 182
- 1.3 大腸がん（結腸，直腸） 184

2 緩和ケアと終末期医療（ターミナルケア） ……………………………………… 186

コラム WHO（世界保健機関）による緩和ケアの定義（2002 年） 187

第13章 外科分野，感染症の栄養アセスメントと栄養ケア 189

1 術前・術後の栄養アセスメントと栄養ケア ……………………………………… 190
2 胃の術後の栄養アセスメントと栄養ケア ………………………………………… 191
- 2.1 胃全摘術 191
- 2.2 幽門側胃切除術 191
- 2.3 幽門保存胃切除術 192
- 2.4 噴門側胃切除術 192
- 2.5 胃切除術後の合併症 192

3 食道術後の栄養アセスメントと栄養ケア ………………………………………… 193
4 大腸・小腸の術後の栄養アセスメントと栄養ケア ……………………………… 194
5 消化管以外の術前術後の栄養アセスメントと栄養ケア ………………………… 195
6 クリティカルケア …………………………………………………………………… 196
- 6.1 外傷 196
- 6.2 熱傷 198

7 感染症の栄養アセスメントと栄養ケア …………………………………………… 199
- 7.1 疾患の概要 199
- 7.2 病態 199
- 7.3 症状 200
- 7.4 診断 200
- 7.5 治療方法 200
- 7.6 栄養アセスメントと栄養ケア 200

第14章 摂食機能障害，要介護者の栄養アセスメントと栄養ケア 202

1 摂食機能障害の栄養アセスメントと栄養ケア …………………………………… 203
- 1.1 咀嚼・嚥下障害 203
- 1.2 口腔・食道障害 206
- 1.3 消化管通過障害 207

2 身体・知的障害の栄養アセスメントと栄養ケア ………………………………… 208
- 2.1 身体障害 208
- 2.2 知的障害 209
- 2.3 精神障害 210

3 老年症候群の栄養アセスメントと栄養ケア ……………………………………… 211
- 3.1 誤嚥 211
- 3.2 転倒 212
- 3.3 失禁 213
- 3.4 褥瘡 214
- 3.5 フレイル（虚弱） 216

第15章 乳幼児・小児疾患，妊産婦・授乳婦疾患の栄養アセスメントと栄養ケア　*219*

1 乳幼児・小児疾患の栄養アセスメントと栄養ケア ・・・・・・・・・・・・・・・・・・・・・・・・・・・・・・・・・・・・・・ *220*
　1.1　消化不良症　*220*　　1.5　先天性代謝異常　*225*
　1.2　周期性嘔吐症　*221*　　1.6　糖尿病　*227*
　1.3　アレルギー疾患　*222*　　1.7　小児腎疾患（急性糸球体腎炎，ネフロー
　1.4　小児肥満　*223*　　　　　　ゼ症候群）　*229*
2 妊産婦・授乳婦疾患の栄養アセスメントと栄養ケア ・・・・・・・・・・・・・・・・・・・・・・・・・・・・・・・・・ *230*
　2.1　妊娠糖尿病　*230*　　2.2　妊娠高血圧症候群　*232*

第16章 栄養方法，薬と栄養　*234*

1 栄養・食事療法と栄養補給法の歴史と特徴 ・・ *235*
2 栄養補給法の選択：経口栄養法，経腸栄養法，静脈栄養法 ・・・・・・・・・・・・・・・・・・・・・・・・ *236*
　2.1　経口栄養法　*237*　　2.3　静脈栄養法　*240*
　2.2　経腸栄養法　*237*
3 薬と栄養・食事の相互作用：栄養・食品が医薬品に及ぼす影響 ・・・・・・・・・・・・・・・・・ *245*
　3.1　薬剤に関する知識の重要性　*245*　　3.3　栄養・食物が医薬品に及ぼす影響　*246*
　3.2　薬の作用　*245*　　3.4　医薬品が栄養・食事に及ぼす影響　*247*

第17章 医療制度・福祉制度と管理栄養士　*248*

1 医療・介護制度の基本 ・・ *249*
　1.1　医療保険制度　*249*　　1.2　医療保障制度　*249*
2 介護保険制度 ・・ *251*
　2.1　介護保険制度の被保険者　*251*　　2.4　医療・介護保険における栄養に関する
　2.2　介護保険サービス　*252*　　　　　算定の基本　*253*
　2.3　介護サービスの利用計画（ケアプラン）
　　　　　　　　　　　　　　　　253
3 福祉・介護と臨床栄養 ・・・ *254*
　3.1　福祉・介護における栄養管理の意義，　　3.2　チームケアと栄養ケア　*256*
　　　　管理栄養士の役割　*254*

参考文献，参考情報 ・・ *258*

索　引 ・・・ *261*

第 1 章

臨床栄養学とは

この章で学ぶポイント

★臨床栄養学で学ぶ内容，なぜ学ぶのか，意義と目的を理解しておこう．

★医療における栄養管理と管理栄養士の役割について理解しておこう．

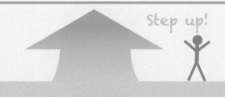

◆ちょっと学ぶ前に復習しておこう◆

―ホメオスタシス―
内部環境を一定に維持しようとすることで，生物は外部環境が変わっても体内環境を維持しようとする．

―QOL―
quality of life の略語．生活の質，人生の質と訳される．

―PDCA サイクル―
plan（計画），do（実行），check（評価），act（改善）の4段階を繰り返すことにより，業務を改善する手法．

第1章 臨床栄養学とは

1 臨床栄養の意義と目的

1.1 定義

臨床栄養(clinical nutrition)とはさまざまな疾病の原因，進行，改善，治療に関連する栄養学の領域をいう．これらの学問は，ひいては疾病の予防を考える栄養学領域にも繋がり，広義ではその範囲も含める．

栄養学の発展には栄養素の不足による健康障害や疾患の発症(ビタミンC不足による壊血病，ビタミンB_1不足による脚気など)といった，臨床栄養領域のエピソードを背景とするものが非常に多い．生体に起こった不都合なでき事の原因を追求した結果，栄養に起因することを発見し，その栄養素がもつ生体への機能性などがさらに深く探られた成果の蓄積が今日の栄養学の基礎を築いている．

1.2 意義と目的

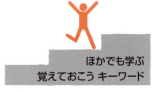

栄養ケア
→応用栄養学，栄養教育論

臨床栄養の目的は，栄養による疾病の予防と治癒を目指すところにある．管理栄養士の職務として「傷病者に対する療養のため必要な栄養の指導」が第一にあげられていることからも，疾病に対して的確な栄養ケアを実施することは管理栄養士にとって不可欠な能力といえる．

疾病を抱える対象者へ適切な栄養ケアを実施するためには，摂食，代謝，排泄といった人体の機能に関する知識，疾病に関する知識，薬剤との相互作用に関する知識などはもちろん，栄養ケアに必要な栄養量(数値)をおいしい食事に置き換えるための食品学，調理学などの知識や技術も必要である．

経管栄養，静脈栄養，経腸栄養剤
第16章も参照．

また，対象者の疾病や摂食機能によっては経口からの栄養摂取が困難な場合もある．その際には，経腸栄養剤などを用いた経管栄養や静脈栄養が選択される．経腸栄養剤の一部，また静脈栄養に関しては薬剤の領域ではあるが，対象者の栄養状態に大きく影響を与えるものであり，これらの内容についても学習しておく必要がある．

1.3 傷病者や要介護者への栄養管理の必要性

疾病の中には，その改善や増悪に栄養が強く関連しているものもあればそうでないものもある．しかし，栄養状態の良否は原疾患の治療効果，治療期間，予後などに大きな影響を与えることが知られており，どのような疾患であれ栄養管理が必要となる．

管理栄養士の定義にあるように「個人の身体の状況，栄養状態に応じた高度の専門知識および技術」が，職務を遂行する際に必要な能力としてあげられている．個々によってさまざまに状況が異なる傷病者にも対応できる能力が求められる．

たとえば，外傷や手術など大きな侵襲を受けた後には必要エネルギー量は増加する．しかし生体内ではストレスホルモンの影響によって分泌されるサイトカインの作用により，内因性エネルギー産生が高まっている．経腸や経静脈から投与するエネルギー量（外因性エネルギー量）を決定する際には，こういった内因性エネルギー産生量を考慮しなければエネルギー過多（overfed）を招く可能性がある．

このように，傷病者や要介護者の代謝状態は障害や侵襲の影響によって健康人とは大きく異なること，また同じ診断名であっても症状の軽重，病態の進み具合などによって必要栄養量には大きな個人差があり，これらの複雑な要因を考慮しつつ栄養ケアを計画する必要がある．

内因性エネルギー
エネルギーを得る方法として外因性（おもに食事）と内因性がある．内因性は脂肪，グリコーゲン，体タンパクなどの異化により体内で得られるエネルギーを指す．

1.4 内部環境の恒常性（ホメオスタシス）と栄養支援

外部環境の変化に応じて体内環境を正常に保つ働きを，**内部環境の恒常性（ホメオスタシス）**という．栄養摂取はさまざまな形でホメオスタシスに影響を及ぼす．

栄養が関係する疾患として代表的なものに糖尿病がある．血液中ブドウ糖濃度（血糖値）を一定の範囲内に維持するために，さまざまなホメオスタシス機構が働く．ブドウ糖の細胞への取り込みには膵臓のβ細胞からのインスリンの働きが不可欠であり，グルカゴン，アドレナリン，コルチゾール，成長ホルモンといった血糖上昇に働くホルモンとバランスをとりながら血糖値を維持している．糖尿病はこのホメオスタシス機構が破綻した状態であり，糖質などの摂取栄養量をコントロールすることが重要な支援となる．

糖尿病
第3章を参照．

アディポサイトカイン
アディポサイトカイン（adipo-cytokine）は脂肪（adipo-）細胞から分泌される各種生理活性物質（サイトカイン）の総称．内臓脂肪が蓄積することにより，アディポサイトカインの分泌に異常を生じる．

1.5 疾患の予防

発症や進行に栄養が強く関連する疾患は少なくない．たとえば食べ過ぎなどによる過剰なエネルギー摂取は脂肪細胞の蓄積，肥大化を招き，肥大した脂肪細胞は各種のサイトカインの分泌異常を引き起こす．アディポネクチン，レプチン，TNF-α，PAI-1 など，血糖の動態や血圧に影響を及ぼすサイトカイン量の変化は，さまざまな疾患発症の原因となる．

疾患の原因には遺伝的素因も大きく影響するが，環境要因である栄養（食事）は，運動と休養などと並び疾患予防に欠かすことのできない視点である．

アディポネクチン
アディポサイトカインの1つで，抗炎症作用，抗動脈硬化作用，抗糖尿病作用をもつ．筋において糖の取り込みを促進させる，いわば「善玉」アディポサイトカイン．

レプチン
食欲抑制作用，エネルギー消費増強作用をもつアディポサイトカイン．肥満の人の場合，レプチン作用が認められにくいレプチン抵抗性が生じる．

1.6 疾患の治癒促進

栄養状態の良否は，原疾患や手術・受傷後の回復に大きな影響を与える．血中アルブミン低値を示す患者は，① 平均在院日数が長い，② 合併症が多い，など予後不良であることが報告されている．治療にあたる際にはエ

TNF-α，PAI-1
TNF-αはアディポネクチンと発現を抑制しあうアディポサイトカイン．インスリン抵抗性を促進させる．PAI-1は血栓を溶解されにくくするアディポサイトカイン．どちらもいわば「悪玉」サイトカイン．

ネルギー，たんぱく質，ビタミンやミネラルなど必要栄養量を過不足なく摂取し，栄養状態を可能な限り改善することが重要である．

ヒトがもつ生態防御能や免疫能を栄養摂取によって高め，創傷の治癒を促進する**免疫栄養**(immunonutrition)が行われることもある．おもな免疫栄養素としては，グルタミン(腸管粘膜の萎縮・透過性亢進の抑制など)，アルギニン(創傷治癒の促進など)，n-3系脂肪酸(細胞性免疫能を増強)，核酸(タンパク質合成の促進など)があげられる．

1.7 疾患の増悪化と再発の防止

広義での疾患予防には，一次予防，二次予防，三次予防の3つがある．生活習慣や生活環境の改善，健康教育による健康増進，予防接種による疾病発生予防，事故防止による傷害の発生予防など，健康な状態を維持するために行うのが**一次予防**である．

一方，検診などにより疾患を早期に発見し，治療や保健指導などの介入を早期に行うことで疾病や傷害の重症化を予防する**二次予防**，罹患後に保健指導やリハビリテーションなどによって機能の回復や機能低下を回避するなど，社会復帰を支援し再発を予防することを**三次予防**という．

クローン病
第4章参照.

これらの二次・三次予防，つまり疾患の増悪化の予防に栄養療法は大きく関わっている．たとえば，糖尿病罹患後，合併症の発症を防ぐために適正量の栄養素の摂取に努め血糖値の安定化を図ったり，クローン病の再燃を予防するために脂質や食物繊維のとり方に配慮したりなど，栄養療法は疾患の増悪化，再発の予防に大きく関与している．

1.8 栄養状態の改善

栄養素の「過剰摂取」もしくは「不足」が，栄養状態悪化のおもな外的原因である．加えて栄養素の消化吸収能，代謝，排泄など内的要因によっても栄養状態は左右される．栄養状態を改善するには，まず適切な栄養評価を行い，栄養状態を悪化させている原因を明らかにした上で問題を解決する方策を考える．

栄養状態を改善させるために，患者の体格，疾患の状態などから必要な栄養量をみきわめ栄養管理を行う．その際には可能な限り食べる喜び，精神的な満足感に関しても考慮することが管理栄養士の重要な役割である．

1.9 社会的不利とノーマリゼーション

社会的不利とは「機能障害あるいは能力低下(能力障害)の結果としてその個人に生じた不利益であって，その個人にとって(年齢，性，社会的因子からみて)正常な役割を果たすことが制限されたり妨げられたりすることである」と定義されている(WHO：世界保健機関)．社会的不利は物的，

制度的，人的あるいは情報などの社会的要因によっても生ずる面が多いと考えられている．

　何らかの身体的・社会的障害をもつ人が，可能な限り普通の社会生活を送れるような社会を構築することを**ノーマリゼーション**という．栄養面においてもこの問題は重要である．たとえば疾患や加齢により摂食能が低下した人に対して，栄養状態の悪化を招かぬよう，硬さなどを調整し食べやすさを考慮した食事を整えたり，使いやすい食具を準備したりするなどして障害による社会的不利を増幅しないよう配慮する必要がある．

摂食障害の栄養アセスメントと栄養ケア
第7章も参照．

1.10　QOL(生活の質，人生の質)の向上

　QOL(quality of life)とは個人の生活の質，人生の質を示す語である．おいしく食べることは人生の大きな楽しみである．治療のために食事制限が必要な場合も，患者の食を楽しむ気持ちを考慮しない食事計画を立ててはならない．できうる限り満足度の高い食事時間を提供できるよう，調理，盛りつけ，提供状態，患者とのコミュニケーションなど，栄養ケアを実施する際には患者のQOLを必ず考慮する必要がある．

　摂食嚥下障害などで経口摂取ができなくなったときに，静脈栄養，経腸栄養などの方法で水分・栄養補給を行うかどうかは本人の意思(意思表明が可能な場合)を尊重する．強制補給する方が快適に過ごせるのか，強制補給が本人の人生に有益なのか，といった視点を管理栄養士ももたなくてはならない．

静脈栄養，経腸栄養
第16章も参照．

1.11　緩和ケア

　緩和ケアとは「生命を脅かす疾患による問題に直面している患者とその家族に対して，痛みやその他の身体的問題，心理社会的問題，スピリチュアルな問題を早期に発見し，的確なアセスメントと対処(治療・処置)を行うことによって，苦しみを予防し，和らげることで，QOLを改善するアプローチ」のことである(2002年，WHO)．これより以前は治癒への有効な治療法がなくなった患者を対象としていたが，現在はより早期から行うものとしてその概念を広げている．緩和ケアは終末期のケアではなく，診断時から治療と併行して行う症状緩和のための全人的なケアである．対象となるのは，おもにがん患者である．

　米国静脈経腸栄養学会(ASPEN)は，栄養状態はがん患者のQOLおよび充実感に重要な影響を及ぼすことを示しており，緩和ケアにおける栄養療法の果たす役割は非常に大きい．

　経口摂取が困難になった場合の人工的な栄養・水分補給方法も緩和ケアの重要な課題である．輸液の利益，不利益を提示しつつ患者や家族の意思を確認しながら医療チームで検討する．

緩和ケア
第12章も参照．

人生の思い出は食に関わるものが多い．人生の最期が近づくことは否定的に考えられがちだが，そのような場面でも食をとるのは肯定的なよい思い出をつくる機会でもある．栄養素摂取の目的以外に，心理的な満足度を食の側面から高めることも管理栄養士の重要な役割である．

2 医療と臨床栄養

2.1 医療における栄養管理の意義

傷病者の栄養管理は，その疾患の予後を左右するほど重要な管理である．傷病者が栄養不良に陥ることにより，免疫力が低下して合併症が起こりやすくなる．手術後の回復も遅れて在院日数の増加，医療費の増大などの原因になる．栄養マネジメントは，疾病予防や早期治癒だけでなく，健康寿命の延伸にもつながることがわかってきた．

適切な栄養管理を行うためには，栄養管理システムの構築と，医療スタッフの高度な技術と経験，多職種連携などが必要になる．栄養管理の基本は，①栄養スクリーニング・栄養アセスメント，②栄養ケア計画の作成，③栄養ケア計画の実施・チェック，④モニタリング・再評価のサイクルである．とくに栄養ケア計画の実施においては，**PDCAサイクル**〔Plan（計画）→ Do（実行）→ Check（評価）→ Act（改善）〕の4段階を繰り返すことが重要である．

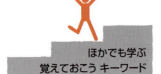

ほかでも学ぶ 覚えておこう キーワード

PDCA サイクル
➡応用栄養学，栄養教育論，給食経営管理論

2.2 医療における管理栄養士の役割の職業倫理

病院での管理栄養士の役割は，傷病者の病態把握と栄養診断，栄養状態の評価，栄養ケア計画の作成と，それを実施，評価することである．チーム医療の中で多職種連携を図り，適切な栄養マネジメントを実施できる高度な能力が必要となるため，積極的に研鑽することが重要になる．また，傷病者の秘密を守る義務として**守秘義務**があるが，「業務上に知り得た情報（秘密）」で，情報を院外にもちだすことは絶対にしてはいけない．院内であっても漏洩する可能性を考えて，情報保管場所を決めて厳重に管理する．

管理栄養士の職業倫理を身につけるために，生命倫理や人権について知識を深めていくことが必要となる．生命倫理の領域は，①生命倫理の理論的構築，②医療行為に対する道徳的判断，③医療行為に対しての綱領，規定，規約，④社会・文化的な生命倫理，の4つである．公益社団法人日本栄養士会は，「**管理栄養士・栄養士倫理綱領**」を2002（平成14）年4月に制定し，2014（平成26）年6月に改訂している（表1.1）．

2　医療と臨床栄養

表1.1　管理栄養士・栄養士倫理綱領

1．管理栄養士・栄養士は，保健，医療，福祉及び教育などの分野において，専門職として，この職業の尊厳と責任を自覚し，科学的根拠に裏づけられかつ高度な技術をもって行う「栄養の指導」を実践し，公衆衛生の向上に尽くす．

2．管理栄養士・栄養士は，人びとの人権・人格を尊重し，良心と愛情をもって接するとともに，「栄養の指導」についてよく説明し，信頼を得るように努める．また，互いに尊敬し，同僚及び他の関係者とともに協働してすべての人びとのニーズに応える．

3．管理栄養士・栄養士は，その免許によって「栄養の指導」を実践する権限を与えられた者であり，法規範の遵守及び法秩序の形成に努め，常に自らを律し，職能の発揮に努める．また，生涯にわたり高い知識と技術の水準を維持・向上するよう積極的に研鑽し，人格を高める．

(公社)日本栄養士会　2002年4月27日制定，2014年6月23日改訂

2.3　クリニカルパスと栄養ケア

クリニカルパス(clinical path，CP)とは，患者の入院診療計画書のことである．入院時から退院に至るまでの検査や治療，処置，投薬，食事，栄養ケア，リハビリなどを疾患別(手術式別)に時系列に表にしたものである(**表1.2**)．一般には患者用と医療スタッフ用があり，チーム医療で管理されている．アウトカム(治療のゴール)が示されたパスもあり，点滴が外せるのはいつか，食事はいつから開始で検査はいつかなど，不安感をもつことが少なくなるため，患者にとってもメリットは大きい．

> **国家試験ワンポイントアドバイス**
>
> クリニカルパス，アウトカム，コンプライアンス，バリアンスなどの医療用語は，毎年出題されている．用語の意味を学習しておこう．

チーム医療
第17章も参照．

表1.2　虫垂切除のための患者用クリニカルパス(例)

経　過	手術前 外来～入院当日	手術後 入院当日	手術後 1日目	手術後 2日目～退院日
月／日	4／3	4／4	4／5	4／6
目　標	治療についての疑問を質問することができる		退院後の生活について不安なことを主治医に伝えることができる	
処置・治療	手術部位の毛の処理と清拭	看護師が経過観察	主治医が手術部位を確認(回診時)	
薬・点滴	点滴開始 薬の確認，中止	点滴継続		点滴終了 薬の再開
検　査	血液検査, 心電図,胸部X線他			
食　事	絶飲食	絶飲食	朝より水分開始 昼より食事開始 (5分粥食)	朝より常食
排　泄	制限なし	手術室で尿を出すための管を挿入します	尿管を抜きます	
清潔ケア			看護師が清拭を手伝います	
安静度	安静	ベット上安静	院内制限なし	
備　考	入院時説明		退院時説明	

7

第1章　臨床栄養学とは

診療計画の内容はエビデンス(科学的根拠)に基づいて作成されている. そのため, クリニカルパスを導入することで医療の標準化を図ることが可能となる. 日本の医療費は年々増加しているが, 適切で効率のよい治療や栄養ケアは, 在院日数の減少にもつながり, 医療費軽減のために重要な役割を果たしている.

2.4　チーム医療

チーム医療は, 医師, 看護師, 薬剤師, 管理栄養士, 理学療法士, 臨床検査技師などの医療専門職種がチームを組んで, 治療やケアを実施することである. チーム医療の利点は, 患者情報を相互に交換し共有化することにより, 医療の質を向上させることである. また, 褥瘡対策チーム, 摂食嚥下障害チーム, 糖尿病透析予防チーム, 感染制御チームなど疾患別に必要なチーム体制を組むことも利点となる.

栄養サポートチーム(nutrition support team, **NST**)は, 医師, 看護師, 薬剤師, 管理栄養士を含む栄養管理の専門知識を有した多職種から構成されており, とくに管理栄養士の専門性が求められる. NST は, 1970(昭和45)年に米国のシカゴで初めてのチーム医療として誕生した. その時代, 欧米では, 病院や福祉施設の患者や入所者の約半数が栄養失調状態である「Hospital Malnutrition」が大きな問題となっていた. 栄養状態の悪化はすべての疾患治療において, マイナス要因となる. NST の医療効果には, 合併症の減少や罹病率・死亡率の減少, 在院日数の短縮, 入院費用の削減などが期待できる.

日本は 2025 年に超高齢社会を迎えるが, 病院や施設だけのチーム医療ではなく, 在宅での活躍できるチーム医療の構築が重要である.

2.5　リスクマネジメント

リスクマネジメント(risk management)とは, 組織でリスクを管理して, 医療事故などを回避するプロセスのことである. 医療安全管理とも呼ぶ. 医療事故は, ① 自然災害, ② 機器故障, ③ ヒューマンエラーの大きく3つに分けられる. ヒューマンエラーは, 病院や施設内に勤務するすべての職員に起こる可能性がある. 小さなうっかりミスから大事故につながるミスまでを想定して, 予防・対策を立てることが必要である.

管理栄養士業務でもリスクマネジメントは重要であり, 患者や入所者の信頼を失うほどの大きい事故も多い. アレルギー食や摂食・嚥下障害食の対応不備, 異物混入などは命に関わるミスになる. 食事箋の読み取りミスについては, 食事禁止の時間に食事を提供し, 検査や手術が遅れて治療が悪化する可能性もある. 栄養部門だけの問題ではなく, 医師や看護師, 多職種の業務にまで影響が及ぶ重大なミスである.

国家試験ワンポイントアドバイス

栄養サポートチームの役割, チーム構成, 診療報酬などを覚えておこう.

2 医療と臨床栄養

【報告書の種類】

ヒヤリ・ハット報告書は，患者や入所者には被害を及ぼさなかったが，「ヒヤリ」「ハット」したことを詳細に記録に残し，その原因と対策を考えて報告することである．同じようなミスを分類しておくと対策を立てやすくなる．

事故報告書は，すでに患者や入所者に被害が及んでしまった場合の事後報告書である．再発防止のために，リスクマネジメント委員会や医療安全委員会などで組織的に対策をとることが必要である．委員会のメンバーには，病院長や施設長，経営者がなることが多い．

2.6 傷病者の権利

1964(昭和39)年6月，フィンランドの首都ヘルシンキで開催された世界医師会議第18回総会で採択された**ヘルシンキ宣言**(Declaration of Helsinki)が，はじめて人間を対象とする医学研究の倫理的原則として生まれた．

ヘルシンキ宣言の重要な基本原則は，①患者・被験者福利の尊重，②本人の自発的・自由意思による参加，③インフォームド・コンセント取得の必要，④倫理審査委員会の存在，⑤常識的な医学研究，である．その後，1981(昭和56)年に**患者の権利に関する世界医師会**(World Medical Association, WMA)(リスボン宣言)として，①良質な医療を受ける権利，②選択の自由の権利，③自己決定の権利など11項目の内容が詳細に提示

> **Point!**
>
> **アドボカシー**
> 「権利擁護」という意味で，患者の意見を代弁したり権利主張を支援することを指す．
>
> **スティグマ**
> 「差別」「偏見」という意味で，疾患などの特定の特徴をもつ個人や集団に対する，間違った認識や否定的なレッテルを指す．

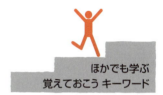

ほかでも学ぶ
覚えておこう キーワード

ヘルシンキ宣言
➡社会・環境と健康

Column

EBM と NBM

最近の医療現場では，従来の**科学的根拠**(evidence-based medicine, **EBM**)に基づく治療だけでは，患者満足度やQOLが上がらないこともあるため，**ナラティブ**(narrative-based medicine, **NBM**)を使った治療方法を取り入れている．

ナラティブとは，患者が語る物語(在宅や臨床でのでき事)を詳細に聞くことで，患者が抱える問題を，あらゆる方向から把握して，治療方法を検討することである．ナラティブのメリットは，患者だけでなく家族，医師，医療スタッフも互いに情報伝達の量と質が向上して信頼関係が深まることである．患者にとって満足のいく治療ケアとなる．

治療ケアを実践するポイントとして，①患者からの話に耳を傾けて詳細を丁寧に聞く，②簡単な質問をしながら，患者の物語を再度確認していく，③医師・医療スタッフの考え方を柔軟にして，物語の多様性を認める，④医師・医療スタッフの物語を伝える，⑤最後に，患者と医師・医療スタッフの物語をすりあわせ，今後の治療方針を決定する，などがあげられる．

されている.

2.7 インフォームドコンセント

インフォームドコンセント(informed consent, IC)とは,「ヘルシンキ宣言」の基本原則の中に出てくるが,患者が自分の病状や治療方法,予後について,主治医から正しい情報と詳細な説明を受けて,納得した上で治療に同意することである.また,不明な点は患者自身が納得するまで質問し,説明を求めなければならない.日本では,1997(平成9)年の医師法の改正により医師の努力義務とされている.

管理栄養士の責務としては,患者や入所者に対して「わかりやすい言葉で」「科学的根拠に基づいた」説明や栄養指導を心がけることが大切である.

国家試験ワンポイントアドバイス

インフォームドコンセント,アドヒアランス,ノーマリゼーション,セカンドオピニオンなどの医療用語は,毎年出題されている.用語の意味を学習しておこう.

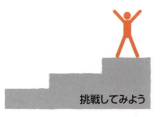
挑戦してみよう

復習問題を解いてみよう
https://www.kagakudojin.co.jp

第2章

臨床における栄養評価とその手法, 栄養教育

この章で学ぶポイント

★栄養アセスメント, 栄養スクリーニングの意義と方法について理解しよう.
★栄養アセスメントを行う方法について具体的に学ぼう.
★栄養状態のモニタリングと再評価について理解しよう.
★栄養ケア記録の書き方について学ぼう.

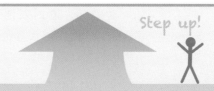

◆学ぶ前に復習しておこう◆

栄養ケア・マネジメント
対象者のQOLを向上させるために行う. 対象者の栄養状態を評価・判定し, 最も適した栄養ケアを行うこと.

臨床診査
対象者と面接することにより, 栄養状態を把握し, 評価・判定すること.

臨床検査
対象者の血液, 尿や便などの検査により, 対象者の栄養状態についての情報を把握すること. 診断や治療に活用する.

第2章　臨床における栄養評価とその手法，栄養教育

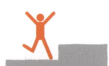

ほかでも学ぶ
覚えておこう キーワード

栄養アセスメント
➡応用栄養学
➡人体の構造と機能及び疾病の成り立ち

1 栄養アセスメントの意義と方法

1.1 栄養スクリーニングの意義と方法

栄養アセスメント（nutritional assessment）とは，個人や集団の栄養状態について，さまざまな指標から客観的かつ総合的に判断することである．さまざまな指標とは，問診，臨床診査，身体計測，臨床検査，栄養・食事調査のことで，これらの情報の結果からPEMなどの栄養障害にある対象者については，適切な食事療法や栄養療法を選択することになる．

栄養スクリーニングとは，栄養上問題のある対象者を特定することである．栄養スクリーニングには**SGA**（subject global assessment，主観的包括的アセスメント），**MUST**（malnutrition universal screening tool）などが用いられる．SGAは文字通り対象者をみた医療者が主観的に評価する方法で，検査によるデータに基づくものではない．SGAは体重変化，食物摂取状況，消化器系の症状，身体機能（活動量など），疾患と栄養必要量との関連，栄養状態を評価する身体計測などにより評価する．簡便で場所を選ばないことから，よく行われている．

栄養評価をする場合，アセスメントの指標として，静的栄養アセスメント，動的栄養アセスメント，予後栄養アセスメントがある．MUSTはBMI，体重減少，急性疾患かつ栄養摂取不足の3項目から栄養状態をスクリーニングするスケールであり，在宅や介護施設，入院患者に対して広く用いられる．

静的栄養アセスメント（static nutritional assessment）とは，短期間では変化が現れにくい指標で，身長，体重，皮下脂肪厚などの身体計測値，アルブミンなどがある．**動的栄養アセスメント**（dynamic nutritional assessment）とは，疾患に対する治療効果など，短期間の評価に用いられる．たとえば代謝回転の速いRTPなどがある．**予後栄養アセスメント**（prognostic nutritional assessment）とは，複数の栄養指標を組み合わせて，リスクや治療効果について判定するものである．

1.2 栄養アセスメントの具体的方法：問診，臨床診査，身体計測，臨床検査，栄養・食事調査

（1） 問診

栄養スクリーニング実施後，さらに詳細な情報を患者本人や家族から収集する．管理栄養士の立場から，主訴，現病歴，既往歴のほか，家族歴，生活歴，食生活歴，職業歴，喫煙歴，飲酒歴，体重変化，食事量の変化，食事形態の変化，消化器症状（嘔気，下痢，便秘）について聞き，記録する．

（2） 臨床診査

主観的，客観的評価以外のアセスメントとして，身体状況の観察がある．

国家試験ワンポイントアドバイス

静的アセスメントは初回のスクリーニングなどに使用し，動的アセスメントは栄養療法の効果や状態の変化を調べる項目として使う．

1　栄養アセスメントの意義と方法

身体状況の観察は，患者の全身状態や身体の各領域でみられる身体徴候を読み取る上で参考になる．それぞれを観察する際のポイントを次にあげる．

（a）全身状態

・バイタルサイン（脈拍数，血圧，呼吸状態，体温，意識状態）は全身状態を評価する重要な情報である．

・脱水状態に陥ると，皮膚は乾燥し，弾力性が低下する．

・浮腫は足背，脛骨前面，仙骨部などに生じやすい．心臓，腎臓，肝臓の臓器不全，低栄養状態でみられる．

（b）身体の各領域

　栄養不良状態の所見を示す．

・頭髪：光沢がない，もろい，易脱毛．

・爪：スプーン状の爪，爪床部の蒼白化．

・皮膚：乾燥，蒼白，色素沈着，炎症，打撲，皮下出血．

・眼：眼球乾燥，結膜の蒼白・充血．

・口唇：乾燥，腫脹，口角炎，口腔粘膜の乾燥．

・舌：舌乳頭の萎縮，平滑化，発赤．

（3）身体計測

・**BMI**（body mass index）：身長に対する体格の指標であり，肥満の判定に使用される．

・**上腕三頭筋部皮下脂肪厚**（triceps skinfolds，**TSF**）：体脂肪量の指標として用いられる．

・**上腕筋囲**（arm muscle circumference，**AMC**）：筋肉タンパク質量の指標として用いられる．

・安静時のエネルギー消費量は間接エネルギー測定法によって測定される．代謝亢進時や侵襲などのストレスがある場合，安静時エネルギー消費量は増加する．

間接エネルギー測定法
p.15 参照．

・肺活量は呼吸機能の指標として，握力は骨格筋力の指標として用いられる．

（4）臨床検査

　ここでは，栄養アセスメントの基本的な項目で，血液生化学検査について述べる．

【血液生化学検査】

血清総タンパク，アルブミン，RTP	肝臓で合成されるタンパク質であり，タンパク質合成機能低下，異化亢進，炎症などにより低下する
アルブミン（albumin）	総タンパク質の50〜70％を占める．アルブミンの低下は栄養障害が存在していることを示唆する．アルブミン値が3.0〜3.5 g/dL で軽度栄養障害，2.5〜3.0 g/dL で中等度栄養障害，2.5 g/dL 未満で高度栄養障害と評価される．ただし，多くの要因の影響を受ける可能性があり，検査データや臨床症状とあわせて判断する必要がある

RTP(rapid turnover protein)	トランスサイレチン，レチノール結合タンパク質，トランスフェリンなどが含まれる．RTPは血清アルブミンと比較して血中半減期が短く，栄養状態を把握する鋭敏な指標として使用される
総コレステロール	脂質代謝異常の代表的な指標とされている．脂質異常症，糖尿病などで高値となり，栄養不良や肝硬変などで低値となる
コリンエステラーゼ (cholinesterase, ChE)	肝臓でのタンパク質合成能の指標でアルブミンよりも鋭敏に変化する．栄養不良や肝硬変で低値となり，脂肪肝，高トリグリセリド血症，肥満では過栄養のため高値を示す
尿中クレアチニン (creatinine, Cr)	全身の筋肉量に比例する
クレアチニン身長係数	標準体重あたりの24時間尿中クレアチニン排泄量の基準値を定め，それに対する比率を％表示したもので，筋タンパク量の指標として用いられる
末梢血リンパ球数 (peripheral blood lymphocyte)	白血球の一種で免疫能の指標となる．栄養障害や異化亢進状態で低下し，栄養障害の指標となる．末梢血リンパ球数は1,200～2,000/μLで軽度栄養障害，800～1,199/μLで中等度栄養障害，800/μL未満で高度栄養障害と評価される
窒素バランス (nitrogen balance)	タンパク質の栄養動態を表し，通常の経口摂取時の出納は0である．窒素バランスが正の場合は摂取量が十分満たされていると判断できる．負の場合は摂取量が必要量を満たしていないことを意味する

（5） 栄養・食事調査

栄養・食事調査に用いられる調査方法を次にあげる．

① 24時間思い出し法：前日の食事内容を聞き取る．
② 食物摂取頻度調査：食品を列挙し，頻度を質問する（FFQgなど）．
③ 秤量法，目安記録法：習慣的に食べているものを，フードモデルなどを使用し，重量（g数）などを推定し，記録し計算する．

食事調査
➡栄養教育論，公衆栄養学

2 栄養ケアの目標設定と計画作成

2.1 目標の設定

栄養ケアの目標を設定する際には，次のような点に注意する．
① 栄養評価から明らかになった問題点が解決できる計画を立てる．
② 短期目標と長期目標に区分する．
③ 実行可能な計画にする．
④ できる限り具体的な計画にする．
⑤ 改善目標が複数になる場合は，優先順位を付ける．
⑥ 目標達成までの期間を設定する．

2.2 栄養投与量の算定：エネルギー，たんぱく質，炭水化物，脂質，ビタミン，ミネラル（無機質）

（1） 必要エネルギー摂取量の算定

各種の栄養素摂取量は，エネルギー量をもとに決定される．そのため必要エネルギーの算出は重要である．

エネルギーとキロカロリー

食べ物がもつエネルギー（摂取エネルギー）や運動で消費するエネルギー（消費エネルギー）は，一般にkcal（キロカロリー）という単位で表されている．また，このkcalとは熱量の単位を示す．具体的に1kcalとは，水1kgを1℃上昇させるのに必要な熱量のことをいう．したがって摂取エネルギーとは，栄養素が体内に入った場合，どれだけのエネルギーをつくりだせるのかを表していることになる．また消費エネルギーを測定することは，どれだけのエネルギーを使ったのかを調べることになる．

2 栄養ケアの目標設定と計画作成

必要エネルギー摂取量は，消費エネルギーを充足する量として求める．

活動時のエネルギー消費量
活動時のエネルギー消費量 ＝ 活動によるエネルギー消費量 ＋ 食事によるエネルギー消費量

安静時エネルギー消費量（REE）
安静時エネルギー消費量 ＝ 傷病などによる代謝の亢進 ＋ 基礎エネルギー消費量（BEE）

エネルギー消費量は以下の予測式で求めることができる．

エネルギー消費量 ＝ 基礎エネルギー消費量（BEE）× 活動係数 × ストレス係数

活動係数

寝たきり（覚醒）	1.1
ベッド上安静	1.2
トイレ歩行	1.3

ストレス係数

手術後		熱傷	
大手術	1.2	0～20％体表面積	1.0～1.5
小手術	1.1	20～40％体表面積	1.5～1.85
外傷		40～100％体表面積	1.85～2.05
複合外傷	1.5～1.7	熱傷の深度によっても変化する	
筋肉	1.25～1.5	感染症	
頭部	1.6	軽症（流感など）	1.2～1.5
骨折	1.15～1.3	重症（敗血症など）	1.5～1.8
ステロイド使用	1.6～1.7		
褥瘡	1.2～1.6		
悪性新生物	1.1～1.45		

基礎エネルギー消費量（BEE）の推定はハリス・ベネディクト（Harris-Benedict）の式を用いて，性別・身長・体重・年齢から算出する方法が一般的である．適応年齢は20～70歳，高齢者の女性ではやや高く算出されることが多い．

基礎代謝量として，日本人の食事摂取基準（2020年版）で定められている基礎代謝基準値（表2.1）を参考にすることもできる．

基礎代謝量（kcal/日） ＝ 基礎代謝基準値（kcal/kg体重/日）× 体重

消費エネルギーの測定方法は，2種類に大別される．1つは，発生したエネルギーを直接測定する**直接エネルギー測定法**であり，もう1つは，体内で利用した酸素の消費量から，間接的にエネルギーを推定する**間接エネルギー測定法**である．

間接エネルギー測定法は，呼気中のガスを分析することによって，酸素摂取量を測定し，この酸素摂取量からエネルギー量を換算するものである．

基礎エネルギー消費量の推定
ハリス・ベネディクトの式
男性　BEE＝66.47 ＋ 13.75（Wt）＋ 5.0（Ht）－6.75（A）
女性　BEE＝655.1 ＋ 9.56（Wt）＋ 1.85（Ht）－4.68（A）
　BEE：kcal/日，Wt：体重 kg，
　　　　Ht：身長 cm，A：年齢
　　体重が標準体重の10％以上の場合は標準体重を用いる．
日本人のための簡易式
　男性　BEE＝14.1（Wt）＋ 620
　女性　BEE＝10.8（Wt）＋ 620

国家試験ワンポイントアドバイス
栄養必要量の算出については，疾患ごとのガイドラインがある場合にはそれに従う．糖尿病，動脈硬化，高血圧，慢性腎臓病（CKD）などである．

表2.1 参照体重における基礎代謝量

性別	男性			女性		
年齢（歳）	基礎代謝基準値（kcal/kg 体重 / 日）	参照体重（kg）	基礎代謝量（kcal/ 日）	基礎代謝基準値（kcal/kg 体重 / 日）	参照体重（kg）	基礎代謝量（kcal/ 日）
1 〜 2	61.0	11.5	700	59.7	11.0	660
3 〜 5	54.8	16.5	900	52.2	16.1	840
6 〜 7	44.3	22.2	980	41.9	21.9	920
8 〜 9	40.8	28.0	1,140	38.3	27.4	1,050
10 〜 11	37.4	35.6	1,330	34.8	36.3	1,260
12 〜 14	31.0	49.0	1,520	29.6	47.5	1,410
15 〜 17	27.0	59.7	1,610	25.3	51.9	1,310
18 〜 29	23.7	63.0	1,490	22.1	51.0	1,130
30 〜 49	22.5	70.0	1,570	21.9	53.3	1,170
50 〜 64	21.8	69.1	1,510	20.7	54.0	1,120
65 〜 74	21.6	64.4	1,390	20.7	52.6	1,090
75以上	21.5	61.0	1,310	20.7	49.3	1,020

「日本人の食事摂取基準」策定検討会，「日本人の食事摂取基準 2025 年版」，厚生労働省(2024)．

体内におけるエネルギーの発生は，糖や脂肪の分解によるものだが，エネルギーをつくり出すためには酸素が必要である．すなわち，酸素を使った量がわかれば，発生したエネルギーが求められることになる．

消費エネルギーの測定には，一般的に間接エネルギー測定法である呼気ガス分析が用いられる．また，三大栄養素の種類によって，呼吸商と，単位時間あたりの CO_2 産生／単位時間あたりの O_2 消費量で表される．

呼吸商

呼吸において，排出される二酸化炭素と，吸収される酸素の体積比（respiratory quotient, RQ）．

	O_2 消費量(L) kcal あたり	CO_2 産生量(L) kcal あたり	呼吸商（RQ）
糖　　質	0.22	0.20	1.0
脂　　質	0.22	0.15	0.7
たんぱく質	0.24	0.19	0.8

J. P. Flatt, *Recent. Adv. Obes. Res.*, **2**, 211(1978).

　糖質は 1 kcal あたり，0.22 L の酸素を消費し，同じ量の 0.20 L の二酸化炭素を産生し，排出する．そのときの呼吸商は 1.0 で，それに比較して脂質は 0.22 L の酸素を消費するが，二酸化炭素の排泄は 0.15 L，呼吸商は 0.7 となる．同じ 1 kcal のエネルギーを産生する際に，糖質より脂質のほうが二酸化炭素の産生が少なくてすむ．

（２）炭水化物，たんぱく質，脂肪の投与量の算定

　たんぱく質→脂肪→炭水化物の順に投与量を決定する．

（a）たんぱく質

　たんぱく質投与量は，ストレスレベルに応じた投与量（左表参照）を患者体重にかけて算出する．

ストレスレベル	たんぱく質投与量(g/kg)
正常(代謝亢進なし)	0.8 〜 1.0
軽度(小手術，骨折など)	1.0 〜 1.2
中等度(腹膜炎，多発外傷など)	1.2 〜 1.5
高度(多臓器不全，広範囲熱傷など)	1.5 〜 2.0

非タンパクカロリー／窒素比（NPC/N 比）では，100 〜 200 が最もタンパク合成の効率がよいため，たんぱく質投与量 6.25 g（窒素 1 g）あたりの投与エネルギー量が 100 〜 200 の範囲に入るように調整する．ただし，腎不全や肝不全ではたんぱく質摂取量を制限するため，200 より大きくなる．窒素出納は，たんぱく質摂取量（g／日）÷ 6.25 − 尿中窒素排泄量（g／日）÷ 0.8 で求めることができる．

（b）脂質

脂質の摂取基準は，エネルギー産生比率 20 〜 30％を目標とする．飽和脂肪酸は 18 歳以上でエネルギー産出比率 7％以下を目標とし，リノール酸などの n-6 系脂肪酸は 18 歳以上で 8 〜 12 g/ 日，α-リノレン酸，エイコサペンタエン酸（EPA），ドコサヘキサエン酸（DHA）などの n-3 系脂肪酸は 18 歳以上で 1.7 〜 2.3 g/ 日を目安量とする．

ただし，膵臓疾患，胆石・胆囊炎の急性期においては，脂質を 0 〜 30 g までに制限する．また，COPD など呼吸困難患者では CO_2 産生を低下させるために，脂肪の割合をやや増加させることもある．

（c）炭水化物

炭水化物（とくに糖質）はエネルギー源として重要な役割を担っていることから，たんぱく質および脂質の残余を目標量（範囲）とする．たんぱく質，脂質の上限値を採用した場合，炭水化物のエネルギー産出比率は 50％となり，下限値を採用した場合の炭水化物エネルギー比率は 65％とする．

（3）　ビタミン，ミネラル，水分投与量の算定

ビタミンは，補酵素の構成成分などとして働くもので，必要量は微量であるが，体内で合成できず，毎日摂取する必要がある．

ヒトの必須ビタミンとして，水溶性ビタミンと脂溶性ビタミンがある．

水溶性ビタミン 9 種類：B_1（チアミンまたはサイアミン），B_2（リボフラビン），B_6（ピリドキシン），B_{12}（コバラミン），ニコチン酸，葉酸，ビオチン，C（アスコルビン酸），パントテン酸

脂溶性ビタミン 4 種類：A，D，E，K
脂溶性ビタミン A，D では過剰症に注意する．

ミネラル（無機質）には，カルシウム，鉄，ナトリウムなどがある．必要な量は少ないが，人体ではつくることができないため，摂取する必要がある．不足しやすいミネラルとしてはカルシウム，鉄，過剰になりやすいのはナトリウムである．

成人男性の体内水分量は体重の 60％，成人女性では 55％である．小児の体内水分量は 70 〜 80％とその割合が高く，また体重は少ないため，下痢，嘔吐，発熱などで容易に脱水に陥りやすい．

$$1\text{日最低水分摂取量(mL)} = 尿量 + 700\,\text{mL(不感蒸泄}\,900\,\text{mL} + 便中水分\,100\,\text{mL} - 代謝水\,300\,\text{mL)}$$

国家試験ワンポイントアドバイス

水分必要量の算定には，嘔吐量，ドレーン（体内に蓄積した体液の誘導管）からの排液量がある場合にはこれも追加する．エネルギー量で算出する場合には，少ないエネルギーでは水分が不足する場合が多い．

$$\text{水分必要量(mL/日)} = 年齢別水分量(30 \sim 40\,\text{mL/kg/日}) \times 体重(\text{kg})$$
$$= 1\,\text{mL} \times 摂取エネルギー量(\text{kcal/日})$$
$$= 1,500\,\text{mL} \times 体表面積(\text{m}^2)$$
$$\text{不感蒸泄量(mL/日)} = 15(\text{mL}) \times 体重(\text{kg})\quad 体温が1\,℃上昇すると約\,15\%増加する．$$

投与水分量の過不足は，尿量・尿浸透圧・体重などに反映されるため，これらをモニタリング（バランスシート作成）することが重要である．

3 栄養モニタリングと再評価

3.1 臨床症状や栄養状態のモニタリング

栄養スクリーニング，栄養アセスメントに基づき，介入を行った栄養ケア計画が適切に実施されているかどうかをモニター（監視）することを**栄養モニタリング**という．栄養ケア計画の実施により期待された成果が上がったか否かを検討し，必要に応じて栄養ケア計画の見直しを行う．これらの流れを表した栄養ケア・マネジメントの進め方を図2.1に示す．

栄養モニタリングは，栄養ケア計画実施の終了時のみならず，栄養ケアが実施されているあいだにも行う．

「栄養ケア・マネジメント加算（平成27年改訂）」では，栄養モニタリングの間隔として，低栄養状態のリスクの高い者および栄養補給方法の変更

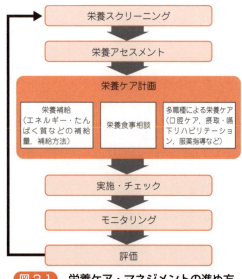

図2.1 栄養ケア・マネジメントの進め方

の必要性がある者（経管栄養法から経口栄養法への変更など）については，おおむね２週間ごと，低栄養状態のリスクが低い者については，おおむね３か月ごとに行うことを目安としている．対象者の栄養状態によっては，より頻繁にモニタリングを行う．

栄養モニタリングをより的確に行うために，経時的な変化がわかりやすいように記録することが望ましい．モニタリングすべき指標（体重，生化学検査値，消化器症状，食事摂取状況など）を定め，栄養素の体内動態が把握しやすいように記載する．

3.2 栄養投与量の再評価

投与エネルギー量の再評価は，おもに体重の変動に基づき行う．体重減少の場合は，消費量に比べて投与量が少なくないか検討する．その際に，エネルギー消費量が増加するような変化（例：体温が１℃上昇すると基礎代謝量は13％増加する）など，対象者の身体状況の変化もあわせて確認する．体重増加の場合にはエネルギーの過剰投与に注意する．しかし，浮腫などによる体重増加の場合，エネルギー投与量は関与しないため体重増加の原因を注意深く確認する必要がある．

投与たんぱく質量の再評価は，褥瘡や創傷などの重症度，炎症反応，腎機能などを確認しながら，過不足がないかを検討する．たんぱく質の投与量が十分であっても，投与エネルギー量が不足している場合，たんぱく質がエネルギー基質として使われてしまう．侵襲が大きい場合などはNPC/N比を低く（100など）設定し，創傷の治癒などに十分たんぱく質が利用できるよう，投与量を再検討する．

3.3 栄養補給法の再評価，栄養ケアの修正

栄養補給方法（経口，経腸，経静脈）については，栄養投与量と同時にモニタリングを行う．

義歯や口腔内の疾患（口内炎など）を含めた咀嚼・嚥下状態，下痢・嘔吐などの消化器症状，食欲などに対するモニタリングを行い，必要十分な栄養量を摂取するための補給方法を再評価する．

図2.1に示した栄養ケア・マネジメントの進め方に従い，スクリーニング，アセスメント，計画の実施，モニタリングを行い，その結果，目指す成果が得られていない場合は，ケア計画の修正を行う．成果が得られなかった原因を分析し，目標の立て方や対象者の状態などを再検討し，ケア計画の見直しを行う．

修正後は再度実施し，モニタリングを継続していく．

栄養ケアプロセス
栄養管理の国際的な基準に「栄養ケアプロセス（Nutrition Care Process, NCP）」がある．栄養アセスメント，栄養診断，栄養介入，栄養モニタリングおよび評価によって構成されている（p.24参照）．

栄養補給方法
第16章参照．

4 栄養ケアの記録

4.1 栄養ケア記録の意義

医療チームとして患者の診療・ケアにあたるには，**診療録**（**カルテ**）はなくてはならないものである．全医療スタッフがそれぞれの専門分野からみて，患者が抱える問題とはどういうものか，またその問題に対してどのように対応しているかが記録されており，患者の現在の状況を全医療スタッフで共有することが可能となる．

管理栄養士が医療チームの一員として患者の治療・栄養管理に携わるには医療スタッフ共通のカルテを理解し，また管理栄養士が実施した栄養ケアを記録し，その内容を他の医療スタッフにも理解してもらう必要がある．そのためには統一されたカルテへの記載方法を理解し，簡潔明瞭に記録できることが重要である．そうすることで，栄養ケアの原理，それを提供する手段，計画を補強して成功に導くために管理栄養士以外のメンバーが何をすればよいかを認識してもらえるようになる．また，栄養ケアを記録することで，管理栄養士のあいだでも患者の情報共有がスムーズになり，患者それぞれに対し，常に同じ管理栄養士が対応しなくとも，統一した栄養ケアを提供することが可能となる．

> カルテへの記載方法
> 「4.2　問題志向型システムの活用」参照．

4.2 問題志向型システムの活用

（1）問題志向型システムの概要

日本の医療現場では，**問題志向型システム**（problem oriented system, **POS**）が導入されている．POSとは患者の問題を明確に捉え，その問題解決を論理的に進めていくシステムであり，質の高い診療やケアを医療チームで行う考え方である．1968（昭和43）年にアメリカの医師 L. L. Weed により提唱された．

POSでは**問題志向型診療録**（problem oriented medical record, **POMR**）（いわゆるカルテ）が使用される．POMRは基礎データ（data base），問題リスト（problem list），初期計画（initial plans），経過記録（progress notes），要約記録（summary）から成る．患者の基礎データより，患者の問題点をあげ，それら問題点ひとつひとつに対して，問題解決のための初期計画を立て，経過を確認し，カルテに記録する．また，経過記録の最も一般的な記録方式を SOAP 方式という（図2.2）．

SOAP方式とは，**S**：subjective data（**主観的情報**），**O**：objective data（**客観的情報**），**A**：assessment（**評価**），**P**：plan（**計画**）の4つの要素に分けて，叙述的に記録する方式である．要約記録は基礎データ，問題リスト，初期計画，経過記録を要約し，考察を加えたもので，おもに入院時から退院時までの経過を退院時サマリーとしてまとめる．以前は，医師や看護師

4　栄養ケアの記録

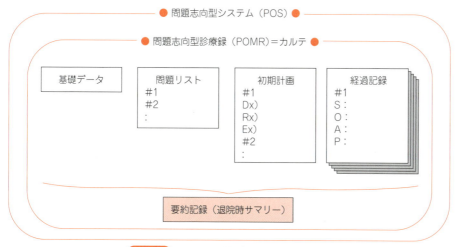

図2.2　POSに基づくPOMRの構成

が中心となってカルテの記録を行っていたが，現在ではその他の医療スタッフも各専門分野の観点からみた患者の問題点をあげ，その問題解決に取り組み，その経過をカルテに記録している．たとえば医師は治療上の，管理栄養士は栄養管理上の患者の問題点をあげ，その問題解決にあたる．

（2）カルテへの栄養ケア記録

ここでは，管理栄養士が実施した栄養ケアをカルテへ記録する方法について述べる（図2.3）．

（a）栄養基礎データ

① 患者プロフィール：食生活に影響を与えるため，出身地，職業，家族構成，生活習慣（生活活動強度，運動習慣を含む）などの患者背景を聞き取る．
② 食歴：疾病との関連から，これまでの食生活の経時的変化を聞き取る．
③ 食環境：食事パターン（食事時刻，欠食の有無，食事場所など），調理担当者，外食や中食の利用，間食習慣，嗜好，咀嚼状況（入れ歯の有無など），嚥下状態，麻痺の有無などを確認する．
④ 身体所見：栄養評価に必要な項目（身長，体重，標準体重，BMI，上腕三頭筋皮下脂肪厚，上腕筋囲など）を測定または算出する．
⑤ 検査所見：栄養評価に必要な項目をカルテの血液検査結果などから収集する．
⑥ その他：栄養評価に必要な項目（基礎エネルギー消費量の測定または算出，経口摂取の可否など）．

①～③はS：subjective data（主観的情報），④～⑥はO：objective data（客観的情報）として使用する．カルテ内の医師や他の医療スタッフの記録からも，栄養療法・栄養教育に必要な情報を収集することを忘れないようにする．

国家試験ワンポイントアドバイス

臨床現場において，実施した栄養ケアの記録は必須である．問題志向型システム（POS），問題志向型診療録（POMR），経過記録（SOAP方式）について理解しよう（図2.2参照）．とくにSOAP方式は，S（主観的情報），O（客観的情報），A（評価），P（計画）の項目に，具体的に何を記載するのかを整理しておくのがポイント．

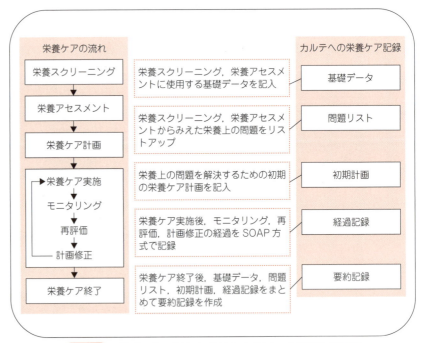

図 2.3　栄養ケアの流れからみたカルテへの栄養ケア記録

（b）栄養問題リスト

　栄養管理上での問題点を明らかにし，栄養問題リストを作成する．

（c）栄養ケア計画（初期計画）

　栄養問題に対して，解決のための栄養ケア計画を作成する．計画は診断的計画・治療的計画・教育的計画の3つに分けられる．

　Dx：診断的計画（diagnostic plan）：患者の栄養状態把握のための計画や，栄養療法・栄養教育を行うために必要な情報の収集計画を記載する．

　Rx：治療的計画（therapeutic plan）：栄養療法のための計画を記載する．

　Ex：教育的計画（educational plan）：患者やその家族に対する栄養教育の計画を記載する．

　1つの問題につき，必ず診断的計画・治療的計画・教育的計画のすべてを考えなければならないわけではなく，必要な計画のみを立てればよい．また，初期計画は経過状況によって，中止，追加および変更する．

（d）栄養ケア経過記録

　栄養問題を解決するために栄養ケアを実施し，その経過（栄養ケアに対するモニタリング，再評価，計画修正など）を記録する．経過記録はSOAP方式で，4項目に分けて記載する（表2.2）．

S：subjective data（主観的情報）

　患者もしくはその家族から得た情報のうち，栄養療法および栄養教育を実施するのに関連した内容を記載する．栄養基礎データ（p.21参照）の①～③があてはまる．

国家試験ワンポイントアドバイス

栄養ケア記録は多職種が情報共有するためのものである．正しい医療用語を用い，簡潔にわかりやすくまとめることを覚えておこう．

表2.2　SOAP（記入例：65歳女性，肥満および糖尿病）

S	主観的情報【患者の訴え】
	（例）夫と二人暮らし．ごはんと漬物が好きで，おかわりして食べる．卵や肉は食べるが，魚はあまり食べない．野菜は食べるが量は少ない．毎食後甘いもの（ケーキなど）を食べる．
O	客観的情報【血液・生化学検査値，身体計測値，栄養素摂取量など】
	（例）身長 145 cm，体重 55 kg，BMI 26.2 kg/m^2，空腹時血糖 177 mg/dL，HbA1c 9.4%，LDL コレステロール 138 mg/dL，HDL コレステロール 81 mg/dL，TG 105 mg/dL，食事記録よりエネルギー摂取量 約2,000 kcal/日
A	S，O からの栄養状態および実施された栄養療法・栄養教育の評価
	（例）BMI 26.2 kg/m^2 より，肥満1度 間食と主食による糖質摂取過剰が，血糖コントロール不良に影響している 間食と主食によるエネルギー摂取量過剰が，体重過多に影響している
P	S，O，A に基づいた栄養ケア計画の立案
	（例）必要栄養量 エネルギー 1,200 kcal/日，たんぱく質 50 g/日，脂質 35 g/日 食品構成表で糖尿病食 1,200 kcal の食事量を説明し，覚えてもらう 間食のエネルギー量を説明し，理解してもらう 毎日体重の記録を付ける 1か月で 2〜3 kg（4〜5%）の体重減少を目指す 間食の代わりに，果物（りんごなら半分）やヨーグルト（80 g 程度）を食べる　など

O：objective data（客観的情報）

エネルギー摂取量，栄養素摂取量，身体計測値，血液・生化学検査値，医療チームからの情報や現在の栄養療法などを記載する．栄養基礎データの④〜⑥があてはまる．

A：assessment（評価）

S および O から，栄養状態および実施された栄養療法・栄養教育の評価を行う．

P：plan（計画）

S，O および A から，問題解決のための計画を記載する．初期計画のままの場合もあれば，経過とともに計画を中止，追加および変更することもある．

また，ここで述べる栄養ケア記録の方法以外にも，「栄養管理計画書」，「栄養治療実施計画兼栄養治療実施報告書」，「栄養指導記録」といった専用の様式を用いて，栄養ケアの内容を記入し，カルテ内に保存する場合もある．

5　傷病者や要介護者への栄養教育

5.1　意義と目的

（1）意義

わが国における栄養教育は，長い間，栄養不足を補うことであったが，経済成長に伴い社会生活の変化，生活環境の多様化などによる摂取量の過剰傾向，高齢者の増加などによる疾病構造の複雑化，健康意識の変容など

Column

栄養ケアプロセス

栄養ケアプロセス(Nutrition Care Process, **NCP**)とは，栄養ケアの「標準化」と「質の改善」を目的としたものである．2003(平成15)年に，アメリカ栄養士会はNCPを導入し，国際標準化に向けた活動が始まっている．日本では，2012(平成24)年に「国際標準化のための栄養ケアプロセス用語マニュアル」(日本栄養士会監訳)が出版されている．

NCPは，「1.栄養アセスメント」「2.栄養診断」「3.栄養介入」「4.栄養モニタリングと評価」から構成される．現在日本で実践されている栄養ケアの考え方は「栄養ケア・マネジメント」が主であり，その栄養ケア・マネジメントとNCPの比較を(図2.4)に示す．NCPでは栄養アセスメントの結果を「2.栄養診断」として，明確に記録する．「2.栄養診断」の内容は，① 摂取量，② 病態や身体状態に関係した栄養状態，③ 行動や環境の3つから構成され，PESという方

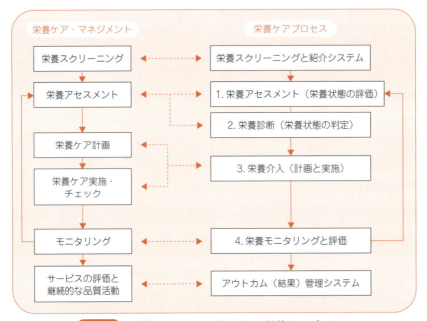

図2.4 栄養ケア・マネジメントと栄養ケアプロセス

とともに，その目的も変化してきている．

傷病者・要介護者に対する栄養教育は，臨床栄養学はもちろん，栄養学，生化学，保健栄養学などの健康関連の諸科学の理論に立ち，個々人あるいは集団の人々の栄養や食生活に対する態度，行動，栄養状態などについて，対象者の実生活に即した内容でしかも具体的，科学的根拠があることが求められている．あわせて，個々人については身体側面からみた栄養状態を**評価・判定**(nutrition assessment)し，適正な栄養補給法や疾病の状態を把握することが必要である．そのためには，身体内の変化が評価できる指

法で記載する（実際の記録には，S → E → P の順で記載する）．

P（problem or nutrition diagnosis label：問題や栄養診断）
E（etiology：原因や要因）
S（sign/symptoms：栄養診断を決定する栄養アセスメント上のデータ）

現在，日本の診療録は POS を基本的な考え方とし，経過記録の記載方法として SOAP 方式が活用されており，栄養ケア記録も同様である．そこで，SOAP の「A」欄に栄養診断を記録することが提案されている．さらに，標準化された栄養診断名を最初に記載することで，どの問題点に対する栄養ケアを行ったかを明確に示すことができ，他職種や他施設とのスムーズな情報共有にも役立つ．PES を取り入れた SOAP 方式の経過記録例を図 2.5 に示す．

例：NI-1.5エネルギー摂取量過剰（栄養診断名）
S：ごはんと漬物が好きで，おかわりして食べる．毎食後甘いもの（ケーキなど）を食べる．
O：身長 145 cm，体重 55 kg，BMI 26.2 kg/m²，食事記録よりエネルギー摂取量 約2,000 kcal/ 日（うち間食は600 kcal）
A：間食と主食がエネルギー摂取量過剰の原因となっている
　　＜栄養診断の根拠：PES 報告＞
　　BMI 26.2 kg/m²で，間食と主食の摂取量が多い（S）ことから，食物のエネルギー量に関する知識不足（E）が原因となったエネルギー摂取量過剰（P）と栄養診断する．
P：毎日体重の記録を付ける
　　必要栄養量　エネルギー 1,200 kcal/ 日
　　1,200 kcal の食事量を説明し，覚えてもらう
　　間食のエネルギー量を説明し，理解してもらう

図 2.5　栄養診断の記載例

PES 報告→問題や栄養診断（P），原因や要因（E）および栄養診断を決定する栄養アセスメント上のデータ（S）の 3 つの項目から構成されている．PES 報告書は，栄養アセスメントで収集された総合的な情報から作成される．

標を設定して，疾病の予防・治療に取り組んでいかなければならない．

　日本における**栄養教育**（nutrition education）は，**栄養指導**（nutrition guidance）とほぼ同義語に用いられるが，国際的には栄養指導も健康教育の一環として位置付けられている．栄養教育は，栄養や食生活に関する知識を一方的に教えることではなく，インフォームドコンセントに基づき説明し，対象者や家族が栄養状態を良好に管理できる知識や技術を習得できるよう協働し，支援することである．

（2） 目的

　傷病者・要介護者への栄養教育の目的は，個人あるいは集団で対象者に対し栄養上の問題点がある場合に，教育的な有効な技法を用いて，栄養や食生活に関する知識や技術を修得させ，それにより行動変容を起こさせ，食生活の問題点の改善や変容を促し，栄養状態や病態を改善させることである．

　それにより，健康の維持・増進および疾病の予防や治療，増悪や再発の防止，QOL の向上，さらにリハビリテーションに寄与することとなる．

5.2 方法

（1） 栄養教育の基本原則

　基本原理は，下記の(a)～(f)の過程を繰り返し行うことである．

（a） 対象者の把握：栄養アセスメント

　対象者の栄養状態を把握するには，できるだけ多くの客観的情報をもとに，総合的に判定する必要がある．カルテの記録や問診，調査などのほか，対象者の観察などから，**表2.3** に示す情報を収集する．

（b） 栄養教育計画：栄養教育の目標設定

① 対象者が栄養や食生活に関して正しい知識をもつこと(知識)．

② 対象者が正しい意識や態度を身につけること(意識)．

③ 対象者が栄養に関する行動の変容を起こすこと(実践)．

（c） 栄養診断

　問題点の整理，分析，目標の設定，指導方法の決定．

（d） 指導の実施

　各種教育技法を用いた具体的な教育，個人指導・集団指導．

（e） 指導の評価

　理解度，態度，実践度，身体の栄養状況の評価，指導方法の検討．

（f） 再指導

　残されている問題点や新たに生じた問題点を明らかにする．

表2.3　栄養アセスメントに必要な情報

情報の種類	収集情報
医療情報	傷病名，主訴，現病歴，既往歴，家族歴，合併症の有無，自他覚症状，体重歴，臨床検査値，身体計測値，薬物の種類と量，摂食能力，消化能力，吸収能力，栄養補給法など
食生活情報	食生活の状態，食生活を取り巻く要因，食環境，食歴，食習慣，嗜好，食物摂取状況，栄養素摂取量，栄養充足率など
社会的情報	学歴，職業，家族背景，社会的背景など

（2） 栄養指導の方法：個人指導と集団指導

栄養指導の方法には**個人指導**と**集団指導**がある．実施にはそれぞれの目的やメリット，デメリットを考慮し，効果の上がる方法を選択する．個人指導と集団指導を組み合わせて行うと効率化が図れる上，指導内容に幅がでて，それぞれのデメリットをカバーできる．

たとえば，集団指導で疾病や食事療法の総論的な指導を行えば，個人指導の際にそれらに関する内容を省くことができ，時間が短縮できる．また，集団指導では個人的な対応をすることができないが，個人指導では個々人にきめ細やかな対応ができる．

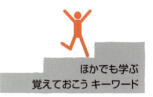

個人指導，集団指導
➡栄養教育論

5.3 栄養・食事指導の実施

個人指導は，傷病者・要介護者本人または家族，介護者などを対象に1対1で行われるため，対象者が必要とする問題点を解決するには最も有効な方法である．

集団指導の対象者は，2人以上の人たちである．共通した問題点をもった多数の人たちを同時に指導できるため，基本的事項の説明や動機付けを効率よく行える有効な手段である．グループ意識による効果も期待できるため，個人指導とはまた別の指導効果を上げられる．

5.4 栄養教育とカウンセリング

対象である傷病者・要介護者は，疾患や病態に対する不安だけでなく，医療従事者との人間関係や経済的な問題などさまざまな心理状態に陥っている．傷病者・要介護者への栄養教育を行うには，これらの心理状態を理解する必要がある．その上，生活様式や食生活の多様化，複雑化する疾患など，個々人それぞれのライフスタイルや病態にあわせた適切な教育を行わなければならない．

カウンセリングとは，個人的な悩みや問題を解決するために援助を行うことで，「相談者，援助を求めてきた人に対し，心理学的知識と技能に基づいた心理的コミュニケーションを通じて，相談者自身が問題解決に対し適切に判断したり行動したりすることを援助すること」と定義される．

カウンセリングは，専門的な立場から指導・援助する側（**カウンセラー**）と，相談や援助を求めてきた指導を受ける側（傷病者，要介護者，**クライエント**）の両者が共同で作業を進めるものである．そのため，両者の間に望ましい対人関係を形成することが重要である．

国家試験ワンポイントアドバイス

カウンセリングのポイントは，クライエントの話をただ聞くだけではなく，話の流れにおける心の動き，視線，声のトーンなども確認する．

5.5 評価・判定

評価・判定は栄養指導を客観的，論理的，総合的に行うために必要な作業である．問題点があった場合はただちに修正し，再度，評価・判定する．

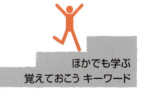

カウンセリング，カウンセラー，クライエント
➡栄養教育論

① 到達目標に対する評価（目的評価）
② 指導方法・技術に対する評価（技術評価）

5.6 栄養指導の記録

栄養指導の記録として，診療記録の記載方法の1つであるPOS（問題志向型システム）を用いるとよい．

POS
p.20 参照．

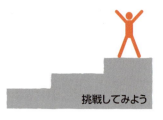

復習問題を解いてみよう
https://www.kagakudojin.co.jp

第3章

栄養障害，代謝・内分泌疾患の栄養アセスメントと栄養ケア

この章で学ぶポイント

★ 栄養障害，肥満，メタボリックシンドローム，および代謝疾患，内分泌疾患のそれぞれの原因，病態，症状について理解し，診断，治療の概要を把握しよう．
★ 対象者（患者）の栄養管理の必要性について理解し，栄養管理プロセスについて学ぼう．

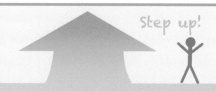

◆ちょっと学ぶ前に復習しておこう◆

アルブミン
タンパク質の一種．血液中に含まれるアルブミンは，栄養状態を示す指標として血液検査の項目にあげられている．

RTP
rapid turn over protein の略．トランスサイレチン（プレアルブミン），トランスフェリン（Tf），レチノール結合タンパク（RBP）などがある．

リフィーディング・シンドローム
慢性的な栄養不足状態にある者に十分な栄養を摂取させると起こる．

VLDL，IDL，HDL，LDL，キロミクロン
血液中に含まれるリポタンパク質．水に不溶性の脂質がアポタンパク質と結合した形で血中を運ばれる．

第3章　栄養障害，代謝・内分泌疾患の栄養アセスメントと栄養ケア

1　栄養障害の栄養アセスメントと栄養ケア

1.1　たんぱく質・エネルギー栄養障害（PEM），栄養失調

（1）疾患の概要

栄養失調とは，体の成長・維持・活動に必要な栄養の需要と供給が不均衡な状態を指す．中でも栄養素の摂取が生体の必要量より少ないときに起こる体の状態を**低栄養**と呼び，とくにたんぱく質とエネルギーが十分にとれていない状態を **PEM**（protein energy malnutrition）と呼ぶ．

ICD10（国際疾病分類）においては，たんぱく質・エネルギー双方が不足している**マラスムス**（marasmus）と，エネルギーは充足しているもののたんぱく質が欠乏している**クワシオルコル**（kwashiorkor）が栄養失調症の中に包括されている．臨床においては混合型であるマラスムス・クワシオルコルタイプがよくみられる．

PEM は途上国における重要な健康問題であるが，途上国だけでなくわが国においても病院，福祉施設内などで一定の頻度で PEM と評価される患者（利用者）がいることが報告されている．

（2）病態

とくに途上国においては，食料不足によって摂取量が毎日の代謝の必要量を十分に満たすことができず PEM に陥ることが多い．

先進国などでは，呼吸不全症候群，消化器疾患，肝障害，悪性腫瘍末期，エイズなどの疾患または抗がん剤治療による副反応など，疾患に対する治療が原因となる長期間の食欲不振，さらには神経性食思不振症などによっても引き起こされる．

（3）症状

栄養失調の中でも，とくに摂取栄養量が必要量に満たない状況が長期間続くことで起こるマラスムス，クワシオルコルは下記のような症状を示す．

（a）マラスムス

エネルギー・たんぱく質双方ともに不足するため，体重減少が著しい．そのほか，老人様顔貌，皮下脂肪・骨格筋の減少などを認める．血清アルブミンなど血中タンパク濃度は比較的維持される．そのため，一般に浮腫はあまりみられない．

（b）クワシオルコル

エネルギーは摂取できているため体重・筋タンパクは比較的維持されている．ただし，たんぱく質の摂取が少ない，もしくはアミノ酸スコアの低いたんぱく質ばかりを摂取することにより，内臓タンパクの合成は障害され，低アルブミン血症となる．低アルブミン血症は細胞外液の増加をもたらし，浮腫を引き起こす．

浮腫は体重の増減に影響するため，クワシオルコルでは，浮腫の有無の

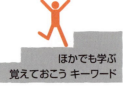

ほかでも学ぶ
覚えておこう キーワード

マラスムス，クワシオルコル
➡基礎栄養学，応用栄養学

神経性食思不振症
第7章参照．

国家試験ワンポイントアドバイス

マラスムスとクワシオルコルの違いは頻出．

確認が不可欠である．また，β-リポタンパク合成能が損なわれることによって脂肪肝を呈することがある．

（c）マラスムス・クワシオルコルタイプ

マラスムス，クワシオルコル両方の特徴をもつ．体重減少，内臓タンパク減少によるアルブミン低値が同時に認められる．

（4） 診断

マラスムスの場合，著明な体重減少，明らかな体脂肪の減少や筋の萎縮，全身衰弱など全身状態によって判断する．クワシオルコルはたんぱく質不足によるアルブミン低値，浮腫，さらにたんぱく質欠乏による代謝亢進ストレスを背景とする尿素窒素の排出増加などから判断する．

（5） 治療方法

栄養療法を基本とする．基礎疾患がある場合はその治療を最優先とする．栄養療法の詳細については後述する．

著しい低栄養には薬剤を用いることもある．たとえば，たんぱく質補給のためのアミノ酸製剤や，貧血に対する鉄剤，ビタミン・ミネラル不足に対する総合ビタミン製剤などがある．

低栄養の診断：GLIM 基準
p.65　コラム参照．

（6） 栄養アセスメントと栄養ケア

（a）栄養ケアの基本方針

患者の食欲，消化機能をみきわめ，栄養方法を選択する．まず経口摂取，次に経腸栄養が最優先されるが，必要栄養量に大幅に満たない場合は静脈栄養（短期の場合は末梢静脈栄養，長期の場合は中心静脈栄養）も考慮する．

静脈栄養
第 13 章，第 16 章も参照．

（b）栄養アセスメント

体重減少率：エネルギー不足の最も鋭敏な指標である体重については，BMI だけでなく，最近の体重変動をとくに重視し評価する．体重減少率は［現体重（kg）－健常時体重（kg）］／健常時体重（kg）× 100 で算出する．1週間で 1 ～ 2 ％以上，6 週間で 10 ％以上の減少を重度の体重減少とみなす．その際に浮腫，腹水などの有無を確認し，これらがある場合，栄養評価に体重は用いない．

アルブミン：血清アルブミン 3.0 g/dL 以下が，栄養障害の 1 つの目安となる．2.0 g/dL 以下になると浮腫が顕著となる．

RTP（rapid turnover protein）：急速代謝回転タンパク質であるトランスサイレチン（プレアルブミン），レチノール結合タンパク，トランスフェリンは半減期が短いため，短期間の栄養状態を評価する指標となる．ただし，腎疾患，貧血など栄養状態以外の要因によっても変動するため，評価の際には注意が必要である．

国家試験ワンポイントアドバイス

リフィーディング・シンドロームの症状と対応をおさえておこう．症状：血清リン値・カリウム値・マグネシウム値が低下．対応：低速度のブドウ糖投与から開始し徐々に増加．

（c）栄養量の設定

エネルギー：標準体重を目安とした適切なエネルギー量を確保する．ただし急激なエネルギー補給はリフィーディング・シンドロームを引き起こ

す可能性があるため，介入当初は必要量の半量程度から補給を始める．血清リン値，血糖値などをモニターしながら徐々に増やしていき，最終的には30〜35 kcal/kg 標準体重程度を目指す．経口摂取では限界がある場合は静脈栄養法も考慮する．

　たんぱく質：個々の状態や回復段階に応じて設定する．日本人の食事摂取基準におけるたんぱく質の食事基準を参照とし，エネルギー投与量に合わせて設定する．

　その他の栄養素：ビタミン，ミネラルは「日本人の食事摂取基準（2020年版）」の推奨量，目安量の値を確保する．水分も不足しないよう 30 mL×標準体重(kg)程度を目安として摂取できるようにする．

（d）栄養教育のポイント

　患者の「食べられない」原因に即した対応を考慮する．食に対する姿勢（食べたいのに食べられないのか，食べたくないのかなど），料理の味つけ，盛りつけ，香り，食感，部屋や食器などを含めた食環境など，患者本人，または家族からも情報収集を細やかに行う．

　院内で食事提供を始める場合には，ハーフ食など全体量を少なくした食事が適している場合が多い．みた目の圧倒感がなく，食べ切った満足感，達成感が得られる．

1.2　ビタミン欠乏症・過剰症

（1）疾患の概要

　生理的必要量に基づいて定められた推奨量もしくは目安量に対して1つ以上のビタミン摂取量が欠乏もしくは過剰であり，それを原因としてさまざまな症状が出現する状態をいう．

（2）病態

　欠乏するビタミンによって，ビタミン欠乏症の症状はさまざまである．潜在的な欠乏状態を経るため，欠乏当初の症状は顕著ではなく，徐々に臨床的な欠乏状態へと進行する．

　ビタミン欠乏症の原因として，絶対的な摂取量の不足，需要の増大による相対的不足（妊娠，運動量の増大など），吸収能力の低下などがある．ビタミン類のほとんどは小腸で吸収されるため，消化管の切除や炎症時は吸収能低下により，ビタミン欠乏のリスクが増大する．

　ビタミン B_{12} は胃の壁細胞から分泌される内因子と複合体を形成し，回腸末端部で吸収される．胃切除後は内因子の分泌がなくなるためビタミン B_{12} 欠乏に陥ることがある．

　ビタミンKは腸内細菌により合成されるため，抗生物質の長期服用によって不足することがある．

ハーフ食
一般食の量を主食・副食ともに半分に減らした食事．食欲不振時など，「量に圧倒される」「食べなくてはならない」という感情からの解放を目的とする．

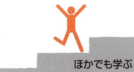

ビタミン，ミネラル
➡基礎栄養学

過剰症の原因としては，絶対的な摂取過剰がほとんどである．とくにサプリメント使用時は注意が必要である．

過剰症はおもに体内に蓄積されやすい脂溶性ビタミンに認められるが，水溶性ビタミンにおける過剰症も存在する．

妊娠時前後にビタミンAを過剰摂取すると，胎児の催奇形性がみられることがあるため，注意が必要である．

（3） 症状

表3.1 参照．

（4） 診断

症状の出現から他の疾患と鑑別して診断する．

（5） 治療方法

摂取量不足が原因の場合は薬剤（ビタミン剤）の投薬，食事療法を行う．経静脈的な補給も考慮する．必要量が増大している場合は，要因となる疾患の治療を行いながら食事や薬剤で補完する．

（6） 栄養アセスメントと栄養ケア

（a）栄養ケアの基本方針

不足するビタミンを多く含む食品を積極的に摂取するなど，可能な限り生理的な方法で管理する．また吸収率が上がる栄養素の組み合わせを考慮

Point!

吸収率が上がる栄養素の組み合わせ

例：脂溶性ビタミンと脂肪．カルシウムとビタミンDやマグネシウム．

表3.1 **ビタミンの欠乏症と過剰症**

	ビタミン	欠乏症	過剰症
脂溶性	ビタミンA	夜盲症，皮膚や粘膜の乾燥，成長阻害，感染症，生殖機能異常	頭痛，筋肉痛，肝障害，奇形発現，脱毛
	ビタミンD	くる病，骨軟化症，骨粗鬆症，低カルシウム血症，骨の形成不全	高カルシウム血症，高リン血症
	ビタミンE	細胞膜の破壊，赤血球の溶血，筋力低下，神経障害	出血傾向
	ビタミンK	出血傾向，月経過多，血尿，血液凝固の遅延	溶血性貧血，高ビリルビン血症，核黄疸
水溶性	ビタミンB$_1$	脚気，ウェルニッケ脳症，頻脈，心不全，心肥大	―
	ビタミンB$_2$	口内炎（口唇炎，口角炎，舌炎），成長障害	下痢，多尿
	ナイアシン	ペラグラ	フラッシング（顔が紅潮してかゆくなる），胃腸障害
	パントテン酸	成長停止，副腎の障害，手足のしびれ，灼熱感，頭痛，疲労，不眠，食欲不振	―
	ビタミンB$_6$	脂漏性皮膚炎，湿疹，口角炎，舌炎，貧血，末梢神経炎	感覚性ニューロパシー
	ビタミンB$_{12}$	巨赤芽球性貧血，神経障害，高ホモシステイン血症	―
	葉酸	高ホモシステイン血症，巨赤芽球性貧血，神経障害，胎児の神経管閉鎖障害の発生率上昇	発熱，じんま疹，紅斑，かゆみ，呼吸障害
	ビオチン	卵白障害，食欲不振，嘔気，舌炎，乾燥鱗片皮膚炎，筋肉痛，結膜炎，脱毛，運動失調，知覚過敏，倦怠感，けいれん	―
	ビタミンC	壊血病，骨の発育不良	嘔気，下痢，腹痛

第3章　栄養障害，代謝・内分泌疾患の栄養アセスメントと栄養ケア

して補給する．食事だけで改善が認められないときはサプリメント，薬剤の使用を考慮する．

（b）栄養アセスメント

過不足となっているビタミンの血中濃度や症状の出現などによって評価する．

（c）栄養量の設定

「日本人の食事摂取基準（2015年版）」を参照し，推奨量もしくは（著しい不足の場合は）耐容上限量の値に設定する．

（d）栄養教育のポイント

水溶性ビタミンの場合，体内で貯蔵できないため不足に注意し，脂溶性ビタミンの場合は体内貯蔵のされやすさを考慮し，過剰摂取に留意する．

静脈栄養施行時にはビタミン類の不足に注意する．アミノ酸加糖電解質液の投与の際は必ずビタミン B_1 の補給を行い，乳酸アシドーシスをきたさないよう注意する．低栄養やアルコール中毒の患者では静脈栄養開始前からビタミン B_1 欠乏状態であることが多いため，注意が必要である．

国家試験ワンポイントアドバイス

ビタミン・ミネラル欠乏は症例問題として出題されても対応できるよう，原因（例：菜食主義）と症状（例：平均赤血球容積の増加）を確実に理解しよう．

1.3　ミネラル欠乏症・過剰症

（1）疾患の概要

生理的必要量に基づいて定められた推奨量もしくは目安量に対して1つ以上のミネラル摂取量が欠乏もしくは過剰であり，それを原因としてさまざまな症状が出現する状態をいう．

（2）病態

ヒトの必須微量元素には鉄（Fe），亜鉛（Zn），銅（Cu），クロム（Cr），ヨウ素（I），コバルト（Co），セレン（Se），マンガン（Mn），モリブデン（Mo）などがあり，体外から摂取する必要がある．

ミネラル欠乏症の原因として，絶対的な摂取不足，急速な成長・妊娠や授乳・創傷治癒など体内需要の増大による相対的な不足，消化管切除や炎症による吸収量の低下，下痢・嘔吐・月経過多・消化管出血・利尿薬・多量の発汗などによる損失の増大などがある．

ミネラル過剰症の原因として，絶対的な摂取量の増大，鉱山での作業などによる工業曝露などがある．

日本人に不足しがちなミネラルはカルシウムであり，過剰摂取になりがちなミネラルはナトリウムである．

亜鉛欠乏症はまれな疾患ではあるが，常染色体劣性遺伝の先天性吸収障害として腸性肢端皮膚炎がある．

鉄代謝異常症の先天的な疾患として**ヘモクロマトーシス**がある．何らかの原因により鉄の代謝調節が崩れ，異常に増加した鉄が諸臓器の実質細胞に過剰に沈着し，細胞障害，組織障害，臓器機能不全を引き起こす疾患で

ある．鉄の代謝調節は，C型肝炎，あるいはNASH（非アルコール性脂肪性肝障害）においても障害され，肝臓に鉄が過剰に蓄積することにより肝細胞障害を受ける．

NASH
第4章参照．

（3）症状

表 3.2 参照．

（4）診断

症状の出現から，他の疾患と鑑別した上で診断する．

（5）治療方法

摂取量不足が原因の場合は投薬，食事療法を行う．経静脈的な補給も考慮する．

（6）栄養アセスメントと栄養ケア

（a）栄養ケアの基本方針

不足するミネラルを多く含む食品を積極的に摂取する．食事だけで改善しない場合などは，可能な限り生理的な方法で管理する．

（b）栄養アセスメント

過不足となっているミネラルの血中濃度や症状の出現などによって評価する．

表 3.2　ミネラルの欠乏症と過剰症

ミネラル		欠乏症	過剰症
多量ミネラル	ナトリウム	嘔気，食欲不振，疲労感	高血圧
	カリウム	神経障害・脱力感，筋力低下，味覚低下	胃腸の不調，嘔気，下痢，嘔吐，高カリウム血症
	カルシウム	くる病，骨軟化症，骨粗鬆症	高カルシウム血症，腎臓結石，ミルクアルカリ症候群，他のミネラルの吸収阻害
	マグネシウム	虚血性心疾患，運動失調	—
	リン	骨折，食欲不振，倦怠感	カルシウム吸収の抑制，血清カルシウム濃度の低下
微量ミネラル	鉄	鉄欠乏性貧血	ヘモクロマトーシス
	亜鉛	味覚障害，皮膚炎，成長障害，免疫機能の低下，精子形成障害	胃障害，めまい，嘔気，銅欠乏，鉄欠乏
	銅	貧血，白血球減少，好中球減少，骨異常，成長障害，心血管系や神経系の異常，毛髪の色素脱失，メンケス病	慢性では発熱，嘔吐，黄疸，ウィルソン病
	マンガン	骨代謝異常，糖質・脂質代謝異常，血液凝固異常	疲労感，不眠，精神障害
	ヨウ素	甲状腺腫，甲状腺機能亢進症，クレチン症，成長発達異常	甲状腺腫，甲状腺機能亢進症
	セレン	筋肉萎縮，不妊症，低セレン地域では克山病，中心静脈栄養施行時に，下肢の筋肉痛	爪の変形，脱毛，胃腸障害，下痢，皮膚症状，心筋梗塞
	クロム	耐糖能異常，窒素代謝異常，成長阻害	嘔吐，腹痛，下痢
	モリブデン	脳の萎縮と機能障害，けいれん，精神遅滞，血清尿酸濃度の異常	銅吸収阻害による貧血，胃腸障害，昏睡状態・心不全

（c）栄養量の設定

「日本人の食事摂取基準（2025年版）」を参照し，推奨量もしくは（著しい不足の場合は）耐容上限量の値に設定する．

（d）栄養教育のポイント

中心静脈栄養（TPN）施行時には欠乏症に留意する．亜鉛，銅，セレンなどは，血中濃度をモニタリングしながら不足のないよう静注用製剤を用いて補給する．種々のミネラル同士の拮抗作用にも留意する．

> **Point!**
> **ミネラル同士の拮抗作用**
> 例：亜鉛と銅の吸収は拮抗するため，同時投与時には亜鉛欠乏にも注意する．

2 肥満と代謝疾患の栄養アセスメントと栄養ケア

2.1 肥満

（1）疾患の概要

肥満（obesity）とは，脂肪組織が過剰に蓄積した状態をいう．日本では，体格指数（body mass index，BMI）25以上を肥満とする（**表3.3**）．

（2）疫学

わが国では，BMI 22が最も肥満に合併しやすい疾患の有病率が低いという成績があり，標準体重はBMI 22にあたる身長（m^2）× 22で算出している．

（3）病態

肥満は肥満をもたらす原因疾患や病態が認められない**原発性（単純性）肥満**と，肥満をもたらす原因疾患や病態が認められる**二次性（症候性）肥満**があり，90％以上の肥満は原発性肥満である．

原発性肥満の原因は，過食と運動不足が主たる原因であるが，ほかに①ストレス，脳内アミンおよびペプチドホルモンの乱れなどによる過食（食べ過ぎ），②不規則な摂食習慣，夜間に過食する夜食症候群，食の欧米化による脂質の過剰摂取，どか食い，まとめ食い，早食いなどの偏った食べ方，③遺伝的要因，④摂取エネルギーや貯蔵エネルギーを熱エネルギーに変えるエネルギー産生能低下などがある．

表3.3　肥満度の分類

BMI（kg/m^2）	判定	WHO基準
＜18.5	低体重	Underweight
18.5≦〜＜25	普通体重	Normal range
25≦〜＜30	肥満（1度）	Pre-obese
30≦〜＜35	肥満（2度）	Obese class Ⅰ
35≦〜＜40	肥満（3度）	Obese class Ⅱ
40≦	肥満（4度）	Obese class Ⅲ

「肥満症診療ガイドライン2016」を改変．

（4）症状

肥満自体ではとくに症状はないが，**高度肥満**になると息切れ，頭痛，肩こりなどを訴えることがある．また，肥満に伴う合併症がある．

（5）診断，判定

肥満の判定は，BMI 25 以上である．

（6）治療方法

肥満の対策は，標準体重への減量であり，肥満合併症発症の予防が基本である．BMI 30 以上は肥満合併症のリスクが高まることと，QOL の改善のために**肥満症治療食**（表 3.4）に一番近い摂取エネルギーで減量をはかる．

（7）栄養アセスメントと栄養ケア

(a) 栄養ケアの基本方針

摂取エネルギーコントロール食を基本とし，減量を図る．食事制限療法，**低エネルギー食療法**（low calorie diet，**LCD**）と**超低エネルギー食療法**（very low calorie diet，**VLCD**）を，患者の状態に応じて選択する．エネルギーバランスを負の状態とするが，除脂肪組織を減少させないため各種栄養素の不足を避ける．

必要たんぱく質量として 1.0～1.2 g/ 標準体重 kg/ 日を確保する．残りのエネルギー成分のうち，糖質は 60％とする．各種必要ビタミン，微量ミネラル類は，十分量摂取する．

日常生活に運動を積極的に取り入れると体重減少がなくても内臓脂肪が減少することがあるため，運動を取り入れる生活をする．

(b) 栄養アセスメント

身体計測により，体脂肪量や骨格筋量，体水分量を把握する．

高度肥満
BMI 35 以上の肥満者．

標準体重
表 3.4，次ページも参照．

肥満症治療食
標準体重× 25 kcal で計算される摂取エネルギーが 1000～1800 kcal の食事．

表 3.4 肥満症治療食の分類

分 類	名 称	摂取エネルギー（kcal/ 日）
1. 肥満症治療食	18	1,800
	16	1,600
	14	1,400
	12	1,200
	10	1,000
2. 超低エネルギー食	VLCD	≦600

脂肪細胞の質的異常による肥満症：25≦ BMI ＜30では25 kcal/kg 標準体重を，脂肪組織の量的異常による肥満症：BMI ≧30では 20 kcal/kg（標準体重）をそれぞれ摂取エネルギーの目安にする．その際，標準体重(kg)＝身長(m)^2×22で算出する．

1,000 kcal 未満の治療食では別途たんぱく質，ビタミン，ミネラルを補填する．これらを配慮した日本食化超低エネルギー食，ないしはリバウンドに注意しフォーミュラ食を利用する．

「肥満症治療ガイドライン 2006」，肥満研究 12（臨時増刊号）(2006)．

減量による体タンパクの異化，栄養状態を尿中クレアチニン排泄量，総タンパク，アルブミン，RTPからエネルギー出納，減量速度と栄養状態を評価する．

血圧，血糖値，HbA1c値，血清脂質値などの臨床検査データから合併症，肥満に関連した健康障害の状況を評価する．

行動変化のステージから改善状況を評価し，次の栄養ケアにつなげる．

（c）栄養量の設定

エネルギー：① BMI 22相当の**標準体重**（理想体重）（ideal body weight, **IBW**）× 25 kcal/日を標準とし，体力維持に必要な総エネルギー量を求め，この値を参考に，1000～1800 kcal食のあいだで実施可能なレベルの肥満症治療食を選ぶ．② 25 ≦ BMI ＜ 30の場合，25 kcal/IBW kgで1000～1800 kcal/日，BMI 30以上では20 kcal/IBW kgで1000～1400 kcal/日が推奨されている．③ 高度肥満（BMI ≧ 35）で急速に減量を要する際には，600 kcal/日のVLCDを用いる．

たんぱく質：1.0～1.2 g/IBW kg/日

炭水化物：100 g/日以上を確保し，エネルギー比率60％を上限とする．

脂質：20 g/日以上とし，必須脂肪酸を確保するために，摂取エネルギー量の20～25％程度とする．

ビタミン，ミネラル：エネルギー制限下ではビタミン・ミネラル不足に陥りやすい．緑黄色野菜，海藻，種実類，きのこ類と，たんぱく質源である肉類，魚介類，豆類，卵類などの摂取を勧め，カルシウム，鉄，銅，マンガン，マグネシウムなどの不足を避ける．

食塩：6～8 g/日程度にとどめる．

（d）栄養教育のポイント

・脂肪細胞の質的異常か量的異常かによって治療目標を設定し，指導する．摂取エネルギーは，**脂肪細胞の質的異常**では3か月で現体重の5％減，**脂肪細胞の量的異常**では5～10％減を目標に設定する．

・体重の計測，食行動の記録などについてはセルフモニタリング（self-monitoring）を指導し，問題行動への気づき，修復，改善を促す．

・体重減少などの効果のみられた臨床検査データを提示し，減量意欲の強化を図る．指導は初診時，2週間後，1か月後，以後適時行う．

・栄養・食事療法を維持・継続できるよう次の受診までの目標（体重，ウエスト周囲径，臨床検査データなど）を設定し，受診時に評価する．

2.2　メタボリックシンドローム

（1）概要

（a）定義

メタボリックシンドローム（**内臓脂肪症候群**）は，心血管疾患予防を目的

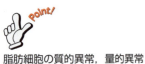

脂肪細胞の質的異常，量的異常
質的異常：肥大化した脂肪細胞より分泌される，種々の活性物質の作用により引き起こされる．
量的異常：過剰に蓄積された脂肪細胞により起こる．

セルフモニタリング
目標に対して，その経過を記録し，客観的に自分自身の行動を評価していく方法．

に高リスクグループを絞り込むために定義された疾患概念である．一個人にそれぞれの疾患の境界型の高血糖，高血圧，脂質異常が集積した病態である．

(b) 疫学

わが国では，BMI 22 のときが最も肥満に合併しやすい疾患の有病率が低いという成績があり，標準体重は BMI 22 にあたる身長(m^2)× 22 で算出している．

(2) 病態

メタボリックシンドロームは，インスリン抵抗性とアディポサイトカイン産生異常が主因となっている（図3.1）．わが国の腹部肥満の判定基準は，内臓肥満の判定基準を反映するようにして決められたので，腹部肥満はほぼ内臓肥満を意味していると考えられる．

(3) 症状

この段階では特別な症状はない．

(4) 診断，判定

医学会で決められた虚血性心疾患の高リスク症候群としてのメタボリックシンドロームは，表3.5 に示したように，内臓脂肪を反映する腹部肥満を確認した上に脂質異常，正常高値血圧，空腹時高血糖のうち2項目以上が存在した場合に診断する．

特定健診・特定保健指導のメタボリックシンドロームあるいは内臓脂肪症候群は図3.2 に示したように，まず① ウエスト周囲径（腹囲）で腹部肥

アディポサイトカイン
脂肪細胞から分泌される生理活性物質．

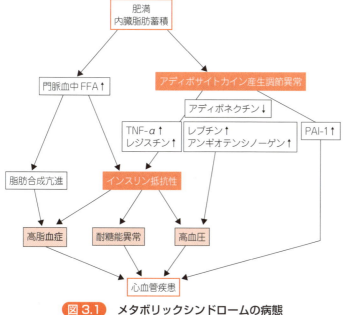

図3.1 メタボリックシンドロームの病態
参考：「肥満症診療ガイドライン 2016」．

アディポネクチン
脂肪細胞から血液中に分泌されるホルモンの一種．

TNF-α
腫瘍壊死因子．

FFA
free fatty acid. 遊離脂肪酸のこと．

国家試験ワンポイントアドバイス

メタボリックシンドロームの診断基準については，定期的に出題される．すべての項目を正確に覚えよう．

表 3.5　メタボリックシンドロームの診断基準

内臓脂肪蓄積	
ウエスト周囲径 （内臓脂肪量　男女とも≧100 cm^2 に相当）	男性≧85 cm 女性≧90 cm
上記に加え以下のうち2項目以上（男女とも）	
高トリグリセリド血症	≧150 mg/dL
かつ／または	
低 HDL コレステロール血症	<40 mg/dL
収縮期血圧	≧130 mmHg
かつ／または	
拡張期血圧	≧85 mmHg
空腹時高血糖	≧110 mg/dL

＊可能な限り CT スキャンなどで内臓脂肪量測定を行うことが望ましい．
＊メタボリックシンドロームと診断された場合，糖負荷試験が薦められるが診断には必須ではない．
＊高トリグリセリド血症，低 HDL コレステロール血症，高血圧，糖尿病に対する薬剤治療をうけている場合は，それぞれの項目に含める．

日本内科学会雑誌，**94**, 4（2005）より一部改変引用．

満と判定された場合と，②腹部肥満がなくても BMI 25 以上で BMI 肥満と判定された場合にクラス分類する．①では2個以上の異常項目がある場合，②では3個以上の項目がある場合は，「A. メタボ有病群」，①では1項目以上，②では1個か2個の異常項目がある場合は「B. メタボ予備群」，①②ともに異常項目が0の場合は「C. メタボ無病群」と診断する．

（5）治療方法

虚血性心疾患の高リスク症候群に対しては，3％の体重減少あるいは3 kg の体重減少で3 cm の腹囲減少を目標として食事療法と運動療法で治療する．

特定健診・特定保健指導の「A. メタボ有病群」では直接的指導で体重減少をはかる，「B. メタボ予備群」では患者自身の体重減少の試みを間接的に支援する，「C. メタボ無病群」ではメタボリックシンドロームの理解を高める啓発的指導を行っている（図 3.2）．

（6）栄養アセスメントと栄養ケア

メタボリックシンドロームの治療は，内臓脂肪を減らして3つの境界型の高血糖，脂質異常および高血圧の異常を正常値に戻し，虚血性心疾患（狭心症，心筋梗塞）の発症リスクを減少させるのが目標である．

3か月間で3％の体重減少，あるいは3 kg の体重減少で3 cm の腹囲減少を達成する栄養ケアを行う．

生活習慣病，とくに糖尿病の高リスク症候群として上記程度の体重減少および腹囲減少で生活習慣病，とくに糖尿病の発症予防対策が具体的に実施されている．

内臓脂肪を減少させるには運動が効果的で1回10～30分，1日合計30

糖尿病の合併症治療
医療費増大への対策となる．

メタボ患者の間食
メタボリックシンドロームの患者では，肥満症と同じく間食が多く，甘い食物，とくにアイスクリームを好むという調査報告が出ているので，3か月間の治療中は，間食厳禁と甘い食物の摂取中止を守らせることが治療成功の道である．

<ウエスト周囲径> 男性 85 cm 女性 90 cm 以上	①空腹時高血糖≧110 mg/dL または HbA1c≧5.2%（JDS）	①〜④のチェックが 2個以上 A
		1個 B
	②高トリグリセリド血症≧150 mg/dL かつ／または 低 HDL コレステロール血症＜40 mg/dL	0 C
<ウエスト周囲径> 男性 85 cm 女性 90 cm 未満 BMI 25 以上	③収縮期血圧≧130 mmHg かつ／または 拡張期血圧≧85 mmHg	①〜④のチェックが 3個以上 A
		1個か2個 B
	④喫煙	0 C

Aの人は「積極的支援」　：講習会や行動計画作成と実行等さまざまな指導を行う．
Bの人は「動機付け支援」：講習会やメールなどでの支援を行う．
Cの人は「情報提供」　　：資料の配布など．
といったように判定の度合いによって指導の内容が異なる．

図 3.2　メタボリックシンドロームにおける特定保健指導

井上修二，「脂肪とメタボリックシンドローム―考え方と対策の立て方」，三井生命厚生事業団 (2009) より作成．

分以上，週 3 〜 5 回で合計 150 分以上の運動を取り入れる．

2.3　肥満症

（1）　疾患の概要

肥満症とは肥満に起因ないし関連する健康障害を合併するか，その合併が強く予測される場合（腹部 CT 検査で内臓肥満を確定する必要がある）で，医学的に減量を必要とする病態をいい，疾患単位として取り扱う．生活習慣病の一疾患である．

肥満関連疾患を**表 3.6** に示す．

（2）　疫学

平成 26（2014）年の国民健康・栄養調査結果によると，BMI 25 以上の肥満は男性 28.7%，女性 21.3% と推定される．年代別にみると，男性では 50 〜 59 歳で 34.4%，60 〜 69 歳で 31.2%，女性では年齢が上がるにつれて高まり 70 歳以上で 24.7% と最も高い．

過去 10 年間の 20 〜 60 歳の肥満者の推移は，男女ともにほぼ横ばいである．

（3）　病態

肥満に伴いやすい疾患が合併した病態である．合併症の発症には，とくに内臓脂肪細胞の肥大・増殖が関与し，肥大した脂肪細胞から分泌される TNF-α，アディポネクチンなどアディポサイトカインの分泌障害が質的な代謝障害疾患の主因と考えられている．

日本肥満学会では，内臓脂肪の蓄積に伴って合併症が発症しやすいため，腹部 CT 検査で内臓脂肪面積 100 cm^2 以上の内臓肥満を確定したときには，

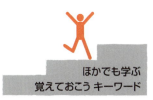

TNF-α，アディポネクチン，アディポサイトカイン
➡人体の構造と機能及び疾病の成り立ち

第3章　栄養障害，代謝・内分泌疾患の栄養アセスメントと栄養ケア

表3.6	肥満に起因ないし関連し，減量を要する健康障害

1. 肥満症の診断基準に必須な健康障害
　　1）耐糖能障害（2型糖尿病・耐糖能異常など）
　　2）脂質異常症
　　3）高血圧
　　4）高尿酸血症・痛風
　　5）冠動脈疾患：心筋梗塞・狭心症
　　6）脳梗塞：脳血栓症・一過性脳虚血発作（TIA）
　　7）非アルコール性脂肪性肝疾患（NAFLD）
　　8）月経異常・不妊
　　9）閉塞性睡眠時無呼吸症候群（OSAS）・肥満低換気症候群
　10）運動器疾患：変形性関節症（膝・股関節）・変形性脊椎症，手指の変形性関節症
　11）肥満関連腎臓病

2. 診断基準には含めないが，肥満に関連する健康障害
　　1）悪性疾患：大腸がん，食道がん（腺がん），子宮体がん，膵臓がん，腎臓がん，
　　　　　　　　乳がん，肝臓がん
　　2）良性疾患：胆石症，静脈血栓症・肺塞栓症，気管支喘息，皮膚疾患，男性不妊，
　　　　　　　　胃食道逆流症，精神疾患

3. 高度肥満症の注意すべき健康障害
　　1）心不全
　　2）呼吸不全
　　3）静脈血栓
　　4）閉塞性睡眠時無呼吸症候群（OSAS）
　　5）肥満低換気症候群
　　6）運動器疾患

『肥満症診療ガイドライン2016』，日本肥満学会 編，ライフサイエンス出版（2016）より引用.

脂質異常症
p.51 参照.

高血圧
第5章参照.

高尿酸血症，痛風
p.58 参照.

冠動脈疾患
第5章参照.

脳梗塞
第5章参照.

NAFLD
第4章参照.

肥満症治療食
p.37，38 参照.

肥満症として治療することにしている.

（4）　症状

　それぞれの合併疾患特有の症状が現れる.

（5）　診断，判定

　肥満と判定されたもの（BMI ≧ 25）のうち，以下のいずれかの条件を満たすものを肥満症と判定する.

① 肥満に起因ないし関連し，減量を要する（減量により改善する，または進展が防止される）健康障害を有するもの.

② 健康障害を伴いやすいハイリスク肥満. ウエスト周囲長のスクリーニングにより内臓脂肪蓄積を疑われ（腹囲が男性85 cm以上，女性90 cm以上），腹部CT検査によって確定診断された内臓脂肪型肥満.

（6）　治療方法

（a）　非薬物療法

　食事療法：肥満症治療食を原則とする. BMI 30以上または健康障害改善のため，迅速かつ大幅な体重減少が必要な場合には，1日摂取エネルギー600 kcal以下の超低エネルギー食（VLCD）を医師の管理下で実施することがある.

運動療法：脂肪細胞の質的異常の肥満症に対しては散歩，ジョギング，ラジオ体操，サイクリング，水泳などの全身の筋肉を用いる脈拍120/分（60歳以上は100/分）の中等度の有酸素運動を1回10～30分，できれば1日2～3回，週3～5回以上実施する．

行動療法：患者の食事状況，生活活動，体重の変化などを記録してもらい，日常の食生活の改善点や運動不足状態を認識させ，行動変容に向けてサポートする．

(b) 薬物療法

欧米では長期に使える食欲抑制剤や消化酵素阻害剤などの薬剤があるが，日本ではBMI 35以上の高度肥満に3か月使用期間を限定したマジンドール（食欲抑制薬）しか認可されていない．

(7) 栄養アセスメントと栄養ケア

肥満症は質的な代謝障害の合併症がある場合には5％以上の体重減少を，量的異常の合併症がある場合は10％以上の体重減少をめざす栄養療法と運動療法を併行して行う．高度肥満症では薬物療法や外科療法が認められている．

摂取エネルギーの決め方は，BMI 30以上は標準体重×20 kcal，BMI 25～30では標準体重×25 kcalを原則として，日本肥満学会の指定している200 kcalきざみの肥満症治療食1,000～1,800 kcalの中で最も近いものに減量食エネルギー量を指定することが基本である（表3.4）．

効果的に減量するには生活習慣の是正が大切で，治療開始3か月以内は間食厳禁，甘い食物の摂取中止を守らせる．ビタミン，ミネラルは，果物からよりも，野菜からの摂取に変えるように指導をする．

2.4 糖尿病

(1) 疾患の概要

糖尿病（diabetes mellitus）とは，インスリン分泌の絶対的あるいは相対的な欠乏によるインスリンの作用不足による高血糖と，その高血糖を引き金として全身の糖質，脂質，タンパク質代謝の異常をきたす疾患である．

(2) 疫学

わが国では，糖尿病の患者数は316万6,000人となり，過去最高の人数となった（「患者調査」，厚生労働省，2015年12月）．

(3) 病態

糖尿病は原因により表3.7のように分類される．

1型糖尿病はウイルス感染などを契機とした免疫異常（自己免疫性）によるもの，自己免疫機序の関与が明らかでないもの（特発性）に大別され，膵臓のβ細胞が破壊されてインスリン分泌の絶対的不足により発症する．インスリン絶対的欠乏のために，インスリン依存状態となり，治療にはイ

肥満症の外科療法
BMI 40以上あるいはBMI 35以上で重症合併症がある場合に，摂食量を減らす胃縮小術，小腸の一部を食物が通過しないよう胃と小腸を吻合する拡大胃バイパス術などが一部に実施されている．

インスリン（血糖値を低下させるホルモン）
➡ 人体の構造と機能及び疾病の成り立ち

自己免疫性1型糖尿病
発症初期に抗グルタミン酸デカルボキシラーゼ（GAD）抗体，膵島細胞抗体（ICA）などの疾患関連自己抗体が出現する．

表3.7　糖尿病と糖代謝異常*の成因分類

Ⅰ．1型　膵β細胞破壊，通常は絶対的インスリン欠乏に至る 　　A．自己免疫性 　　B．特発性
Ⅱ．2型　インスリン分泌低下を主体とするものと，インスリン抵抗性が主体で，それにインスリンの相対的不足を伴うものなどがある
Ⅲ．その他の特定の機序，疾患によるもの 　　A．遺伝因子として遺伝子異常が同定されたもの 　　　　① 膵β細胞機能にかかわる遺伝子異常 　　　　② インスリン作用の伝達機構にかかわる遺伝子異常 　　B．他の疾患，条件に伴うもの 　　　　① 膵外分泌疾患 　　　　② 内分泌疾患 　　　　③ 肝疾患 　　　　④ 薬剤や化学物質によるもの 　　　　⑤ 感染症 　　　　⑥ 免疫機序によるまれな病態 　　　　⑦ その他の遺伝的症候群で糖尿病を伴うことの多いもの
Ⅳ．妊娠糖尿病

*一部には，糖尿病特有の合併症をきたすかどうかが確認されていないものも含まれる．
注：現時点ではいずれにも分類できないものは，分類不能とする．
糖尿病診断基準に関する調査検討委員会，「糖尿病の分類と診断基準に関する委員会報告(国際標準化対応版)」．糖尿病，55(7)，485(2012)．

発症原因が明らかな糖尿病
インスリン分泌あるいはインスリン作用に関係する遺伝子異常によるものと，膵疾患，肝疾患やインスリンに拮抗して血糖上昇作用を有するホルモンの過剰分泌，糖尿病を合併しやすい特殊な遺伝性症候群などの糖尿病がある．

妊娠糖尿病
第15章も参照．

ンスリン注射治療が必須となる．

　2型糖尿病はインスリン作用が低下することによる糖尿病で，日本の糖尿病患者の90〜95％を占めると推定されている．このタイプでは遺伝と環境因子が発症に大きく関与している．インスリン分泌能は十分あるが，インスリンによる血糖低下能が低下する(**インスリン抵抗性**)機序と，インスリン分泌が相対的に不足する(**インスリン分泌不全**)機序により糖尿病になる．どちらの糖尿病発症にも過食，肥満，運動不足，加齢など環境因子が関与している．また，インスリン分泌不足に至る機序には生まれつきインスリン分泌能が弱いという遺伝子が関与していると考えられている．したがって2型糖尿病は，糖尿病の家族歴をもつ患者が多いのも特徴である．

　インスリン分泌不足の1型糖尿病とインスリン分泌の相対的な不足の2型糖尿病では，表3.8のような臨床像の差がみられる．

　また，妊娠を契機として発症，あるいは初めて発見された耐糖能異常を**妊娠糖尿病**という．妊娠糖尿病は流早産や胎児奇形の誘因となるので，病気の管理に非妊娠時とは異なる特別な配慮が必要となり，独立した分類として扱われている．

　インスリン作用不足のために血糖コントロール不良が長期に続くと網膜症，腎症，神経障害(症)などの毛細血管障害による**細小血管症**(microangiopathy)や動脈硬化症が種々の動脈に発症する**大血管症**

表3.8 1型糖尿病と2型糖尿病の臨床像の比較

	1型糖尿病	2型糖尿病
発病のしかた	急激に発病	ゆるやかに発病
ケトアシドーシス	起こしやすい	稀
治療方法	インスリン注射	食事・運動療法，場合によっては経口薬
発症年数	若年層に多い	中高年に多い
肥満	関連はない	関連あり
遺伝	2型ほど明らかでない	関連あり
ランゲルハンス島の炎症	あることが多い	なし
インスリン分泌	非常に低下（欠乏）	軽度低下
ウイルス感染	みられることが多い	稀
自己免疫疾患の合併	みられやすい	稀

参考：井上修二 編著，『新臨床栄養学Ⅱ』，光生館（2004）など．

（macroangiopathy）を発症するようになり，これらの合併症は糖尿病患者のQOLの低下や主要な死因になる．大血管症の代表的合併症は脳梗塞，心筋梗塞，下肢の壊疽などである．

糖尿病治療の放置や中断により血糖が著しく上昇すると（血糖値700 mg/dL以上），血中ケトン体上昇を伴う**糖尿病性ケトアシドーシス**，あるいはケトン体は上昇しないが著明な高血糖と血液浸透圧上昇を伴う高浸透圧高血糖症候群の**糖尿病性昏睡**に陥る．

糖尿病治療中に血糖降下薬（経口剤，インスリン注射など）の過剰投与や誤った食事のとり方（食事欠食など）で血糖が下がり過ぎると，血糖上昇のために体タンパクを利用した糖新生が起こるが（図3.3），血糖上昇が間にあわないと低血糖発作を起こし，40 mg/dL以下になると低血糖性昏睡に陥る．

（4）症状

糖尿病の自覚症状は軽症のあいだは無症状であり，血糖が上がり，尿糖が出るようになると（血糖値およそ170 mg/dL以上）多尿，口渇，多飲，体重減少などの症状を示すようになる．さらに血糖が上がる（血糖値およそ700 mg/dL以上）と，意識障害を示し糖尿病性昏睡に陥る．

糖尿病合併症が進展している例では，網膜症による視力障害，神経障害によるしびれ，感覚異常など，それぞれの合併症に応じた症状を示す．

（5）診断，判定

糖尿病の診断はまず糖代謝の判定区分「正常型」「境界型」「糖尿病型」に分類し，次に診断を行う（表3.9，図3.4）．

① 早朝空腹時血糖126 mg/dL以上
② 75 g経口ブドウ糖負荷試験（OGTT）で2時間値200 mg/dL以上
③ 随時血糖200 mg/dL以上
④ HbA1c 6.5%以上

糖尿病による代謝異常と合併症
ポリオール経路・ヘキソサミン経路・プロテインキナーゼ（PKC）経路の亢進，後期グリコシル化反応生成物（AGE）の形成・蓄積，酸化ストレスの亢進，小胞体（ER）ストレスの亢進，サイトカインの上昇などの代謝異常．

第3章 栄養障害，代謝・内分泌疾患の栄養アセスメントと栄養ケア

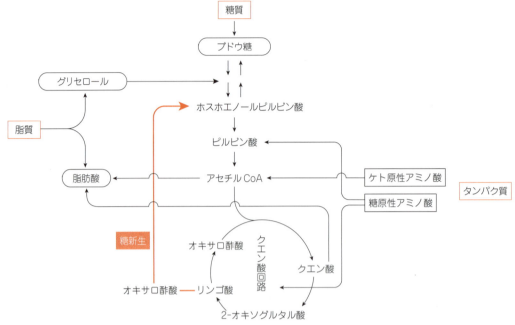

図3.3 糖質と他の栄養素との関係，および糖新生

資料：林　淳三　編著，『基礎栄養学（第2版）』，建帛社（2005），p.49．

国家試験ワンポイントアドバイス

糖尿病の分類，診断基準，慢性合併症は頻出事項である．細かい部分を正確に覚えよう．

表3.9 糖尿病の判定基準

グルコース濃度（静脈血漿）[1]	血糖測定時間 空腹時		負荷後2時間	判定区分
	126 mg/dL 以上	◀ または ▶	200 mg/dL 以上	糖尿病型
	糖尿病型にも正常型にも属さないもの			境界型
	110 mg/dL 未満	◀ および ▶	140 mg/dL 未満	正常型[2]

1）血糖値は，とくに記載のない場合には静脈血漿値を示す．
2）正常型であっても1時間値が180 mg/dL 以上の場合は180 mg/dL 未満のものに比べて糖尿病に悪化する危険が高いので，境界型に準じた取り扱い（経過観察など）が必要である．また，空腹時血糖値が100〜109 mg/dL は正常域ではあるが，「正常高値」とする．この集団は糖尿病への移行やOGTT時の耐糖能障害の程度からみて多様な集団であるため，OGTTを行うことが勧められる．

糖尿病診断基準に関する調査検討委員会，「糖尿病の分類と診断基準に関する委員会報告（国際標準化対応版）」，糖尿病，55(7)，485(2012)より一部改変．

①〜④のいずれかがあれば「糖尿病型」と判定する．
⑤ 早朝空腹時血糖値 110 mg/dL 未満．
⑥ 75g OGTT で2時間値 140 mg/dL 未満．
⑤および⑥の血糖値が確認された場合には「正常型」と判定する．
　上記の「糖尿病型」「正常型」いずれにも属さない場合は「境界型」と判定する．

2 肥満と代謝疾患の栄養アセスメントと栄養ケア

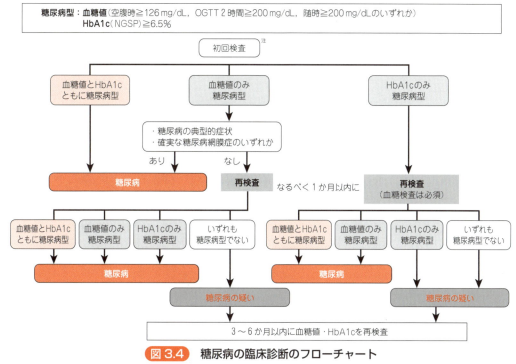

図 3.4 糖尿病の臨床診断のフローチャート

注）糖尿病が疑われる場合は，血糖値と同時に HbA1c を測定する．同日に血糖値と HbA1c が糖尿病型を示した場合には，初回検査だけで糖尿病と診断する．
糖尿病診断基準に関する調査検討委員会，「糖尿病の分類と診断基準に関する委員会報告（国際標準化対応版）」．糖尿病，55（7），485（2012）より一部改変．

（6）治療方法
（a）治療の目標

　細小血管症の発症予防や進展の抑制には，HbA1c 7.0％未満を目指すように心がける（図 3.5）．

　体重は，標準体重（BMI 22）を目標にするが，BMI が 22 を下回っても必ずしも積極的に体重増加を図らなくてもよい．血圧は収縮期血圧 130 mmHg 未満，拡張期血圧 80 mmHg 未満を目標とする．

　血清脂質は，LDL コレステロール 120 mg/dL 未満，HDL コレステロール 40 mg/dL 以上，中性脂肪 150 mg/dl 未満，non-HDL コレステロール 150 mg/dL 未満を目標とする．

（b）食事療法，運動療法，薬物療法

　食事療法は糖尿病治療の基本であり，すべての糖尿病患者に必須である．食事療法の原則は，①適正なエネルギー摂取量，②バランスのとれた食品構成，である．食品の選択に際し，『糖尿病食事療法のための食品交換表 第 7 版』を使用すると，一定の指示エネルギー量を守りながらバランスのとれた食品を選ぶことができる．

目標	コントロール目標値[注4]		
	血糖正常化を目指す際の目標[注1]	合併症予防のための目標[注2]	治療強化が困難な際の目標[注3]
HbA1c(%)	6.0 未満	7.0 未満	8.0 未満

図 3.5 血糖コントロール目標

治療目標は年齢，罹病期間，臓器障害，低血糖の危険性，サポート体制などを考慮して個別に設定する．

注1）適切な食事療法や運動療法だけで達成可能な場合，または薬物療法中でも低血糖などの副作用なく達成可能な場合の目標とする．
注2）合併症予防の観点から HbA1c の目標値を 7 %未満とする．対応する血糖値としては，空腹時血糖値 130 mg/dL 未満，食後 2 時間血糖値 180 mg/dL 未満をおおよその目安とする．
注3）低血糖などの副作用，その他の理由で治療の強化が難しい場合の目標とする．
注4）いずれも成人に対しての目標値であり，また妊娠例は除くものとする．
資料：日本糖尿病学会 編，『糖尿病治療ガイド 2016-2017』，文光堂（2016）．

国家試験ワンポイントアドバイス
糖尿病のための栄養管理は重要なポイントである．日本糖尿病学会のガイドラインに基づいてきちんと覚えよう．

【栄養基準】

摂取エネルギー量の算出には，年齢，肥満度，身体活動量，合併症の有無などを考慮する．

・適正なエネルギー摂取量
　摂取エネルギー量(kcal) ＝ 標準体重(kg) × 身体活動量(kcal/kg)
　標準体重(kg) ＝ 〔身長(m)〕^{2} × 22
　身体活動量の目安については**表 3.10** 参照．

・バランスのとれた食品構成
　指示エネルギー量内で，炭水化物，たんぱく質，脂質のバランスをとり，適量のビタミン，ミネラルも摂取できるようにし，栄養素の過不足がないよう考慮する（p.50，「（b）栄養ケア」参照）．

【運動療法】

適切な運動療法は，糖尿病治療の基本である．運動は，**有酸素運動**と**レジスタンス運動**に分類される（マージン図参照）．有酸素運動は，酸素の供給にみあった強度の運動で，インスリン感受性が増大する．一方，レジスタンス運動は，おもりや抵抗負荷に対して行う運動で，筋力を増強する効果が期待できる．水中歩行は，有酸素運動とレジスタンス運動がミックスされた運動であり，膝にかかる負担が少なく，肥満糖尿病患者に安全で有効である．

運動頻度は，できれば毎日，少なくとも週に 3 ～ 5 回，強度が中等度の

Point!
有酸素運動とレジスタンス運動

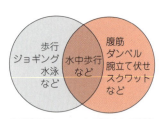

表 3.10 糖尿病における身体活動別の摂取エネルギー

軽労働者（デスクワークがおもな仕事）	25 ～ 30 kcal ×標準体重(kg)
中労働者（立ち仕事がおもな仕事）	30 ～ 35 kcal ×標準体重(kg)
重労働者（力仕事がおもな仕事）	35 ～ 　　kcal ×標準体重(kg)

日本糖尿病学会 編，『糖尿病治療ガイド 2016-2017』．

2　肥満と代謝疾患の栄養アセスメントと栄養ケア

有酸素運動を20〜60分間実施し，合計150分以上運動することが望ましい．さらに週に2〜3回のレジスタンス運動を同時に実施することが望ましい．歩行運動は，1回15〜30分間，1日2回，1日の運動量として歩行は約1万歩，消費エネルギーとしてほぼ160〜240 kcal程度が適量とされる．

【薬物療法】

経口薬療法と注射薬療法がある．経口薬療法は，インスリン抵抗性改善薬，インスリン分泌促進薬，糖吸収・排泄調節薬の3種類に分類される．

● 経口薬療法

経口薬療法は，2型糖尿病患者のうち食事療法，運動療法で代謝コントロールがなお不十分な場合に導入される．薬剤の種類は以下のようである．
・インスリン抵抗性を改善する薬剤：ビグアナイド薬，チアゾリジン薬．
・インスリン分泌を促進する薬剤：スルホニル尿素薬，速効型インスリン分泌促進薬，DPP-4阻害薬．
・糖吸収・排泄を調整する薬剤：α-グルコシダーゼ阻害薬，SGLT2阻害薬．
・その他：配合薬．

● 注射薬療法

注射薬療法は，インスリン療法とインスリン以外の注射薬療法がある．

1型糖尿病ではインスリン注射療法が不可欠である．インスリン注射製剤は，作用時間と薬効のパターンから，超速効型，速効型，中間型，混合型，持続型に分類される．これらのインスリンを単独か組み合わせて使用する．

インスリン以外の注射薬は2型糖尿病に用いる．種類は，GLP-1受容体作動薬のみで，作用は血糖依存的（血糖値が上昇しているときに発揮する）にインスリン分泌を促進する．

> **国家試験ワンポイントアドバイス**
>
> 糖尿病の治療薬にはさまざまな種類があり，それぞれの作用機序を正しく理解しよう．

（7）　栄養アセスメントと栄養ケア

治療の目的は，血糖値，体重，血圧，血清脂質の良好な管理により，合併症の発症・進展を阻止することである．

（a）栄養アセスメント・モニタリングの項目

① 糖尿病の家族歴，体重の経緯，糖尿病特有の症状の有無，喫煙歴の問診．
② 食生活の状況：脂質，単純糖質，アルコールなど．
③ 臨床検査

血液検査：血糖，HbA1c，グリコアルブミン，1.5-AG，インスリン，Cペプチド，血中ケトン，LDLコレステロール，HDLコレステロール，中性脂肪，尿素窒素，尿酸，クレアチニン，コリンエステラーゼ，その他．
④ 血圧
⑤ 神経症状：アキレス腱反射，圧覚検査．

49

第 3 章　栄養障害，代謝・内分泌疾患の栄養アセスメントと栄養ケア

⑥ 眼底検査，視力.

（ｂ）栄養ケア

① 糖尿病の治療では血糖値のコントロールが第一の目標で，このために
　は食事療法が最も重要である．これは食事療法のみのときはもちろん，
　薬物療法を行っている治療においても最も重要である．

② 食事療法においては，第一に摂取エネルギー量を決定する（p.48 参照）.

③ 第二に栄養のバランスがとれていることが大切で，炭水化物は指示エ
　ネルギー量内の 50 ～ 60％にし食物繊維が豊富な食物を選択する．たん
　ぱく質は指示エネルギー量内の 20％までとする．脂質はこれらの残り
　とするが，25％を超える場合は，飽和脂肪酸を減じるなど脂肪酸組成
　に配慮する．

④ 長期にわたる極端な糖質制限食は体タンパクを利用した肝，腎におけ
　る糖新生の亢進による筋力低下，筋肉萎縮や種々の臓器障害を招く．
　さらに体脂肪のエネルギー利用亢進により脂肪酸酸化が促進され，血
　糖コントロール不良の場合はケトアシドーシスによる意識障害，昏睡
　を招くので禁忌である．体タンパク利用による糖新生を防いで血糖
　コントロールをするには，1 日最低 100 g の糖質摂取が必要である．体構
　成に不可欠なアミノ酸（必須アミノ酸）を摂取するには魚，大豆，卵，
　肉類による 1 日標準体重あたり 1 g のたんぱく質摂取に加えて，必須
　アミノ酸不足を防止するために，週 1 ～ 2 回の動物性たんぱく質の摂
　取が望まれる．または脂溶性ビタミン（A，D，E，K など）の摂取，お
　よび必須脂肪酸の不足を招かないために 1 日最低 20 g の脂肪摂取が必
　要である．

⑤ 二糖類以下（ショ糖，果糖など）の単純糖質は血糖値を上昇させやすく，
　血糖コントロールを乱す原因になるので努めて摂取を避ける．

⑥ 脂肪の過剰摂取は一時的には血糖値に影響を与えないが，脂肪の長期
　的な過剰摂取はインスリン抵抗性による肥満を招き，さらにインスリ
　ン抵抗性は悪化し血糖値を下げにくくする．結果的に血糖値上昇を招
　くので過度の脂肪摂取は避ける．

⑦ 糖尿病の食事療法実践のために，日本糖尿病学会では『糖尿病食事療
　法のための食品交換表』を発行している．これに準拠して指導を行う
　ことが勧められる．

⑧ 高コレステロール血症合併ではコレステロールの摂取制限，高血圧合
　併では食塩摂取制限，また腎機能が一定以上低下した腎症合併では，
　食塩，たんぱく質摂取制限が必要になる．

⑨ 食事療法として，食事に含まれる糖質（カーボ）の量を知り，血糖コン
　トロールに役立てるカーボカウント法を用いることもある．

⑩ 運動は食事療法の効果を高めて体重減少を促進し，インスリン抵抗性

50

を改善し，インスリンの血糖値降下力を高めるが，運動自体にもインスリン抵抗性を改善する能力がある．また，体重減少後の減量体重を維持するためにも運動の習慣は積極的に取り入れる．ただし，糖尿病合併症がある場合には実施に注意を要する．

2.5　脂質異常症

（1）　疾患の概要

脂質異常症（hyperlipidemia）とは，脂質の代謝障害のため，血液中の脂質濃度に異常が生じ，血管壁や臓器の機能や構造に影響を与える疾患群の総称である．**原発性脂質異常症**と，他疾患に合併する**二次性脂質異常症**とがある．遺伝性の強い家族性高脂血症（原発性脂質異常症に分類される）は，動脈硬化性心疾患を起こしやすい．

脂質異常症とは，空腹時におけるコレステロールまたはトリグリセリドの一方，または両方が基準値（**表3.11**）より外れた値を示すことをいう．

（2）　疫学

わが国の患者数は200万人を超え，このうち男性は約60万人，女性が約150万人である（厚生労働省，「平成26年度患者調査」）．

（3）　病態

（a）脂質異常症の管理対象

血中の脂質に影響を与える因子としては，食事からの脂質の摂取量，消化管での吸収，便中排泄量，肝臓での合成，末梢組織への移行，エネルギーとしての消費などさまざまである．

食事からの脂質は，95%以上がトリグリセリドであり，残りはリン脂質，遊離脂肪酸，コレステロール，脂溶性栄養素からなる．

臨床上は，血清総コレステロール（TC），トリグリセリド，遊離脂肪酸

> **ほかでも学ぶ**
> **覚えておこう キーワード**
>
> LDL-C，HDL-C，TG
> ➡人体の構造と機能及び疾病の成り立ち

> **国家試験ワンポイントアドバイス**
>
> 脂質異常症の診断基準を覚えよう．また，コレステロールの異常とトリグリセリド（中性脂肪）の異常で起こることは，分けて整理しよう．

表3.11　脂質異常症診断基準（空腹時採血）[*]

LDL コレステロール	140 mg/dL 以上	高 LDL コレステロール血症
	120 ～ 139 mg/dL	境界域高 LDL コレステロール血症[**]
HDL コレステロール	40 mg/dL 未満	低 HDL コレステロール血症
トリグリセリド	150 mg/dL 以上（空腹時採血[*]）	高トリグリセリド血症
	175 mg/dL 以上（随時採血[*]）	
non-HDL コレステロール	170 mg/dL 以上	高 non-HDL コレステロール血症
	150 ～ 169 mg/dL	境界域高 non-HDL コレステロール血症[**]

[*]　基本的に10時間以上の絶食を「空腹時」とする．ただし水やお茶などカロリーのない水分の摂取は可とする．空腹時であることが確認できない場合を「随時」とする．

[**]　スクリーニングで境界域高 LDL-C 血症，境界域高 non-HDL-C 血症を示した場合は，高リスク病態がないか検討し，治療の必要性を考慮する．

● LDL-C は Friedewald 式（TC－HDL-C－TG／5）で計算する（ただし空腹時採血の場合のみ）．または直接法で求める．

● TG が400 mg/dL 以上や随時採血の場合は non-HDL-C（=TC－HDL-C）か LDL-C 直接法を使用する．ただしスクリーニングで non-HDL-C を用いる時は，高 TG 血症を伴わない場合は LDL-C との差が＋30 mg/dL より小さくなる可能性を念頭においてリスクを評価する．

● TG の基準値は空腹時採血と随時採血により異なる．

● HDL-C は単独では薬物介入の対象とはならない．

資料：日本動脈硬化学会 編，『動脈硬化性疾患予防ガイドライン2022年版』より作成．

濃度が管理対象となる．総コレステロールは LDL-C と HDL-C に分けて考える．

LDL-C は Friedewald 式を用いて評価する．

$$LDL\text{-}C = TC - HDL\text{-}C - \frac{トリグリセリド（TG）}{5}$$

また，最近は non HDL-C を LDL-C の代わりに使用することもある．

Column

リポタンパク質とその役割

① カイロミクロン

食物中のトリグリセリドは，消化管でリパーゼによりグリセロールと脂肪酸とモノグリセリドに分解されて吸収後，消化管壁でトリグリセリドに再度合成される．

トリグリセリドはコレステロールとともにアポタンパク質と結合してカイロミクロンを形成し，リンパ管経由で循環血中に入る．

さらに，脂肪組織や筋組織の毛細血管では，カイロミクロン上のアポタンパク C-II（アポ C-II）が血管内皮のリポタンパクリパーゼ（LPL）を活性化して，カイロミクロンのトリグリセリドのうち 90% を脂肪酸およびグリセロールに変換させる．これらはエネルギー源または貯蔵を目的に脂肪細胞や筋細胞に取り込まれる．

その後，トリグリセリドの多くを失いコレステロールに富んだカイロ（キロ）ミクロンレムナントとなり肝臓に戻り，カイロミクロン上のアポタンパク E（アポ E）と肝臓での LDL 受容体により肝臓細胞に取り込まれる．したがって，カイロミクロンは食物中の脂肪を末梢組織へ転送するのがおもな役割である．

② 超低密度リポタンパク（very low density lipoprotein，VLDL）

VLDL はアポタンパク B-100（アポB）を含む．肝臓でトリグリセリド，コレステロールリン脂質がアポタンパクと結合してリポタンパクとして，循環血中に放出される．

VLDL は中心の核にコレステロールエステル・コレステロールをもち，周辺にトリグリセリドを配置する．トリグリセリドは組織のリポタンパクリパーゼ（LPL）により脂肪酸を切り離し，組織にエネルギーを供給する．

VLDL 合成は肝臓内遊離脂肪酸の増加により促進される．高脂肪食や脂肪組織からの遊離脂肪酸の放出（肥満，糖尿病）は VLDL を増加する．

VLDL 表面のアポ C-II は血管内皮の LPL を活性化し，トリグリセリドとグリセロールを組織に供給する．

VLDL は循環血中のトリグリセリド含量を低下させ，より小型の IDL や LDL に代謝変化する．したがって，VLDL は内因性の中性脂肪を末梢組織に転送するのがおもな役割である．

③ 中間密度リポタンパク（intermediate density lipoprotein，IDL）

LPL により，VLDL およびカイロミクロンからトリグリセリドが分離したのちのリポタンパクである．コレステロールに富んでいて，アポ B を保持したまま LDL へと代謝される．

④ 低密度リポタンパク（low density lipoprotein，LDL）

VLDL および IDL の代謝産物で，リポタンパクのなかで最もコレステロール含量が多い．全 LDL の約 40～60% は，アポ B を有し肝 LDL 受容体から除去される．

残りは肝臓以外の酸化 LDL（スカベンジャー）受容体で除去される．肝臓以外では，

トリグリセリドの影響も評価できるとされる.

$$\text{non HDL-C} = \text{LDL-C} \div \frac{\text{トリグリセリド}}{5} = \text{TC} - \text{HDL-C}$$

　トリグリセリドは主として脂肪細胞および筋細胞などにエネルギーを供給する. 取り込まれたトリグリセリドは脂肪細胞では貯蔵エネルギーに, 筋肉細胞では消費エネルギーとなる.

スカベンジャー受容体はマクロファージに多い. 貪食したマクロファージは炎症反応を引き起こし, 動脈硬化を促進する. LDL には浮揚性の大きな LDL と密度が高い LDL がある. 小さな LDL はコレステロールエステルに富み, 高トリグリセリド血症およびインスリン抵抗性を合併し, アテロームを形成しやすい.

　したがって, LDL はコレステロールを末梢組織へ転送するのがおもな役割である. LDL コレステロールが多過ぎると, 末梢組織である動脈血管にも多くコレステロールが転送されることになる.

⑤ **高密度リポタンパク**(high density lipoprotein, HDL)

　腸管壁と肝臓で合成される. 一部は VLDL からの代謝で産生される. 初期にはトリグリセリドのみからなり, LCAT によりコレステロールエステルが中心核に取り込まれ, 成熟(大きく成長)する.

　HDL は末梢の細胞からリポタンパクを介して**コレステロールエステル転送タンパク**(cholesterol ester transfer protein, CETP)によって, 肝臓にコレステロールを運搬する(除去目的).

　細胞からの遊離コレステロールの流出は ATP 結合カセットトランスポータ Al(ABCA1)により, アポ A-I と結合して HDL を新生する.

　したがって HDL は末梢組織からコレステロールを肝臓へ転送するのが, おもな役割であ

る. 動脈血管からもコレステロールを抜き取るので, 抗動脈硬化作用を発揮する.

　HDL-C が 80 mg/dL 以上を示すような場合は, 一部に下記の CETP 欠損症が認められる.

　HDL 高値となる原発性の原因は, HDL の産生過剰またはクリアランス低下(遺伝子変異)である. 二次性の原因には, アルコールの多飲, 原発性胆汁性肝硬変, 甲状腺機能亢進症, 薬物(コルチコステロイド, インスリン, フェニトイン)がある.

　コレステロールエステル転送タンパク欠損症は, 常染色体劣性遺伝疾患である. CETP は, HDL から他のリポタンパクへのコレステロールエステル移送を促進する. CETP の欠損によりコレステロール含有量の少ない LDL が増加し, HDL のクリアランスが低下し HDL 値は 150 mg/dL 以上となる. 治療は不要である.

　家族性高αリポタンパク血症は常染色体優性遺伝疾患である. アポリポタンパク A-I 過剰産生およびアポリポタンパク C-Ⅲ変異などがある. HDL-C が上昇し, 治療は不要である.

⑥ **リポタンパク(a)〔Lp(a)〕**

　アポリポタンパク(a)を含む LDL でプラスミノーゲンと似ており, 線溶系を阻害するため, 血栓形成を促進する.

　Lp(a)はアテローム性動脈硬化を直接促進する可能性がある. 糖尿病性腎症患者では濃度が上昇する.

また，コレステロールは細胞膜を構成し，ステロイド合成の原料であり胆汁酸にも含有され，生きていく上で必須の成分である．

脂質は水に溶けないため，血中ではタンパク質（アポタンパク）と結合したリポタンパク質として存在する．リポタンパク質は超遠心分離法によりカイロミクロン，VLDL，IDL，HDLに分けられる（p.52, 53, コラム参照）．

アポタンパク質はリポタンパク質の構造タンパク質であるが，機能タンパク質の役割をもっている．アポタンパク質について表3.12に示す．

（b）病因

高LDL-C血症や高TG血症，低HDL-C血症は，カイロミクロン，超低比重リポタンパク質，中間型リポタンパク質，レムナント，LDLやHDLなどのリポタンパク質の合成増加あるいは異化低下などのリポタンパク質代謝の障害により発症する．

大部分の高LDL-C血症や高TG血症，低HDL-C血症は，さまざまな遺伝素因と食習慣の欧米化や運動不足などを原因として発症する．

その他，糖尿病・甲状腺機能低下症・クッシング症候群・先端巨大症・褐色細胞腫などの内分泌疾患，ネフローゼ症候群，慢性腎不全などの腎障害，閉塞性黄疸・原発性胆汁肝硬変・原発性肝がんなどの肝疾患に続発して発症する．

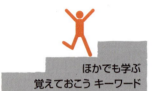

ほかでも学ぶ 覚えておこう キーワード

カイロミクロン，VLDL，IDL，HDL
➡ 人体の構造と機能及び疾病の成り立ち（生化学）

表3.12 ヒト血漿リポタンパク質のアポリポタンパク質

アポリポタンパク質	リポタンパク質	分子量(Da)	機能と備考
アポA-Ⅰ	HDL，カイロミクロン	28,000	コレステロールの逆転送 レシチン：コレステロールアシルトランスフェラーゼ（LCAT）のアクチベーター，HDL受容体のリガンド
アポA-Ⅱ	HDL，カイロミクロン	17,000	ジスルフィド結合によって2個の等しいモノマーが結合している．LCATの阻止因子か？
アポA-Ⅳ	カイロミクロンとともに分泌されるが，HDLに移行する．	46,000	トリアシルグリセロールの多いリポタンパク質の生成に関連，機能不明，小腸で合成される
アポB-100	LDL，VLDL，IDL，	550,000	肝臓からVLDL分泌，LDL受容体のリガンド
アポB-48	カイロミクロン，カイロミクロンレムナント	260,000	小腸からカイロミクロン分泌
アポC-Ⅰ	VLDL，HDL，カイロミクロン	7,600	LCATの活性化
アポC-Ⅱ	VLDL，HDL，カイロミクロン	8,916	リポプロテインリパーゼの活性化因子
アポC-Ⅲ	VLDL，HDL，カイロミクロン	8,750	シアル酸の含有量に応じていくつかの多形型をもつ．アポC-Ⅱを阻止
アポD	HDLの亜分画	19,300	脂質輸送タンパク質として機能するらしい
アポE	VLDL，IDLHDL，カイロミクロン，カイロミクロンレムナント	34,000	タイプⅢの高リポタンパク質血症患者のβ-VLDLに過剰に存在

資料：H. A. Harper, K. M. Robert, 上代淑人 監訳，『ハーパー・生化学』，丸善（2001）．

（4）症状

脂質異常症は，ほとんど自覚症状はない．

皮膚，眼瞼，角膜輪，アキレス腱や肘，膝などの腱鞘に黄色腫がみられる．ホモ接合体型の家族性高コレステロール血症患者では著明である．血管や臓器の障害（冠動脈疾患，脳卒中，腎障害，末梢閉塞性動脈疾患）がみられる．膵炎を合併することもある．

（5）診断，判定

早朝空腹時の血清脂質により診断され，リポタンパク分画により病型が分類される．Ⅰ型はカイロミクロン，Ⅱa型はLDL，Ⅱb型はVLDLとLDL，Ⅲ型はレムナントとLDL，Ⅳ型はVLDL，Ⅴ型はカイロミクロンとVLDLがそれぞれ増加した病態である．

診断基準値は，スクリーニングのための基準値で，将来において動脈硬化性疾患，とくに冠動脈疾患の発症を促進させる脂質レベルとして設定されている（表3.13）．

（6）治療方法

原発性と続発性を鑑別診断し，続発性は原疾患の治療を第一に行う（図3.6）．

原発性で冠動脈疾患の既往のない場合は，第一に生活習慣の改善を実施する．また，この患者の危険因子を評価し，インスリン抵抗性，耐糖能異常，肥満や高血圧などの危険因子を取り除く治療方針を決める．

薬物療法で用いられる薬剤は，高LDL-Cにはスタチン，高リスクの高LDL-Cにはスタチンに加えてエゼチミブ，高リスクの高LDL-Cにはスタチンに加えエイコサペンタエン酸を用いる．低HDL-Cを伴う高TGについてはリスクによりフィブラート系やニコチン酸誘導体などが用いられ

薬物療法
スタチン系薬物（HMG-CoA還元酵素阻害薬）：プラバスタチン，シンバスタチン，フルバスタチン，アトルバスタチン，ピタバスタチン，ロスバスタチン．
レジン（陰イオン交換樹脂）：コレスチラミン，コレスチミド．
小腸コレステロールトランスポータ阻害薬（NPC1L-1阻害薬）：エゼチミブ．
プロブコール
フィブラート系薬物：ベザフィブラート，フェノフィブラート，クロフィブラート，クリノフィブラート
ニコチン酸：トコフェロールニコチン酸エステル，ニセリトロール，ニコモール．

表3.13 リスク区分別脂質管理目標値

治療方針の原則	管理区分	脂質管理目標値（mg/dL）			
		LDL-C	non-HDL-C	TG	HDL-C
一次予防 まず生活習慣の改善を行った後に薬物療法の適用を考慮する	低リスク	<160	<190	<150	≧40
	中リスク	<140	<170		
	高リスク	<120	<150		
二次予防 生活習慣の是正とともに薬物治療を考慮する	冠動脈疾患の既往	<100 （<70）*	<130 （<100）*		

＊家族性高コレステロール血症，急性冠症候群のときに考慮する．糖尿病でも他の高リスク病態を合併するときはこれに準ずる．
・一次予防における管理目標達成の手段は非薬物療法が基本であるが，低リスクにおいてもLDL-Cが180 mg/dL以上の場合は薬物治療を考慮するとともに，家族性高コレステロール血症の可能性を念頭においておくこと．
・まずLDL-Cの管理目標値を達成し，その後non-HDL-Cの達成を目指す．
・これらの値はあくまでも到達努力目標値であり，一次予防（低・中リスク）においてはLDL-C低下率20～30％，二次予防においてはLDL-C低下率50％以上も目標値となり得る．

日本動脈硬化学会，「動脈硬化性疾患予防ガイドライン（2017年版）より作成．

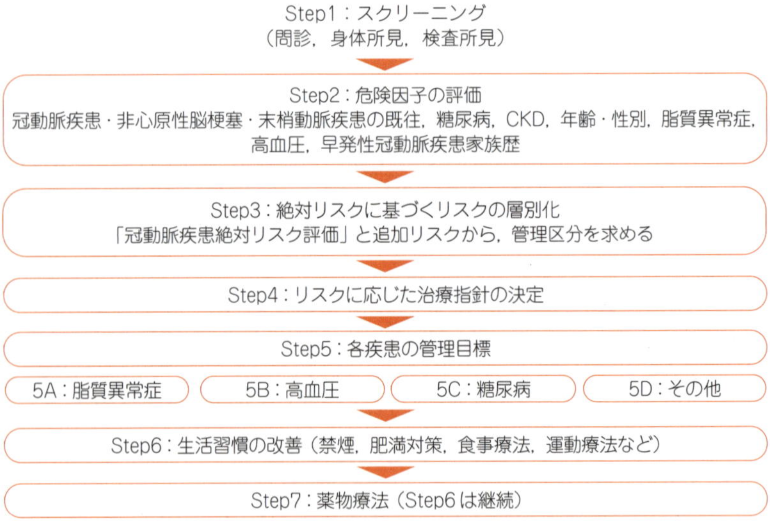

第 3 章　栄養障害，代謝・内分泌疾患の栄養アセスメントと栄養ケア

Step1：スクリーニング
（問診，身体所見，検査所見）

Step2：危険因子の評価
冠動脈疾患・非心原性脳梗塞・末梢動脈疾患の既往，糖尿病，CKD，年齢・性別，脂質異常症，
高血圧，早発性冠動脈疾患家族歴

Step3：絶対リスクに基づくリスクの層別化
「冠動脈疾患絶対リスク評価」と追加リスクから，管理区分を求める

Step4：リスクに応じた治療指針の決定

Step5：各疾患の管理目標

| 5A：脂質異常症 | 5B：高血圧 | 5C：糖尿病 | 5D：その他 |

Step6：生活習慣の改善（禁煙，肥満対策，食事療法，運動療法など）

Step7：薬物療法（Step6は継続）

図 3.6　動脈硬化性疾患予防のための包括的リスク管理チャート

日本動脈硬化学会 編，『動脈硬化性疾患予防のための脂質異常症治療ガイド 2013 年版』，日本動脈硬化学会(2013)より作成.

る.

（7）　栄養アセスメントと栄養ケア

　脂質異常症における食事療法の基本は「動脈硬化性疾患予防ガイドライン」（日本動脈硬化学会）による（**表 3.14**）.「動脈硬化性疾患予防ガイドライン 2012 年版」では「生活習慣の改善」に若干変更が加えられている.

　第 1 段階の食事療法では総摂取エネルギー，栄養素配分およびコレステロール摂取量を適正化することを目標とする.

　血清コレステロール値，トリグリセリド値を再評価し，管理目標に達しないときには第 2 段階に進み，それぞれの病型を判断し，それにあった食事療法を実施する.

　動脈硬化関連疾患の一次予防（動脈硬化関連疾患の既往がない）では，はじめに食事療法を実施し，管理目標値に達しないときには薬物治療に進む.

　一方，動脈硬化関連疾患の二次予防（再発防止）では，食事療法と同時に薬物治療も実施する.

　食事療法を効果的に実施するには，運動療法を併用する.

① 運動により末梢組織のインスリン抵抗性が改善する．その結果，門脈中の遊離脂肪酸濃度が減少し，肝臓での VLDL 合成が低下する.

② リポタンパクリパーゼ(lipoprotein lipase，LPL)は，骨格筋や脂肪組織の血管内皮にある．運動を持続することで LPL が活性化し VLDL やカイロミクロンの異化が進み，血清トリグリセリドの低下，HDL-C の上昇が期待できる.

③ 最大酸素摂取量の約 50％程度〔1 分間の心拍数が「138 −（年齢÷ 2 ）」程

56

2　肥満と代謝疾患の栄養アセスメントと栄養ケア

表3.14　脂質異常症における食事療法の基本

【動脈硬化性疾患予防のための食事】

1．エネルギー摂取量と身体活動量を考慮して標準体重〔身長（m）^{2}×22〕×身体活動量〔軽い労作で25〜30（kcal），普通の労作で30〜35，重い労作で35〜〕とする
2．脂肪エネルギー比率を20〜25％，飽和脂肪酸を4.5％以上7％未満，コレステロール摂取量を200 mg/日未満に抑える
3．n-3系多価不飽和脂肪酸の摂取を増やす
4．工業由来のトランス脂肪酸の摂取を控える
5．炭水化物エネルギー比率を50〜60％とし食物繊維の摂取を増やす
6．食塩の摂取は6 g/日未満を目標にする
7．アルコール摂取を25 g/日以下に抑える

●総摂取エネルギー，栄養素配分およびコレステロール摂取量の適正化

1）総摂取エネルギーの適正化と栄養素配分の適正化
　　標準体重を目標に身体活動量に適した摂取エネルギー量と栄養素バランスを維持する
2）栄養素配分の適正化
　　炭水化物エネルギー比：50〜60％
　　たんぱく質エネルギー比：15〜20％（獣鳥肉より魚肉，大豆たんぱく質を多くする）
　　脂肪エネルギー比：20〜25％（獣鳥性脂肪を少なくし，植物性，魚類性脂肪を多くする）
　　コレステロール：1日200 mg以下
　　食物繊維：25 g以上
　　アルコール：25 g以下（他の合併症を考慮して指導する）
　　その他：ビタミン（C，E，B$_6$，B$_{12}$，葉酸など）やポリフェノールの含量が多い野菜，果物などの食品を多く摂る（ただし果物には単糖類の含量も多いので，摂取量は1日80〜100 kcal以内が望ましい）

●危険因子を改善する食事

1）高LDL-Ch血症（高コレステロール血症）
　　コレステロール摂取量の制限：1日200 mg以下
　　飽和脂肪酸：エネルギー比率7％未満
2）高トリグリセリド血症
　　アルコール：過剰摂取を制限
　　炭水化物の制限：炭水化物由来エネルギー比をやや低め
　　n-3系多価不飽和脂肪酸の摂取を増やす
3）低HDL-Ch血症
　　炭水化物の制限：炭水化物由来エネルギー比をやや低め
　　トランス脂肪酸を減らす
4）メタボリックシンドロームと食事
　　炭水化物の制限：炭水化物由来のエネルギー比をやや低めにする
　　たんぱく質を十分に摂取する
5）高血圧と食事
　　減塩
　　野菜・果物を十分に摂取する
6）糖尿病と食事
　　糖質：摂取エネルギー比率60％未満とする
　　食物繊維を多く摂取する
　　飽和脂肪酸と多価不飽和脂肪酸は，それぞれエネルギー比率7％，10％以内に収める

参考：日本動脈硬化学会，「動脈硬化性疾患予防ガイドライン2017年版」.

国家試験ワンポイントアドバイス

脂質異常症は動脈硬化を引き起こす要因となる．動脈硬化を予防するための食事療法についても学習しよう．

度の, "楽である" から "ややきつい" と感じる程度）やウォーキング, 水泳, サイクリングなどの有酸素運動を 1 日 30 分以上（できれば毎日）行うこと.

2.6 高尿酸血症, 痛風

（1） 疾患の概要

高尿酸血症（hyperuricemia）は, 血中の尿酸増加による尿酸塩沈着症（**痛風関節炎**, 腎障害）の病因であり, 血清尿酸値が 7.0 mg/dL を超える（7.1 mg/dL 以上）場合をいう. **痛風**（gout）は, 高尿酸血症が持続した結果, 発症する関節炎である.

わが国の成人男性の高尿酸血症の頻度は, 30 歳以降で 30％に達していると推定され, 現在も増加傾向である. 痛風の有病率は, 30 歳以降の男性で 1％を超えていると推定され, 現在も増加傾向である. 一方, 女性患者は全痛風患者の 1.5％である.

（2） 病態

高尿酸血症, 痛風は,「尿酸産生過剰型」,「尿酸排泄低下型」,「混合型」に大別される. わが国の高尿酸血症の病型分類では, 尿酸産生過剰型 12％, 尿酸排泄低下型 60％, 混合型 25％, 正常型 3％である.

（3） 症状

血中過飽和状態の尿酸は, 関節内で析出し, 急性炎症（痛風発作）を起こす. この関節炎は, 下肢第一中足趾関節（親指の付け根）に好発し, 1 日で極期を迎え 7〜10 日で鎮静化する.

耳介などの皮下に析出した尿酸結晶を肉芽組織が取り囲む, **痛風結節**がみられる.

尿細管内に尿酸結晶が析出し, 尿細管の変性から痛風性腎障害（**痛風腎**）を生じる. 尿路の尿酸結晶から結石がみられることがある.

腎障害に, 高血圧, 脂質代謝異常や糖代謝異常による細動脈硬化などの要因が加わると痛風腎が発症する. 痛風患者の多くは, メタボリックシンドロームに該当する.

（4） 診断, 判定

恒常的な高尿酸血症の判定には, 尿酸の複数回の測定が必要である. 痛風の診断には, 特徴的症状, 高尿酸血症の既往, 関節液中の尿酸塩結晶の同定が重要である.

痛風発作中には, 血中尿酸値は必ずしも高値を示さないので注意する. 痛風結節は, 尿酸塩結晶と肉芽組織からなるもので, 痛風の診断には有用である.

（5） 治療方法

治療の方針を示す（図 3.7）.

ほかでも学ぶ 覚えておこう キーワード

尿酸, プリン体
➡人体の構造と機能及び疾病の成り立ち

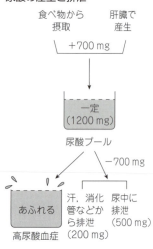

Point!

尿酸の産生と排泄

国家試験ワンポイントアドバイス

高尿酸血症および痛風については頻出事項である. 病態, 薬物療法, 栄養ケアを重点的に学習しよう.

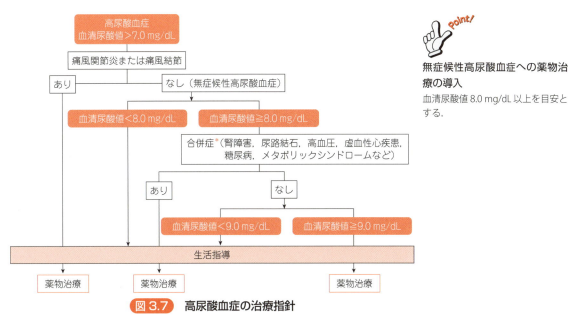

図 3.7 高尿酸血症の治療指針

＊：腎障害と尿路結石以外は血清尿酸値を低下させてイベント減少を検討した介入試験は未施行．
参考：日本痛風・核酸代謝学会ガイドライン改訂委員会 編，「高尿酸血症・痛風のガイドライン第 2 版（2012 年追補ダイジェスト版）」．メディカルレビュー社（2012）．

> **Point!**
> **無症候性高尿酸血症への薬物治療の導入**
> 血清尿酸値 8.0 mg/dL 以上を目安とする．

（a）非薬物療法

食事療法については，「（6）栄養アセスメントと栄養ケア」参照．

（b）薬物療法

薬物療法は，痛風発作時には非ステロイド性抗炎症薬（NSAIDs）パルス療法を実施する．尿酸降下薬として尿酸産生抑制薬（アロプリノール）や尿酸排泄促進薬（ベンズブロマロン）などがある．また，尿酸排泄を促す薬として尿アルカリ化薬もある．

（6）栄養アセスメントと栄養ケア

肥満者の体重を減少させると，血清尿酸値が低下することもある．

食事では，100 g あたりプリン体を 200 mg 以上含む高プリン食（表 3.15）を極力控える指導が望ましい．動物性たんぱく質が多い食事は，尿中尿酸排泄量が多く，尿の pH も低下しやすいため，尿路結石の危険因子といえる．

ショ糖・果糖の摂取量と比例して血清尿酸値が上昇すると，痛風のリスクも増加する．

アルコール摂取は，内因性プリン体の分解亢進，血中尿酸値上昇による腎臓での尿酸排泄低下，アルコール飲料中のプリン体の負荷などによって，血清尿酸値を上昇させる．

血清尿酸値を上昇させないアルコール 1 日あたりの目安量は，日本酒 1 合，ビール 500 mL，ウィスキー 60 mL 程度である．

第 3 章　栄養障害，代謝・内分泌疾患の栄養アセスメントと栄養ケア

表 3.15　食品中のプリン体含有量

きわめて多い（300 mg〜）	鶏レバー，マイワシ干物，イサキ白子，アンコウ肝酒蒸し
多い（200〜300 mg）	豚レバー，牛レバー，カツオ，マイワシ，大正エビ，マアジ干物，サンマ干物
少ない（50〜100 mg）	ウナギ，ワカサギ，豚ロース，豚バラ，牛肩ロース，牛タン，マトン，ボンレスハム，プレスハム，ベーコン，ツミレ，ほうれんそう，カリフラワー
きわめて少ない（〜50 mg）	コンビーフ，魚肉ソーセージ，かまぼこ，焼ちくわ，さつま揚げ，カズノコ，スジコ，ウインナー，ソーセージ，豆腐，牛乳，チーズ，バター，鶏卵，とうもろこし，じゃがいも，さつまいも，米飯，パン，うどん，そば，果物，キャベツ，トマト，にんじん，大根，白菜，海藻類

日本痛風・核酸代謝学会ガイドライン改訂委員会 編，『高尿酸血症・痛風の治療ガイドライン（第2版）』，メディカルレビュー社（2010），p.111 より作成．

ほかでも学ぶ
覚えておこう キーワード

内分泌系の器官：視床下部，下垂体，松果体，甲状腺，上皮小体，副腎，膵臓（ランゲルハンス島），卵巣，胎盤
➡人体の構造と機能及び疾病の成り立ち

TSH
thyroid stimulating hormone

TRH
thyrotropin releasing hormone

ほかでも学ぶ
覚えておこう キーワード

T_4（チロキシン），T_3（トリヨードチロニン）
➡人体の構造と機能及び疾病の成り立ち

3　内分泌疾患の栄養アセスメントと栄養ケア

3.1　甲状腺機能亢進症（バセドウ病）

（1）　疾患の概要

（a）定義

甲状腺機能亢進症（hyperthyroidism）は，甲状腺ホルモンが過剰に分泌される疾患の総称である．最も頻度が高い疾患はバセドウ病（Basedow disease）である．

バセドウ病はびまん性甲状腺腫大（首の甲状腺が広範囲に広がり，腫れて大きくなること），頻脈，眼球突出を3大徴候とする自己免疫性疾患である．**グレーブス病**ともいう．

（b）疫学

20〜40歳代の女性に好発する．

（2）　病態

甲状腺の表面にある TSH（甲状腺刺激ホルモン）受容体に対する自己抗体（TSH 受容体抗体）が産生され，この抗体が TSH 受容体を過剰に刺激するために，甲状腺ホルモンが過剰に産生されることで発症する．甲状腺ホルモンの作用と分泌調整については図 3.8 に表す．

血清甲状腺ホルモン値（FT_3：遊離トリヨードサイロニン，FT_4：遊離サイロキシン）が上昇しているため，本来の TSH 値は低下する．

（3）　症状

びまん性甲状腺腫大，頻脈，眼球突出以外に，表 3.16 に示す甲状腺ホルモン分泌異常における種々の症状を示す．甲状腺ホルモン分泌過剰には血清コレステロール値は低値を示す．

（4）　診断

甲状腺腫大，頻脈，眼球突出，体重減少，手指振戦，発汗増加などの症状にあわせ，FT_3 および FT_4 の高値，さらに TSH 低値，TSH 受容体抗体陽性から診断する．

3 内分泌疾患の栄養アセスメントと栄養ケア

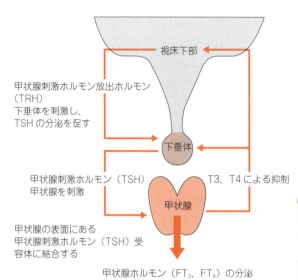

FT₃, FT₄
甲状腺ホルモンには血漿タンパク質と結合している結合型と遊離型（freeT₃：FT₃, freeT₄：FT₄）がある．血中にFT₃, FT₄として放出されると，ほとんどがすぐにタンパク質と結合する．

図3.8　甲状腺ホルモンの作用と分泌調節

甲状腺ホルモン濃度はいくつかのホルモンにより調節されている．たとえば血中甲状腺ホルモン濃度が上昇した場合，それが刺激となって視床下部から分泌されるTRH量が減り，よってTSH分泌量も減少．甲状腺からの甲状腺ホルモン量が減少することで血中濃度が調節される（ネガティブフィードバック）．

表3.16　甲状腺ホルモン分泌異常によるおもな症状

	分泌過剰	分泌低下
全身状態	・体重減少 ・全身倦怠感 ・暑がり ・発汗量の増加，熱感	・体重増加傾向 ・易疲労感 ・寒がり ・発汗量の低下，冷感
循環器症状	・頻脈 ・収縮期血圧上昇 ・心拍出量増加	・徐脈 ・収縮期血圧低下 ・心拍出量低下
消化器症状	・腸蠕動運動亢進 ・下痢 ・食欲増進	・腸蠕動運動低下 ・便秘 ・食欲低下
その他	・希発月経，無月経 ・脱毛	・月経過多 ・脱毛 ・嗄声

（5）治療

おもな治療法は，①内科的治療，②外科治療，③放射線治療である．

① 薬物では甲状腺ホルモンの合成を抑制する抗甲状腺薬（メチマゾールなど）を用いる．

② 内科的治療で効果が現れないときは，甲状腺の大部分を摘出する外科的治療を行うことがある．

③ 放射線治療では，大量の放射性¹³¹Iを経口で投与し，¹³¹Iから放出されるβ線によって甲状腺を破壊することで甲状腺ホルモンの合成量を低下させる．

（6）栄養アセスメントと栄養ケア

（a）栄養ケアの基本方針

異化の亢進に伴いエネルギー代謝量が増大するため，通常よりも多めの

第3章 栄養障害，代謝・内分泌疾患の栄養アセスメントと栄養ケア

エネルギーが必要となる．またたんぱく質の必要量も増加する．

（b）栄養アセスメント

体重の増減を中心にアセスメントを行う．

（c）栄養量の設定

エネルギー，たんぱく質ともにやや多め（35 ～ 40 kcal/kg，1.2 ～ 1.5 g/kg）に設定する．他の栄養素に関しては「日本人の栄養摂取基準（2015年版）」に基づき設定する．

（d）栄養教育のポイント

甲状腺ホルモンは代謝を亢進させる働きがあるため，ビタミン，ミネラルに関しても不足のないよう十分にとるよう心がける．

3.2 甲状腺機能低下症

（1）症候の概要

（a）定義

甲状腺ホルモンの作用不足により，種々の症状が呈される疾患の総称である．**甲状腺機能低下症**（hypothyroidism）の原因疾患のほとんどは，慢性甲状腺炎（**橋本病**）である．

（b）疫学

橋本病は45 ～ 65歳の女性に好発し，潜在する例も含めて中年女性の約1割に認められる．

（2）病態

病変する部位により原発性（甲状腺性），二次性（下垂体性），三次性（視床下部性）に分類される．

原発性では免疫学的機序によって甲状腺の一部が壊れ，それに伴い遊離トリヨードサイロニン（FT_3），サイロキシン（FT_4）の産生が低下する．甲状腺ホルモン分泌量が減るためにTRHが放出され，それによりTSHも高値となる．橋本病は原発性甲状腺機能低下症に分類される．

（3）症状

粘液水腫症状（眼瞼浮腫，口唇浮腫，心拡大，皮膚粘液水腫など），腱反射遅延などのほかに表3.16の甲状腺ホルモン分泌低下による症状がみられる．

甲状腺ホルモンには総コレステロールを低下させる作用があるため，甲状腺機能低下症では総コレステロール上昇が認められる．

理学的所見として腱反射遅延がある．

（4）診断

無気力，易疲労感，眼瞼浮腫，寒がり，体重増加，動作緩慢，嗜眠，記憶力低下，便秘，嗄声など，いずれかの症状ならびにFT_4低値およびTSH高値により診断される．

国家試験ワンポイントアドバイス

内分泌疾患でよく出題されるのは「甲状腺関連（甲状腺機能亢進症：バセドウ病，甲状腺機能低下症：橋本病）」「副腎皮質関連（クッシング症候群，原発性アルドステロン病，アジソン病）」「副腎髄質関連（褐色細胞腫）」である．原因，上昇するホルモン，低下するホルモン，症状をよく理解しよう．

3　内分泌疾患の栄養アセスメントと栄養ケア

（5）　治療方法

主として薬物療法（甲状腺ホルモン，T_4製剤の投与）を行う．

（6）　栄養アセスメントと栄養ケア

（a）栄養ケアの基本方針

エネルギー代謝が低下し活動量も減ることが多いため，体重コントロールに留意する．

（b）栄養アセスメント

体重の増減を中心にアセスメントを行う．浮腫の影響で体重が増加する場合もあるため注意する．

（c）栄養量の設定

代謝の低下などから体重が増加しがちになるが，過剰なエネルギー制限は必要ない．エネルギー，たんぱく質の目安は $25 \sim 30$ kcal/kg, $1.0 \sim 1.2$ g/kg とする．ほかの栄養素に関しては「日本人の栄養摂取基準（2020 年版）」に基づき設定する．

ヨウ素の過剰摂取は甲状腺ホルモンの合成を抑制すると考えられており，過不足なく摂るようにする．

血清脂質の異常が認められた場合は，摂取量を控える．

（d）栄養教育のポイント

甲状腺機能低下に伴う代謝の変化は甲状腺ホルモン薬の投与により改善するため，厳格な栄養管理を要することは少ない．

3.3　クッシング症候群

（1）　疾患の概要

（a）定義

副腎皮質ステロイドホルモンの 1 つである**コルチゾール**が過剰に分泌され，種々の症状を引き起こす疾患をいう．このうち下垂体に原因があり（下垂体腺腫），副腎皮質刺激ホルモン（adrenocorticotropic hormone, ACTH）を過剰に分泌する疾患を**クッシング病**という．副腎皮質・副腎髄質ホルモンに関する疾患を**表 3.17** に示す．

（b）疫学

クッシング症候群は女性に多くみられ，$40 \sim 60$ 歳の発症が多い．

（2）　病態

クッシング症候群は，副腎腺腫，副腎過形成，下垂体腺腫などにより副腎皮質で産生されるコルチゾールの慢性的な過剰分泌によって起こる．内因性（腫瘍など）と外因性（薬剤など）に分類される．

（3）　症状

クッシング症候群は，副腎皮質ホルモンであるコルチゾール過剰，アンドロゲン過剰，ACTH 過剰に基づくさまざまな症状が現れる．

63

第3章　栄養障害，代謝・内分泌疾患の栄養アセスメントと栄養ケア

表3.17　副腎皮質・副腎髄質ホルモン分泌異常に関する疾患と症状

	ホルモン	疾患名	症状
皮質	コルチゾールの分泌過剰	クッシング症候群	体重増加，高血圧，高血糖，満月様顔貌，中心性肥満，水牛様肩
	アルドステロンの分泌過剰	原発性アルドステロン症	高血圧，低カリウム血症
	コルチゾール，アルドステロン，アンドロゲンの分泌低下	副腎皮質機能低下症（コルチゾール分泌不全：アジソン病）	低血糖，低血圧，皮膚や歯肉などへの色素沈着
髄質	カテコールアミンの分泌過剰	褐色細胞腫	高血圧，頻脈，不整脈，発汗，高血糖

コルチゾール過剰により① 満月様顔貌，中心性肥満(体脂肪分布の異常による)，② 高血圧・浮腫(ナトリウムと水の貯留による)，③ 水牛様肩(buffalo hump：肩甲骨付近への脂肪沈着)，④ 赤色皮膚線状(急速な脂肪沈着による真皮の伸展に由来する真皮の亀裂)などが出現する．

女性の場合，アンドロゲン過剰による男性化徴候として① 月経異常(無月経)，② 多毛などがある．

ACTH 過剰により皮膚粘膜に色素沈着が起こる．

（4）　診断

血中コルチゾール測定，血中 ACTH 測定，デキサメサゾン抑制試験(糖質コルチコイド製剤を内服しても体内で産生されるコルチゾールが減少しないことを示す試験)，あるいは CT，MRI などの画像により診断される．

（5）　治療方法

原則として副腎または下垂体腺腫を外科的に摘出する．

（6）　栄養アセスメントと栄養ケア

（a）栄養ケアの基本方針

体重コントロールを中心に，肥満の場合は標準体重へ近づけるよう留意する．

（b）栄養アセスメント

体重の増減，血圧の動態を中心にアセスメントを行う．

（c）栄養量の設定

肥満の場合は 25 〜 30 kcal/kg を目安とする．高血糖が続く場合は，糖質量を糖尿病食事療法に準じて設定する．高血圧の場合には食塩を 6 g 未満に控える．

（d）栄養教育のポイント

原疾患の治療と並行しながら栄養管理を行う．

Column

GLIM 基準

GLIM（Global Leadership Initiative on Malnutrition）基準は，世界規模の成人を対象とした低栄養の診断基準である．本基準に基づく評価は，まず栄養リスクのスクリーニングを実施し，その結果リスクが認められた対象者に対して低栄養の診断を行う．さらに，診断後は必要に応じて低栄養の重症度を判定する段階的なアプローチを採用している．

図1 GLIM基準による低栄養診断のプロセス

```
栄養スクリーニング*1,2
　　↓
栄養リスクあり
　　↓
低栄養診断
　[表現型基準（フェノタイプ基準）] [病因基準（エチオロジー基準）]
　　↓
表現型基準と病因基準の両者から1項目以上該当する
　　↓
低栄養と診断
　　↓
重症度判定
```

＊1 すべての対象者に対して栄養スクリーニングを実施し，栄養リスクのある症例を特定
＊2 検証済みのスクリーニングツール（例：MUST，NRS-2002，NMA®-SF など）を使用

日本栄養治療学会HP，「GLIM基準について」を参考に作成．
https://files.jspen.or.jp/2024/10/glim_overview_20241010.pdf

表1 表現型基準（フェノタイプ基準）

表現型基準（フェノタイプ基準）*1		
意図しない体重減少	低BMI	筋肉量減少
□＞5％/6か月以内	□＜18.5, 70歳未満	□筋肉量の減少*2,3
□＞10％/6か月以上	□＜20, 70歳以上	

＊1 以下の項目のうちどれか一つ以上が該当かつ，病因基準からも同様に一項目が該当した場合，低栄養と診断する．
＊2 CTなどの断面画像，バイオインピーダンス分析，DEXAなどによって評価．下腿周囲長などの身体測定値でも代用可．
＊3 人種に適したサルコペニア診断に用いる筋肉量
＊4 グレーの欄はGLIMの原著で日本人のカットオフ値が定められていない項目

表2 病因基準（エチオロジー基準）

病因基準（エチオロジー基準）*1	
食事摂取量減少/消化吸収能低下	疾病不可/炎症
□1週間以上，必要栄養量の50％以下の食事摂取量	□急性疾患や外傷による炎症
□2週間以上，さまざまな程度の食事摂取減少	□慢性疾患による炎症
□消化吸収に悪影響を及ぼす慢性的な消化管の状態	

＊1 以下の項目のうちどれか一つ以上が該当かつ，表現型基準からも同様に一項目が該当した場合，低栄養と診断する．

表3 重症度診断

	意図しない体重減少	低BMI	筋肉量減少
重度低栄養と診断される項目	□＞5％/6か月以内	□高度な減少	□高度な減少
	□＞10％/6か月以上		

＊1 グレーの欄はGLIMの原著で日本人のカットオフ値が定められていない項目

復習問題を解いてみよう
https://www.kagakudojin.co.jp

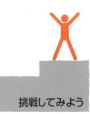

挑戦してみよう

第4章

消化器疾患の栄養アセスメントと栄養ケア

この章で学ぶポイント

★消化器疾患のそれぞれの原因，病態，症状について理解し，診断，治療の概要を把握しよう．
★それぞれの疾患の対象者（患者）の栄養アセスメントと栄養ケアについて学ぼう．

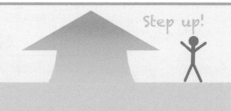

◆学ぶ前に復習しておこう◆

―消化器系の器官―
口腔，咽頭，食道，胃，小腸（十二指腸，空腸，回腸），大腸（盲腸，虫垂，上行結腸，横行結腸，下行結腸，S状結腸，直腸），肛門．

―胃での消化―
胃液（ペプシノーゲン，塩酸，粘液）と胃の運動により，たんぱく質を消化・分解し，十二指腸に送る．

―小腸での消化と吸収―
十二指腸へ流入する膵液と胆汁，腸液，腸の絨毛や蠕動運動により栄養素の消化と吸収が行われる．

―肝臓の機能―
おもには胆汁の生成と十二指腸への排出，栄養素の貯蔵や運搬・合成，有害物質の解毒作用などがある．

1 口内炎，舌炎

1.1 疾患の概要
（1）定義

口内炎は，口腔内（舌，歯茎，頬粘膜，硬・軟口蓋など）の粘膜炎症であり，おもに発赤，腫脹，疼痛などの症状を伴い，水泡やびらん，潰瘍などができる．がんに移行しやすい口内炎もあるので，長期間にわたり完治しない場合は精査が必要になる．

舌炎は，舌に腫脹，疼痛などの炎症が起きている病態である．

（2）原因と種類
（a）口内炎の原因

① 細菌やウイルス，真菌などの感染による口内炎

ヘルペスウイルス感染症などによる**ウイルス性口内炎**は，小児に多く発症する．また，義歯の洗浄や口腔清拭不足による**カンジダ性口内炎**（義歯性口内炎）は，高齢者に多く発症し，抗生物質や抗がん剤の投与中，糖尿病や栄養障害でもみられる．

② ビタミン・ミネラル欠乏による口内炎

ビタミン・ミネラルの不足による口内炎である．ビタミンB群や亜鉛など，貧血や過度のダイエットや栄養不良が原因である．

③ 薬物治療による口内炎

抗がん剤や抗菌薬の使用，放射線療法や化学療法などの副作用が原因の口内炎である．

④ 機械的刺激による口内炎

義歯の不具合や，歯並びが悪い状態が長期に続く場合に起こる口内炎である．

（b）舌炎の原因

基本的な原因は口内炎と同様である．熱傷や義歯による炎症，喫煙やアルコール，刺激物，薬の副作用なども原因となる．

1.2 病態

口内炎は，局所の炎症や疼痛のために，食欲不振をきたすことが多い．口腔内の痛みや出血，乾燥，腫れ，飲食物がしみる，咀嚼・嚥下困難，味覚の変化など，さまざまな障害が起こる．

舌炎は，舌乳頭が失われて，鮮紅色や蒼白になり平滑化する．また，舌の表面の違和感や腫脹，疼痛などの症状を伴い，言語や咀嚼，嚥下困難な状態になる．

硬口蓋，軟口蓋

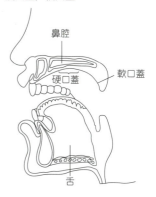

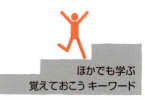

細菌，ウイルス，真菌
➡人体の構造と機能及び疾病の成り立ち

舌乳頭

舌乳頭とは，舌尖と舌体の背面にある小突起のことである．有郭乳頭（舌の最後方部），葉状乳頭（舌縁部），茸状乳頭（舌背部），糸状乳頭（舌背全域）の4種類があり，糸状乳頭以外はすべて味蕾が存在する．

第4章　消化器疾患の栄養アセスメントと栄養ケア

アフタ
アフタは，粘膜面に生じる白色または灰色の斑点，小さい口腔粘膜の病変のことで，これより病変が深いものを潰瘍と呼ぶ．

カタル性
カタル性とは，粘液や滲出液の分泌増加を伴う粘膜の炎症がある疾患．

1.3　症状
アフタ，水疱，潰瘍，赤色調の腫脹（カタル性）などの症状がみられる．また，種々の症状のための疼痛を発症する．

1.4　診断
診断基準は以下のとおりである．
（1）口内炎
口腔粘膜の発赤，腫脹，疼痛．**アフタ性口内炎**は，口腔粘膜にアフタを認める．
（2）舌炎
舌乳頭の腫脹，疼痛．舌の平滑化．

1.5　治療方法
（1）非薬物療法
口腔内を傷つけないように，うがいや歯磨きを丁寧に行い，噛みあわせを整える治療も必要である．また，口腔内の乾燥を防ぎ，衛生的な環境に整えるようにする．疲労や強度のストレスなどが原因の場合には，十分な休養をとることも重要である．
（2）薬物療法
抗菌治療，ステロイドの塗布など．

噛みあわせを整える治療
安定した噛みあわせの基本（犬歯誘導）の状態をつくり，理想的な噛みあわせ状態にすること．

1.6　栄養アセスメントと栄養ケア
（1）栄養ケアの基本方針
口内炎，舌炎は，口腔内の炎症であるため，咀嚼しやすく飲み込みやすい食品の選択と調理法の工夫が重要である．1日の必要栄養量が不足しないように，経腸栄養や静脈栄養との併用が必要な場合もあるが，可能な限り経口栄養摂取とする．
口内炎や舌炎は，ビタミン・ミネラルの不足が関連しているため，栄養アセスメントで得られた栄養摂取量を目安に，経口食や経腸栄養剤などで補うことが重要である．疾患の症状にあわせて，食事形態や食事内容は変更することも必要である（**表4.1**）．
（2）栄養アセスメント
必要栄養量の充足率を評価する．とくにビタミンA，ビタミンB_{12}，ビタミンC，鉄，亜鉛などを評価するが，アルブミンや総たんぱく質もチェックする．
（3）栄養量の設定
各栄養素とも「日本人の栄養摂取基準（2015年版）」に基づき設定する．

経腸栄養，静脈栄養，経腸栄養剤
第16章参照．

学会分類2013
日本摂食・嚥下リハビリテーション学会嚥下調整食分類2013の略称．第14章も参照．

1 口内炎，舌炎

表4.1 学会分類2021（食事）早見表

コード【I-8項】		名称	形態	目的・特色	主食の例	必要な咀嚼能力【I-10項】	他の分類との対応【I-7項】
0	j	嚥下訓練食品0j	均質で，付着性・凝集性・かたさに配慮したゼリー離水が少なく，スライス状にすくうことが可能なもの	重度の症例に対する評価・訓練用少量をすくってそのまま丸呑み可能残留した場合にも吸引が容易たんぱく質含有量が少ない		（若干の送り込み能力）	嚥下食ピラミッドL0えん下困難者用食品許可基準I
	t	嚥下訓練食品0t	均質で，付着性・凝集性・かたさに配慮したとろみ水（原則的には，中間のとろみあるいは濃いとろみ*のどちらかが適している）	重度の症例に対する評価・訓練用少量ずつ飲むことを想定ゼリー丸呑みで誤嚥したりゼリーが口中で溶けてしまう場合たんぱく質含有量が少ない		（若干の送り込み能力）	嚥下食ピラミッドL3の一部（とろみ水）
1	j	嚥下調整食1j	均質で，付着性，凝集性，かたさ，離水に配慮したゼリー・プリン・ムース状のもの	口腔外で既に適切な食塊状となっている（少量をすくってそのまま丸呑み可能）送り込む際に多少意識して口蓋に舌を押しつける必要がある0jに比し表面のざらつきあり	おもゆゼリー，ミキサー粥のゼリー など	（若干の食塊保持と送り込み能力）	嚥下食ピラミッドL1・L2えん下困難者用食品許可基準II UDF区分　かまなくてもよい（ゼリー状）（UDF：ユニバーサルデザインフード）
2	1	嚥下調整食2-1	ピューレ・ペースト・ミキサー食など，均質でなめらかで，べたつかず，まとまりやすいものスプーンですくって食べることが可能なもの	口腔内の簡単な操作で食塊状となるもの（咽頭では残留，誤嚥をしにくいように配慮したもの）	粒がなく，付着性の低いペースト状のおもゆや粥	（下顎と舌の運動による食塊形成能力および食塊保持能力）	嚥下食ピラミッドL3えん下困難者用食品許可基準II UDF区分　かまなくてもよい
	2	嚥下調整食2-2	ピューレ・ペースト・ミキサー食などで，べたつかず，まとまりやすいもので不均質なものも含むスプーンですくって食べることが可能なもの		やや不均質（粒がある）でもやわらかく，離水もなく付着性も低い粥類	（下顎と舌の運動による食塊形成能力および食塊保持能力）	嚥下食ピラミッドL3えん下困難者用食品許可基準II UDF区分かまなくてもよい
3		嚥下調整食3	形はあるが，押しつぶしが容易，食塊形成や移送が容易，咽頭でばらけず嚥下しやすいように配慮されたもの多量の離水がない	舌と口蓋間で押しつぶしが可能なもの押しつぶしや送り込みの口腔操作を要し（あるいはそれらの機能を賦活し），かつ誤嚥のリスク軽減に配慮がなされているもの	離水に配慮した粥など	舌と口蓋間の押しつぶし能力以上	嚥下食ピラミッドL4UDF区分　舌でつぶせる
4		嚥下調整食4	かたさ・ばらけやすさ・貼りつきやすさなどのないもの箸やスプーンで切れるやわらかさ	誤嚥と窒息のリスクを配慮して素材と調理方法を選んだもの歯がなくても対応可能だが，上下の歯槽堤間で押しつぶすあるいはすりつぶすことが必要で舌と口蓋間で押しつぶすことは困難	軟飯・全粥 など	上下の歯槽堤間の押しつぶし能力以上	嚥下食ピラミッドL4UDF区分　舌でつぶせる および　UDF区分歯ぐきでつぶせる および　UDF区分容易にかめるの一部

学会分類2021は，概説・総論，学会分類2021（食事），学会分類2021（とろみ）から成り，それぞれの分類には早見表を作成した．
本表は学会分類2021（食事）の早見表である．本表を使用するにあたっては必ず「嚥下調整食学会分類2021」の本文を熟読されたい．なお，本表中の【 】表示は，本文中の該当箇所を指す．
*上記0tの「中間のとろみ・濃いとろみ」については，学会分類2021（とろみ）を参照されたい．
　本表に該当する食事において，汁物を含む水分には原則とろみを付ける．【I-9項】
　ただし，個別に水分の嚥下評価を行ってとろみ付けが不要と判断された場合には，その原則は解除できる．
他の分類との対応については，学会分類2021との整合性や相互の対応が完全に一致するわけではない．【I-7項】

学会分類2021（とろみ）早見表

	段階1 薄いとろみ【III-3項】	段階2 中間のとろみ【III-2項】	段階3 濃いとろみ【III-4項】
英語表記	Mildly thick	Moderately thick	Extremely thick
性状の説明（飲んだとき）	「drink」するという表現が適切なとろみの程度口に入れると口腔内に広がる液体の種類・味や温度によっては，とろみが付いていることがあまり気にならない場合もある飲み込む際に大きな力を要しないストローで容易に吸うことができる	明らかにとろみがあることを感じ，かつ「drink」するという表現が適切なとろみの程度口腔内での動態はゆっくりですぐには広がらない舌の上でまとめやすいストローで吸うのは抵抗がある	明らかにとろみが付いていて，まとまりがよい送り込むのに力が必要スプーンで「eat」するという表現が適切なとろみの程度ストローで吸うことは困難
性状の説明（見たとき）	スプーンを傾けるとすっと流れ落ちるフォークの歯の間から素早く流れ落ちるカップを傾け，流れ出た後には，うっすらと跡が残る程度の付着	スプーンを傾けるととろとろと流れるフォークの歯の間からゆっくりと流れ落ちるカップを傾け，流れ出た後には，全体にコーティングしたように付着	スプーンを傾けても，形状がある程度保たれ，流れにくいフォークの歯の間から流れ出ないカップを傾けても流れ出ない（ゆっくりと塊となって落ちる）
粘度（mPa・s）【III-5項】	50-150	150-300	300-500
LST値（mm）【III-6項】	36-43	32-36	30-32
シリンジ法による残留量（ml）【III-7項】	2.2-7.0	7.0-9.5	9.5-10.0

学会分類2021は，概説・総論，学会分類2021（食事），学会分類2021（とろみ）から成り，それぞれの分類には早見表を作成した．本表は学会分類2021（とろみ）の早見表である．本表を使用するにあたっては必ず「嚥下調整食学会分類2021」の本文を熟読されたい．なお，本表中の【 】表示は，本文中の該当箇所を指す．
粘度：コーンプレート型回転粘度計を用い，測定温度20℃，ずり速度50s^{-1}における1分後の粘度測定結果【III-5項】．
LST値：ラインスプレッドテスト用プラスチック測定板を用いて内径30mmの金属製リングに試料を20ml注入し，30秒後にリングを持ち上げ，30秒後に試料の広がり距離を6点測定し，その平均値をLST値とする【III-6項】．
注1．LST値と粘度は完全には相関しない．そのため，特に境界値付近においては注意が必要である．
注2．ニュートン流体ではLST値が高く出る傾向があるため注意が必要である．
注3．10mlのシリンジ筒を用い，粘度測定したい液体を10mlまで入れ，10秒間自然落下させた後のシリンジ内の残留量である．

69

（4） 栄養教育のポイント

疼痛のために食事摂取量が減量して，栄養バランスが崩れないような調理方法や献立を紹介することが大切である．

（a）疼痛（炎症）があるとき

硬いものや熱いもの，冷たいもの，味付けの濃いものは適切でない．また，魚の骨などは危険であるため，骨やうろこは処理したものを使用する．

食事の摂取は，口腔内の炎症を増強するので，口腔内を滑らかに通過するものを準備しておく．口腔内乾燥の予防のためには，人肌程度の白湯，お茶や牛乳，ゼリーなどを一口摂取しておくとよい．

嚥下障害を伴う場合は，お茶やみそ汁のような水分には「とろみ」を付けて，安全に摂取できる形状にする．食事形態は舌で容易につぶせる硬さに調節して，食塊形成しやすい状態に調理する．食事の前後には，口腔清拭をして口腔内を清潔に保つようにする．

Column

スマイルケア食

農林水産省は，高齢社会の進展とともに，介護食品の潜在的なニーズに応えるために，介護食品の統一分類を行い，新しい介護食品の枠組み「スマイルケア食」を整備した．食機能に問題がある人が，それぞれの状態に応じた介護食品を選択できるように基準を定めたものである（図4.1）．

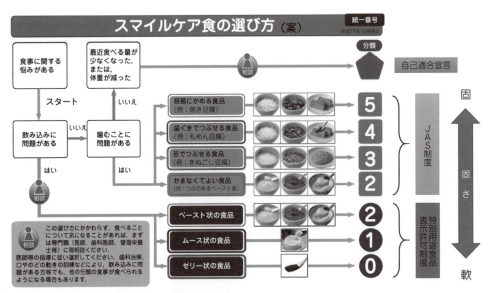

図4.1　スマイルケア食の規格基準

「スマイルケア食の取組について」，農林水産省食料産業局食品製造課（平成29年2月）．

（b）味覚異常があるとき

　味をまったく感じない場合は味付けを濃くするが、心臓病や腎臓病など塩分制限を必要とする疾患では、香りの強い薬味(みょうが、しょうがなど)や柑橘類(レモン、ライム、すだち、かぼす、ゆずなど)を用いて風味を付ける。柑橘類は炎症がある場合には少量に抑えておく。

2 胃食道逆流症

2.1 疾患の概要

(1) 定義

　胃食道逆流症(gastroesophageal reflux disease, **GERD**)は、逆流性食道炎といわれてきたもので、中性である食道内に胃内の酸性溶液(胃酸、ペプシン)と小腸内の溶液(胆汁、膵液)が逆流することで生じる食道の粘膜傷害である。

(2) 原因

　下部食道括約筋(lower esophageal sphincter, **LES**)の機能低下や一過性のLES弛緩による。また、① 食道裂孔ヘルニア、② 高齢による円背、③ 肥満による腹圧上昇が原因で起こる胃の圧迫、④ 胃の拡張や高脂肪食による内因性**コレシストキニン**(cholecystokinin, **CCK**)の刺激によって起こりやすくなる。

　身体測定(身長、体重、上腕三頭筋部皮下脂肪厚、上腕周囲長など)を行い、体格指数(BMI)、標準(理想)体重比(％IBW)、平常時体重比(％UBW)、上腕筋囲(AMC)などを求めて栄養評価を実施する。さらには食事調査、臨床検査値(血清総タンパク質、アルブミン、コリンエステラーゼ、総コレステロール、ヘモグロビン、ヘマトクリットなど)を参考にして、栄養状態を評価・モニタリングする必要がある。

2.2 病態、症状

　おもな症状は、胸やけ、呑酸、悪心、嘔吐、膨満感、咽頭炎、嚥下痛などで再発を繰り返すことが多い。胃酸などの逆流により食道の粘膜が炎症を起こし、びらん(粘膜層のみの組織欠損)や潰瘍(粘膜筋板を超えた組織欠損)が形成される。

　重症例では嚥下困難や出血などを生じて、栄養障害になることもある。

2.3 診断

　診断基準と検査は以下のとおりである。
① 内視鏡検査で粘膜傷害を評価する。
② 食道内の24時間pHモニタリングで胃酸逆流の程度を評価する。

国家試験ワンポイントアドバイス

胃食道逆流症に関する問題では、原因となる食事や姿勢、内因性コレシストキニン、下部食道括約筋(LES圧)の低下について出題される。

肥満による腹圧
肥満では、内臓脂肪量増加のために腹圧が上昇し、胃を圧迫して胃酸の逆流の原因になる。

身体測定、食事調査、臨床検査
第2章参照。

③ 食道内圧測定で LES 機能程度を評価する.

2.4 治療方法

治療の基本は薬物療法である. ①LES 圧低下の改善, ②胃酸のコントロールのために, 消化管運動機能改善薬や粘膜保護薬が用いられる. 急性期の症状の強い時期には, 胃酸分泌を抑制するプロトンポンプ阻害薬や H_2 ブロッカーが処方される.

2.5 栄養アセスメントと栄養ケア

(1) 食事療法

薬物療法が治療の中心となるが, 食事療法は, LES 圧の低下や胃排出遅延の原因となる食事内容や食習慣を改善することで, 再発防止や QOL 向上にもつながる. 重症例で, 高度な炎症や狭窄, 出血がある場合は絶食となり中心静脈栄養法が施行される. 経腸栄養法は栄養剤の逆流の可能性が考えられるため, 施行しない.

症状が軽度であれば（腸瘻は除く）, 経鼻栄養の場合は, 経鼻チューブは幽門輪を超えて留置し1回量を少なくする. REF-P1（粘度調整食品）はペクチンを原料とする市販の増粘剤であるが, 栄養剤を固形化するため胃食道逆流の減少につながる. 胃瘻の場合は, 寒天で固形化した手作りの栄養剤や市販の半固形状流動食などを用いると, 逆流が減少して誤嚥性肺炎のリスクも軽減できる.

食事療法の基本は胃液分泌を促進しない, 消化のよい食品を摂取することである. 胃内の停滞時間が長い食品も控えるようにすることが大切である（表 4.2）.

(2) 食事と姿勢, その他のポイント

① 味付けは薄味にする.
② 少量・頻回食として, 1回の食事での多量摂取は控える.
③ 規則正しい食生活をする.

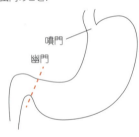

幽門輪
幽門のこと.

噴門
幽門

表 4.2　胃食道逆流症の食事療法

控える食品 (LES 圧を低下させる食品・胃液分泌を促進させる食品)	摂りたい食品 (胃液分泌を促進しない食品・腸内環境を整える食品)
① 高脂肪食（揚げ物, 揚げ菓子, チョコレートなど） ② 高浸透圧食品（砂糖入りの甘い菓子類） ③ 高刺激食（香辛料, 酸味の強い果物, アルコール, コーヒーなどのカフェイン飲料, 炭酸飲料など）	① 乳や乳製品（胃酸の中和） ② 消化のよい白身魚や鶏胸肉・ささみなどのたんぱく質 ③ 便秘のときは水溶性食物繊維と乳酸菌などの善玉菌を多く含む食品をあわせてとるシンバイオティクスが効果的である

④ LES 圧を低下させる食品を控える．胃液分泌を促進させる食品を控える（表 4.2）．
⑤ 喫煙は LES 圧を低下させるため禁煙とする．
⑥ 逆流予防のため，食後すぐより食後 3 時間までの仰臥位や就寝前 2 時間以降の食事摂取は控える．高齢者は食事の摂取に疲れることが多いため，疲れて食後すぐに寝てしまう場合は，ギャッチアップ 30°以上を保つように調整する．
⑦ 就寝時はギャッチアップ 20～30°（上体を少し起こしておく）．
⑧ 逆流を起こしやすい体位（前かがみの姿勢など）を避ける．

3 胃・十二指腸潰瘍

3.1 疾患の概要

胃・十二指腸潰瘍（gastric and duodenal ulcer）は，消化性潰瘍と総称される．粘膜を傷害する攻撃因子と，粘膜を保護する防御因子のバランスが崩れて炎症が起こる疾患で，治癒と再発を繰り返しながら慢性化することが多い．

3.2 原因

攻撃因子は塩酸やペプシン，**ヘリコバクター・ピロリ菌**（*Helicobacter pylori*, *H. pylori*），**非ステロイド性抗炎症薬**（non-steroidal anti-inflammatory drugs, **NSAIDs**）などであり，防御因子には粘液分泌や粘液血流，生理活性物質（プロスタグランジンなど）がある．そのほかには，NSAIDs 以外の薬剤による炎症，血流障害による組織の損傷，過度の飲酒による粘膜傷害，精神的ストレスなどが原因と考えられている．

X 線検査や内視鏡検査により診断され，X 線ではニッシェ（niche）などの陥没所見や潰瘍辺縁の盛り上がった周堤所見，皺襞集中像などの所見を認める．また，内視鏡直視下に胃粘膜生検を行い，胃がんとの鑑別診断を実施する．

潰瘍の病期は表 4.3 に，潰瘍の分類は表 4.4 に示すとおりである．

3.3 病態，症状

おもな症状は，胸焼け，噯気（げっぷのこと），悪心，嘔気，嘔吐，腹部膨満感，食欲不振などであるが，無症状の場合もある．また，胃潰瘍では食後，十二指腸潰瘍では空腹時や夜間に心窩部痛（「みぞおち」部分の痛み）を訴えることが多い．吐血や下血，タール便が認められる場合は重篤な状態である．穿孔は腹膜炎を併発する可能性が高いため，緊急手術が施行される．

国家試験ワンポイントアドバイス

攻撃因子（塩酸，ペプシン，ヘリコバクター・ピロリ菌，非ステロイド性抗炎症薬）と防御因子（粘液分泌，粘液血流，プロスタグランジンなど）について学習しておこう．

周堤所見
周堤所見とは辺縁の盛り上がった部分が画像診断で認められたこと．

皺襞集中像
胃の内側の粘膜の皺が集中している画像のこと．悪性の場合もあるため，精検が必要である．

心窩部
みぞおちのこと．

タール便
胃や十二指腸から相当量出血しているときにみられる．胃酸と大量の血液が混合することで，タール状の黒色便になる．

第4章　消化器疾患の栄養アセスメントと栄養ケア

表4.3　潰瘍の病期

病　期	症　状
活動期（active stage）A1，A2	（A1）急性期では潰瘍部位は深く，その周辺は腫れが認められる．（A2）腫れは軽減し，潰瘍部位は白苔ができる
治癒期（healing stage）H1，H2	（H1）治癒期では腫れが治まり，潰瘍は小さくなる．（H2）さらに治癒が進むと，潰瘍は小さく浅くなる
瘢痕期（scarring stage）S1，S2	（S1）潰瘍が治癒して赤い傷跡だけが残る　（S2）傷跡が白色っぽく変化する

表4.4　潰瘍の深さによる分類

分　類	症　状
Ⅰ度（びらん）	炎症は粘膜層のみである
Ⅱ度（潰瘍）	炎症は粘膜下層まで
Ⅲ度（潰瘍）	炎症は粘膜筋層まで
Ⅳ度（潰瘍，穿孔）	炎症は漿膜まで至り，穿孔になることもある

3.4　治療方法

　原因や病態，症状に応じて治療を行う．

　薬物治療では，防御因子増強（粘膜保護薬，粘液産生・粘液分泌促進薬，粘膜血流改善薬など）と攻撃因子低下（ヒスタミン H_2 受容体拮抗薬，プロトンポンプ阻害薬，抗コリン薬，酸分泌抑制薬など）がある．*H. pylori* 感染が原因の場合には除菌治療が有効である．

3.5　栄養アセスメントと栄養ケア

（1）　食事療法

　エネルギーは 30 〜 35 kcal/kg/ 日を目安にして個々の栄養状態にあわせた栄養量とする．炭水化物は**表4.5** を参照して，エネルギーの 55 〜 60％程度を摂取できるようにする．たんぱく質は粘膜修復のために，1.2 〜 1.5 g/kg/ 日を十分に摂取する．消化吸収能力に応じて，脂肪や繊維の少ない食品を選択する．また，たんぱく質は加熱し過ぎると消化しにくくなるため，加熱温度や時間，衛生面にも注意した調理方法が必要である．脂質量は，エネルギーの 20％程度に控える．

　食事療法の基本は胃液分泌を促進しない，消化のよい食品を摂取することである．胃内の停滞時間が長い食品も控えることが大切である（**表4.5**）．

（2）　食事の仕方とその他のポイント

① 食事はゆっくりよく噛んで食べるようにする．

表4.5　胃・十二指腸潰瘍の食事療法

控える食品（胃液分泌を促進させる食品）	摂りたい食品（胃液分泌を促進しない食品）
① 食物繊維の多い食品（玄米や雑穀，ごぼう，筍，豆類，山菜類，きのこ類など）② 高脂肪食（揚げ物，揚げ菓子，炒め物，ラーメン，チョコレートなど）③ 高刺激食（香辛料，酸味の強い果物，アルコール，コーヒーなどのカフェイン飲料，炭酸飲料など）	① 炭水化物は，白米，小麦粉，じゃがいも，春雨など② たんぱく質は，卵，脂肪の少ない肉や魚，大豆以外の大豆製品，乳製品など③ 脂質は，植物油と消化しやすい乳化油脂であるバターや生クリーム，マヨネーズを適切量

② 食事量は腹八分目を守る．
③ 規則正しい食生活をする．
④ 胃液分泌を促進させる食品を控える（表 4.5）．
⑤ 潰瘍創部保護のために，調理方法に工夫をして軟らかく刺激の少ない食事にする．
⑥ 貧血がある場合には，鉄分，葉酸，ビタミンCなどの栄養素を十分にとる．
⑦ 栄養バランスのよい食事内容にする．

4 タンパク漏出性胃腸症

国家試験ワンポイントアドバイス
タンパク漏出性胃腸症の原因疾患（クローン病や肝硬変など）について学習しておこう．

4.1 疾患の概要

（1） 定義

タンパク漏出性胃腸症（protein-losing gastroenteropathy，PLG）は，血清タンパク質（とくにアルブミン）が胃腸管壁を通過して管腔内へ高度に漏出し，低タンパク血症となる．

（2） 原因

漏出の原因は，腸リンパ系の異常，毛細血管透過性の亢進，胃腸管粘膜上皮の異常や潰瘍などがある．おもな原因疾患は，潰瘍性大腸炎やクローン病，腸結核などの炎症性腸疾患，腸リンパ管拡張症，胃がん，胃切除後症候群，うっ血性心不全，収縮性心膜炎，ネフローゼ症候群，肝硬変，リウマチ疾患などである．

潰瘍性大腸炎，クローン病
p.80, 77 参照．

胃がん
第12章参照．

胃切除後症候群
第13章参照．

ネフローゼ症候群
第6章参照．

肝硬変
p.88 参照．

4.2 病態，症状

おもな症状は，顔面や下肢の浮腫であるが，胸水や腹水を伴う場合もある．原因となる疾患で症状は異なるが，下痢や脂肪便，嘔吐，腹部膨満感などの消化器症状を伴う場合が多い．

とくにクローン病では，タンパク以外に脂肪，鉄，亜鉛，セレン（長期成分栄養療法による）などの欠乏がみられる．小児では成長障害の原因となるため，早急な介入が必要となる．

4.3 診断

タンパク漏出性胃腸症の診断は，血清タンパク質の低下とタンパクの胃腸管内への漏出を確認する．低タンパク血症（アルブミンの減少）であり，たんぱく質摂取不良，消化管吸収障害，タンパク合成能低下をきたす．タンパクの漏出は，α_1-アンチトリプシン試験で評価する．原因疾患が不明な場合は，X線検査や内視鏡検査，生検，リンパ管造影などを実施する．

栄養状態の評価は重要であり，アルブミンが減少しているために骨格筋

第4章　消化器疾患の栄養アセスメントと栄養ケア

表4.6　疾患と浮腫

浮腫の部位		疾患
全身の浮腫	とくに顔（まぶた）	急性腎炎，ネフローゼ症候群，腎不全など
	とくに下肢	心不全など
	その他	肝硬変，甲状腺機能低下症，低栄養など
部分的な浮腫（局所性浮腫）		リンパ浮腫，静脈瘤の障害（静脈血栓症など）
		クインケ浮腫，外傷による浮腫など

表4.7　浮腫のアセスメントスケール

重症度	圧痕の深さ	状態
痕跡	＋1（2 mm）	わずかに圧痕を認める
軽症	＋2（4 mm）	明らかに圧痕を認める
中等症	＋3（6 mm）	静脈や骨が不明瞭になる
重症	＋4（8 mm）	みてすぐにわかる高度な浮腫

※低アルブミン血症の場合1〜2秒圧迫後に2〜3秒で回復する．
　心不全や糸球体腎炎では，10秒圧迫して回復に40秒以上かかる．

からのアミノ酸放出が抑制され，膠質浸透圧性の浮腫がみられる．胸水や腹水，下肢浮腫の程度を評価して，正確な体重の変化を算出することが重要である．浮腫から考えられる疾患を表4.6に，浮腫のアセスメントスケールを表4.7に示す．

4.4　治療方法

まずは原疾患の治療を行う．浮腫については利尿薬，高度の低アルブミン血症ではアルブミン製剤を使用する．アレルギー疾患や炎症性腸疾患には，副腎皮質ステロイドを投与する．漏出部位によっては手術が施行される場合もある．

4.5　栄養アセスメントと栄養ケア

（1）　食事療法

タンパク漏出性胃腸症は，脂肪吸収障害を合併することが多いため，食事の基本は① 低脂肪，② 高たんぱく質とする．炎症性腸疾患や小児では，高エネルギーの確保も重要である．腸管での吸収が早い中鎖脂肪酸（MCT）の利用がエネルギー摂取に効果的である．

エネルギーは35〜40 kcal/kg/日，たんぱく質は1.2〜1.5 g/kg/日，脂質は30 g/日を基本とする．表4.8に，タンパク漏出性胃腸症の原疾患・症状別の食事療法を示した．

（2）　食事の仕方とその他のポイント

① 食事はゆっくりよく噛んで食べるようにする．

② 規則正しい食生活をする．

表 4.8 タンパク漏出性胃腸症の原疾患・症状別食事療法

原疾患・症状	食事療法
浮腫，とくに胸水，腹水がある場合	塩分制限
乳糖不耐症	乳糖禁忌
アレルギー疾患胃腸炎	食事性抗原を同定して除去する
炎症性腸疾患，吸収不良症候群，腸管の炎症が強い場合	個々の栄養状態に応じて，静脈栄養法や経腸栄養療法（成分栄養剤，MCT入り栄養剤，低脂肪の栄養剤など）を実施する

③ 原疾患別の食事療法を参考にする（表 4.8）．
④ 消化吸収のよい食品を選択し，消化のよい調理方法とする．
⑤ 1回に摂取できる食事量が少ない場合には，経腸栄養剤や中鎖脂肪酸（MCT）で補うことを検討する．

5 炎症性腸疾患

炎症性腸疾患（inflammatory bowel disease，**IBD**）は，クローン病と潰瘍性大腸炎の総称であり，広義では，感染性腸炎や薬物性腸炎，放射線照射性腸炎，虚血性腸炎，閉塞性腸炎などの疾患を含む．

5.1 クローン病

（1）疾患の概要

クローン病（Crohn's disease，**CD**）は，口腔から肛門までの消化管に原因不明の炎症（びらん，潰瘍，狭窄など）が生じる炎症性腸疾患である．10～20歳代の若年者に好発し，再燃と寛解を繰り返す難治性の疾患で厚生労働省により医療費助成対象疾病（指定難病）に定められている．2014（平成26）年の医療受給者証所持者数は40,885人である．

（2）病態，症状

クローン病の症状は，慢性の下痢，腹痛，下血などの消化器系症状を生じることが多く，さらに発熱や貧血，腹部腫瘤，体重減少，全身倦怠感などの症状が現れ，低タンパク血症などの重篤な栄養不良に陥ることもある．
合併症の肛門病変には，裂肛，肛門管から下部直腸に生じる深く幅の広い有痛性潰瘍と難治性痔瘻，浮腫状皮垂，肛門狭窄などがある．

（3）診断

クローン病では，赤沈，CRPなどが陽性を示し白血球数が増える．大腸内視鏡検査により縦走潰瘍または敷石像の所見が認められ，小腸X線検査により非連続性または区域性病変（skip lesion），不整形～類円形潰瘍，多発アフタなどの所見が認められる．病変部位により，小腸型，小腸大腸型，大腸型の3型に分類される（図 4.2）．小腸大腸型が最も多く，とくに

国家試験ワンポイントアドバイス

毎年出題される疾患である．活動期と寛解期の栄養療法（成分栄養剤）について，治療法では，抗TNF-α抗体製剤について学習を深めておこう．若年発症も大きな特色である．

浮腫状皮垂
浮腫状皮垂とは，肛門付近にできた皮膚のたるみのこと．肛門粘膜に炎症が発生し，クローン病の炎症でできた腫れが治ったときにできるたるみである．

縦走潰瘍または敷石像の所見
クローン病の消化管病変である．縦走潰瘍は基本的に4～5cm以上の長さを有する腸管の長軸に沿った潰瘍．敷石像所見は，縦走潰瘍とその周辺小潰瘍間の大小不同の密集した粘膜隆起．

回腸末端と盲部に好発する．クローン病の臨床評価には簡便な **IOIBD**（International Organization for Study of Inflammatory Bowel Disease）**スコア**（表4.9）や重症度には **CDAI（クローン病活動性指数**：Crohn's disease activity index）**スコア**が用いられる（表4.10）．合併症の有無，CRP値，治療反応により軽症，中等症，重症に分類される（表4.11）．また，痔瘻や肛門周囲膿瘍の合併が特徴的である．そのほかに腸管狭窄，腸閉塞，悪性腫瘍（腸がん，痔瘻がん）などの合併症がある．

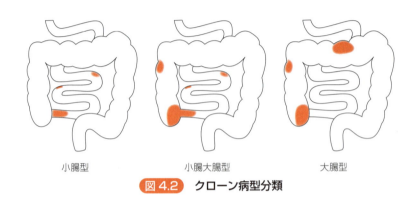

小腸型　　　　小腸大腸型　　　　大腸型

図4.2　クローン病型分類

表4.9　IOIBDスコア

1項目につき1点とする． 寛解期：スコア0点または1点で血沈値，CRPが正常化した状態 活動期：スコア2点以上で血沈値，CRPが異常な状態
① 腹痛
② 1日6回以上の下痢または粘血便
③ 肛門部病変
④ 瘻孔
⑤ その他合併症
⑥ 腹部腫瘤
⑦ 体重減少
⑧ 38℃以上の発熱
⑨ 腹部圧痛
⑩ 10 g/dL以下の血色素

表4.10　CDAIスコア

評価項目	重症度
1．過去1週間の水様または泥状便の回数	
2．過去1週間の腹痛評価の合計（なし，軽度，中等度，高度）	150未満：寛解
3．過去1週間の一般状態の評価の合計	150以上：活動期
4．腸管外合併症の存在	
5．止瀉薬の使用（なし，あり）	150〜220：軽度
6．腹部腫瘤（なし，疑い，あり）	220〜450：中等度
7．ヘマトクリット（男性：47-Ht，女性：42-Ht）	450以上：高度
8．体重　100×〔1−（体重／標準体重）〕	
＊すべての項目をスコア化し，加算して算出する．	

表4.11 臨床的重症度による分類

	CDAI	合併症	炎症（CRP値）	治療反応
軽症	150～220	なし	わずかな上昇	
中等症	220～450	明らかな腸閉塞などなし	明らかな上昇	軽症治療に反応しない
重症	450<	腸閉塞，膿瘍など	高度上昇	治療反応不良

「難治性炎症性腸管障害に関する調査研究」（渡辺班）平成24年度総括・分担研究報告書 p.41～45.

（4）治療方法

クローン病の治療は，炎症部位や重症度により栄養療法（成分栄養療法）と薬物療法，外科治療を組み合わせた方法であり，治療の目的は再燃を防いで寛解期をできる限り長く維持することである．

5-ASA（5-アミノサリチル酸）製剤や栄養療法から徐々に治療を強化するStep-up療法と，早めに治療を強化していくAccelerated Step-up療法，また，治療初期より生物学的製剤（インフリキシマブ，アダリムマブ）と免疫調節薬（アザチオプリン，6-メルカプトプリン）の併用から始めるTop-down療法がある．

（5）栄養アセスメントと栄養ケア

（a）栄養療法

経腸栄養療法（ED療法）を行う場合は，成分栄養剤（エレンタール®）または消化態栄養剤（ツインライン®など）を第一選択として用いる．受容性が低い場合には半消化態栄養剤（ラコール®など）を用いてもよい．経鼻チューブを用いて十二指腸～空腸に投与する．下痢を起こすことがあるため，低濃度少量から開始し，数日以上かけて維持量に移行する．1日の維持投与量として理想体重1kgあたり30kcal以上を目標として投与する．成分栄養剤の場合には10～20％脂肪乳剤200～500mLを週1～2回点滴静注する．また亜鉛や銅などの欠乏にも注意が必要である．

活動期から寛解期に移行するときは「在宅成分栄養経腸栄養法（HEN）に基づいた食事療法のスライド方式」（図4.3）を用いる．活動期に重度な炎症（狭窄，瘻孔など）がある場合には絶食として中心静脈栄養を行う．炎症反応をみながら，経腸栄養（ED療法）から低脂肪・低残渣・低刺激食へと移行していく．成分栄養剤を総エネルギー源の100％に近づけるほど腸管

> **国家試験ワンポイントアドバイス**
>
> クローン病の食事療法は，21世紀に入り大きく変わったため，毎年出題されている．以前までは低残渣食が推奨されていたが，現在では，狭窄などの強い炎症がない寛解期では逆に食物繊維（とくに水溶性の食物繊維）をしっかりとるように指導されている．

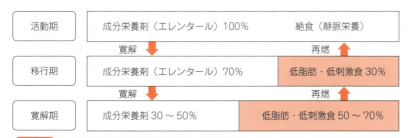

図4.3 在宅成分栄養経腸栄養法（HEN）に基づいた食事療法のスライド方式

FODMAP

F = Fermentable（発酵性の）
O = Oligosaccharides（オリゴ糖：フルクタン，ガラクトオリゴ糖）
D = Disaccharides（二糖類：ラクトース）
M = Monosaccharides（単糖類：フルクトース）
A = And
P = Polyols（ポリオール：ソルビトール，マンニトール，イソマルト，キシリトール，グリセロール）

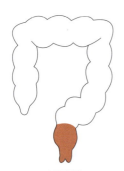

直腸炎型

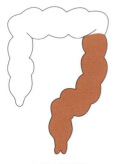

左側大腸炎型

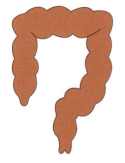

全大腸炎型

図 4.4 潰瘍性大腸炎型分類

の安静度は上がるため，寛解期でもハーフ ED 食が勧められている．

（b）食事療法

　寛解期の食事の基本は，低脂肪・低刺激食である．狭窄部位のある場合には食物繊維を控えた低残渣食を加えるようにする．

　エネルギーは 30 ～ 35 kcal/kg/ 日，たんぱく質は 1.2 ～ 1.5 g/kg/ 日（経腸栄養剤を含む），脂質は 30 g 未満 / 日を基本とする．脂質の種類は n-3 系多価不飽和脂肪酸（PUFA）をとるようにする．

（c）食事の仕方とその他のポイント

① 食事はゆっくりよく噛んで食べるようにする．
② 規則正しい食生活をする．
③ 消化吸収のよい食品を選択し，消化のよい調理方法とする．
④ 新鮮な青魚やしそ油（えごま油）を適度にとるようにする．
⑤ 炎症や狭窄などがない場合には，腸内細菌叢の改善のために**シンバイオティクス**（プレバイオティクス＋プロバイオティクス）をとる．
⑥ チョコレートやアルコールなどの刺激物は控えるようにする．

（d）低 FODMAP 食について

　過敏性腸症候群に有用であるとして，諸外国から取り入れた食事療法である．近年，IBD にも有用な試験結果が報告されている．低 FODMAP 食は，小腸で吸収されない食品の頭文字を取った名称である．腹痛や下痢，腹部膨満感を引き起こす原因食品を見つけるために実施される．ただし，長期間継続して実施すると，腸内細菌叢の環境を悪化させてしまう報告もあり，原因食品が見つかったら直ちに中止する．今後，この食事療法を実施するために，管理栄養士の教育がより重要になってくる．

5.2 潰瘍性大腸炎

（1） 疾患の概要，原因

　潰瘍性大腸炎（ulcerative colitis, **UC**）の病変は，直腸から始まり，口側に上行性に進展する．病変部位により直腸炎型，左側大腸炎型，全大腸炎型の 3 型に分類される（図 4.4）．潰瘍性大腸炎は，10 歳代後半～ 40 歳代に多く発症し男女差はない．再燃と寛解を繰り返す難治性の疾患で厚生労働省により医療費助成対象疾病（指定難病）に定められている．2014（平成 26）年の医療受給者証所持者数は 170,781 人である．

　10 年以上の長期にわたる慢性持続性型では，大腸がんのリスクが増加することがわかっている．臨床的重症度分類を表 4.12 に，活動期内視鏡的所見による分類を表 4.13 に示す．

5　炎症性腸疾患

表4.12　臨床的重症度による分類

	重症	中等症	軽症
1．排便回数	6回以上		4回以下
2．顕血便	（＋＋＋）		（＋）〜（－）
3．発熱	37.5℃以上	重症と軽症の中間	（－）
4．頻脈	90/分以上		（－）
5．貧血	Hb10 g/dL 以下		（－）
6．赤沈	30 mm/時間以上		正常

重症とは1および2の他に全身症状である3または4のいずれかを満たし，かつ6項目のうち4項目以上を満たすものとする．軽症は6項目をすべて満たすものとする．

厚生省特定疾患難病性腸管障害調査研究班，平成9年度報告書（下山班）．

表4.13　活動期内視鏡的所見による分類

炎症分類	内視鏡所見
軽　度	血管透見像消失　粘膜細顆粒状　発赤，アフタ，小黄色点
中等度	粘膜粗ぞう，びらん，小潰瘍，易出血性（接触出血），粘血膿性分泌物付着，その他の活動性炎症所見
強　度	広汎な潰瘍　著明な自然出血

寛解期は，栄養不良などの心配がない場合は，エネルギー，たんぱく質，脂質，食物繊維の摂取量は，健常人と同程度でも構わない．

（2）病態，症状

　潰瘍性大腸炎の症状では，持続性または反復性の粘血便，血便が生じ，腹痛，下痢，発熱，嘔気・嘔吐，貧血，体重減少などの全身症状がある．

（3）治療方法

　潰瘍性大腸炎の治療は炎症部位や炎症度により異なるが，活動期の薬物治療では，サラゾピリンや副腎皮質ステロイドが処方される．非薬物治療では，合併症の少ない血球成分除去療法（白血球除去療法，顆粒球除去療法）がある．大量出血や穿孔の場合には，手術が施行される．

国家試験ワンポイントアドバイス

治療の基本は薬剤療法であるため，使用される薬剤（5-アミノサリチル酸製剤，ステロイドなど）を学習しておくことが重要．

（4）栄養アセスメントと栄養ケア

（a）食事療法

　寛解期の食事の基本は，低脂肪・低刺激食であるが厳しい制限はしない．

　エネルギーは30〜35 kcal/kg/日，たんぱく質は1.2〜1.5g/kg/日（食事のみ），脂質は40 g未満/日を目標とする．脂質の種類はn-3系多価不飽和脂肪酸（PUFA）をとるようにする．大腸全摘出術式で，ストマ（人工肛門）中やストマ閉鎖後は食事内容が異なるので注意する．とくに大腸を全摘出後は水分吸収率が下がるため，飲水量は2 L/日以上とるように指導が必要である．

国家試験ワンポイントアドバイス

潰瘍性大腸炎の食事療法は，クローン病と同様に寛解期では食物繊維（水溶性食物繊維）を積極的にとり，エネルギーとたんぱく質もしっかり摂取することが指導されている．

人工肛門（ストマ，ストーマ）
第13章参照．

（b）食事の仕方とその他のポイント

① 食事はゆっくりよく噛んで食べるようにする．
② 規則正しい食生活をする．
③ 消化吸収のよい食品を選択し，消化のよい調理方法とする．

寛解期は，栄養不良などの心配がない場合は，エネルギー，たんぱく質，脂質，食物繊維の摂取量は，健常人と同程度でも構わない．

④ 新鮮な青魚やしそ油（えごま油）を適度にとるようにする.

⑤ 炎症や狭窄などがない場合には，腸内細菌叢の改善のためにシンバイオティクス（プレバイオティクス＋プロバイオティクス）をとる. とくに水溶性食物繊維は積極的にとるようにする.

⑥ 刺激物は控えるようにする.

6 過敏性腸症候群

6.1 疾患の概要，原因

過敏性腸症候群（irritable bowel syndrome, **IBS**）の成因としては，精神的なストレスや自律神経失調症による腸管運動の亢進などが考えられている.

便通症状により，① 便秘型，② 下痢型，③ 便秘と下痢を交互に繰り返す交互（混合）型，④ 分類不能型などに分類される. 便秘型は高齢者に多く，下痢型は若年層に多くみられる.

過敏性腸症候群の診断には**ローマ（Rome Ⅲ）診断基準**が用いられる（表4.14）. 日本人の 15 ～ 25％が IBS 予備軍といわれており年々増加している疾患である.

6.2 病態，症状

過敏性腸症候群の症状は，腹痛，腹部膨満感，下痢，便秘などの下部消化管症状である. 上部消化管症状としては悪心や嘔吐などがみられ，食欲不振や頭痛，肩こり，気分の落ち込みや不眠などが起こる場合もある.

6.3 治療方法

治療の基本は薬物療法と心理療法である. また，ストレスを回避するためには，十分な睡眠をとり，深呼吸（腹式呼吸）をしてリラックスするようにする. 適度な運動も気分転換に必要である. ゆっくり入浴して身体を温めることも効果がある.

表4.14 **過敏性腸症候群*のローマ（Rome）Ⅲ診断基準（2006 年）**

■過去３か月間，月３日以上にわたり腹痛や腹部不快感**が繰り返し起こり，次の項目のうち２つ以上がある.
① 排便によって症状が改善する
② 発症時に排便頻度の変化がある
③ 発症時に便性状（外観）の変化がある

*　　6 か月以上前から症状があり，最近 3 か月間は上記の基準を満たしていること.
**腹部不快感は，痛みと表現されない不快な感覚を意味する. 病態生理学研究や臨床研究に関しては，週に 2 日以上の痛み，不快感があるものを適格症例とする.

6.4 栄養アセスメントと栄養ケア

（1） 食事療法

　栄養療法の必要性はないが，症状悪化を軽減するための食事療法は重要である．便通症状によって食事のとり方に気を付けるようにする．

① **便秘型**：食物繊維と水分摂取量を増やす．適度な香辛料や脂肪，酸味の強い柑橘系果物，酢の物などは腸管を刺激して，便通を促す．

② **下痢型**：不溶性食物繊維を多く含む食品（オートミール，大豆，おから，タケノコなど），辛い香辛料（とうがらしなど），炭酸飲料，冷たい食品（かき氷など），カフェインを多く含む食品（コーヒー，緑茶など），アルコールなどは腸管運動を亢進するため控える．また，水溶性食物繊維を多く含む食品（ペクチンなど）は，下痢の軽減になるため積極的にとるように心がける．

③ **交互（混合）型**：腸内環境を整えるために，水溶性食物繊維を多く含む食品とビフィズス菌や乳酸菌を含む食品を一緒にとるようにする．

（2） 食事の仕方とその他のポイント

① 食事はゆっくりよく噛んで食べるようにする．

② 暴飲暴食を避け，規則正しい食生活をする．

③ 水分を十分にとる．

④ ストレスをためないように，過度の食事制限はしない．

⑤ 適温のものを摂取する．

⑥ 乳酸菌飲料をとる（乳糖不耐症は除く）．

> **国家試験ワンポイントアドバイス**
> 疾患の症状別（便秘型，下痢型，交互型）の食事療法を学習しておこう．

7 便秘

7.1 疾患の概要，原因

　便秘（conspitation）とは，毎日排便がない．または毎日適切量の排便がない状態のことである．高齢になるほど腸内細菌叢の悪玉菌は増加していくために，自然排便が難しくなる場合もある．

　便秘の種類は，大腸がんや腸管の癒着などの通過障害によって起こる器質性便秘と機能性便秘がある．**機能性便秘**には急性と慢性があり，① 弛緩性便秘，② 痙攣性便秘，③ 直腸性便秘に分類される（表4.15）．

> **国家試験ワンポイントアドバイス**
> 便秘の原因別（弛緩性，痙攣性，直腸性）の食事療法を学習しておくようにしよう．

7.2 病態，症状

　便の回数や量が少なく，便が硬く排泄しにくい状態である．食欲不振に陥ることもある．

7.3 治療方法

　器質性便秘では，原因となる疾患を治療する．機能性便秘の**弛緩性便秘**

第4章　消化器疾患の栄養アセスメントと栄養ケア

表4.15　便秘の分類

分　類	原　因　と　症　状
① 弛緩性便秘	腸管全体が弛緩・拡張し，排便反射の鈍化，興奮性の低下により便が停滞する（高齢者の70〜80％）
② 痙攣性便秘	過敏性腸症候群，腸管収縮亢進などによって痙攣性収縮を起こし，便が前に進めない状態
③ 直腸性便秘	下痢や浣腸の乱用，摘便により，排便を抑制するために排便反射機能が低下する

と**直腸性便秘**については，腸管運動を促す食物繊維を多く摂取することや水分摂取量を確保して，冷水などにより腸管を刺激することが大切である．

　痙攣性便秘では，反対に腸管を刺激しないことが重要であり，不溶性食物繊維や刺激物，アルコールなどを控えるようにする．

7.4　栄養アセスメントと栄養ケア

（1）　食事療法

　食事療法は便秘の種類によって異なるので注意する．

① **弛緩性便秘**：食物繊維を多く含む食品を，1日25〜30gを目標に摂取する．腸管に刺激を与える食品（冷水，牛乳，果汁など）をとることも必要である．

② **痙攣性便秘**：不溶性食物繊維や刺激物を控えて，水溶性食物繊維を多く摂取する．

③ **直腸性便秘**：排便反射機能を下げる原因を除去して，食物繊維を多く含む食品や腸管に刺激を与える食品を摂取するように心がける．水分をしっかりとることも必要である．

（2）　食事の仕方とその他のポイント

① 食事はゆっくりよく噛んで食べるようにする．

② 規則正しい食生活，排便習慣を身に付ける．

③ 乳酸菌（とくにビフィズス菌）を含んだ飲料，難消化性オリゴ糖や水溶性食物繊維を摂取して，腸内環境を整える．

④ 水分をしっかりとる．

8 ｜ 肝炎

8.1　疾患の概要

　肝炎（hepatitis）とは，炎症性細胞の浸潤により肝細胞が傷害される疾患である．原因によって，ウイルス性肝炎，自己免疫性肝炎，アルコール性肝炎，非アルコール性脂肪性肝炎，薬物性肝炎などがある．

【**急性肝炎**】　ウイルス感染などにより急性の発症経過をとる肝炎である．

急性肝炎のうち，とくに重篤な経過をとり急速に肝不全に至るものを**劇症肝炎**という．

【**慢性肝炎**】 6か月以上の肝機能異常と肝炎ウイルスの持続感染があるものをいう．

8.2 疫学

日本における **HBV**(hepatitis virus B, **B 型肝炎ウイルス**)キャリア数は，約 150 万人程度と推定されている．日本では 1986(昭和 61)年以降，HBV ワクチンと免疫グロブリンを用いた母子感染予防が行われており，これ以降に出生した世代のキャリア率は 0.02 ～ 0.04％と低い．一方で成人では，性的交渉による感染が広がっている．

母子感染，乳幼児の HBV 感染の場合，85 ～ 95％は 35 歳頃までに肝炎が鎮静化し非活動性キャリアとなるが，残りの 10 ～ 15％には炎症が持続し，肝硬変への進行や肝がん合併の危険性が高まる．

日本における **HCV**(**C 型肝炎ウイルス**)感染者は 150 ～ 200 万人と推定されている．日本では 1960 ～ 70 年代に HCV 感染が拡大したが，抗体スクリーニングが行われるようになった 1990 年代以降，新規の感染は激減している．

HCV は一度感染すると 70 ～ 80％で持続感染し，いったん持続感染が成立すると自然排除はきわめてまれである．少なくとも 20 ～ 30 年で 20％が肝硬変へと進展し，肝硬変では年率 7 ％と高率に肝がんが発生する．**自己免疫性肝炎**は，中年以降の女性に好発する．

8.3 病態

主要な肝炎ウイルスは，A 型(HAV)，B 型(HBV)，C 型(HCV)である(表 4.16)．ほかに，D 型(HDV)，E 型(HEV)がある．

ウイルス性肝炎では，ウイルスに対する宿主(患者)の免疫反応が炎症の本態である．免疫反応が強いほど炎症の病勢が強く，ウイルスの排除傾向が強い．

HAV は感染後，急性 A 型肝炎を起こすが，その後排除されて慢性肝炎は起こさない．A 型肝炎は，東南アジアなど海外で免疫をもたない旅行者が感染する例が多い．

HBV は感染後症状が出ずに経過する(**不顕性感染**)か，急性 B 型肝炎を起こす．

出生時(**母子感染**)や乳幼児期に HBV に感染した場合，ウイルス感染が持続しキャリアとなることが多い．

HBV キャリアのうち 10 ～ 20％は慢性 B 型肝炎を発症し，その一部の患者では長い年月を経て肝硬変へ進行する．成人で HBV に感染した場合

キャリア
キャリアとはウイルスの持続感染状態を指し，発症していない場合は無症候性キャリアという．

第4章 消化器疾患の栄養アセスメントと栄養ケア

表4.16 肝炎ウイルスの分類とそれぞれの特徴

	A型	B型	C型
潜伏期間	2〜7週	4〜24週	1〜24週
感染経路	経口感染	非経口感染（血液など）	非経口感染（血液など）
劇症化	あり	あり	まれ
予防方法	生活環境の改善，ワクチンの投与，免疫グロブリンの投与	感染者の体液に触れない，ワクチンの投与，免疫グロブリンの投与	ワクチンを研究中
持続感染（キャリア化）	なし	母子感染・乳幼児の感染でキャリア化しやすい 成人感染ではまれ	成人感染でもキャリア化しやすい
慢性肝炎	なし	キャリアの10〜20％が発症	キャリアの60〜80％が発症
肝細胞がんの発生	なし	不顕のキャリアが多い 肝硬変から発症	肝硬変から進行

参考：井上修二ほか編著，『最新臨床栄養学』，光生館（2015）ほか．

はほぼ一過性感染で終わり，慢性肝炎に移行することは通常ない．

HCV は不顕性のキャリア化が多く，成人においても感染後60〜80％が慢性C型肝炎に至り，約20〜30年の経過で肝硬変さらに肝がんに進行する危険がある．

8.4 症状

【急性肝炎】 ウイルス感染後潜伏期を経て，感冒様症状（全身倦怠感，悪心，嘔吐，食欲不振，発熱，頭痛，関節痛）で発症する．

その後，黄疸（皮膚の黄染），褐色尿，皮膚の痒みが現れる．

【劇症肝炎】 急性肝炎の経過中に肝不全症状（腹水，出血傾向），肝性脳症（意識障害，羽ばたき振戦）が出現する．

【慢性肝炎】 易疲労感，全身倦怠感，食欲不振など．

羽ばたき振戦
肝性脳症の症状の1つで，手先が小刻みに震える状態．

8.5 診断

【急性肝炎】

（1） 血液検査

・肝逸脱酵素（AST，ALT）の上昇がみられ，肝細胞の破壊を反映する．

・総ビリルビン（TB）の上昇がみられ，黄疸を反映する．

・ウイルスマーカーにより原因ウイルスを診断する．

（2） 画像診断（腹部超音波，CT）

急性肝炎では肝臓の腫大，劇症肝炎では肝臓の急速な萎縮をみる．

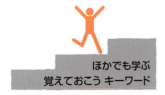

AST，ALT
➡人体の構造と機能及び疾病の成り立ち

【劇症肝炎】

（a）血液検査

・血液凝固能の低下：プロトロンビン時間（PT）延長〔活性値（％）の低下〕．
　血中アンモニア上昇．

・劇症肝炎の診断基準：初発症状出現から8週間以内にPTが40％以下
　に低下し，昏睡Ⅱ度以上の肝性脳症を生じた肝炎．

肝性脳症
p.91 参照

【慢性肝炎】

・血液検査による肝障害の評価，ウイルスマーカー検索．

・画像検査（腹部超音波，CT）：慢性肝炎では肝表面の不整，肝辺縁の鈍化．

・肝生検による病理組織診断：炎症，線維化の程度を判定．

8.6　治療方法

（1）　非薬物療法

・急性肝炎ではベッド上安静．

・慢性肝炎では疲労をためない範囲の日常生活は可．

（2）　薬物療法

・A型肝炎，B型肝炎はワクチンによる予防が可能．

・肝炎時に用いる経腸栄養剤（例）については，表4.17にまとめた．

・おもな肝庇護薬については，表4.18にまとめた．

8.7　栄養アセスメントと栄養ケア

　食生活状況，栄養摂取量，飲酒量を問診する．飲酒量は過少申告される
ことも多く，γ-グルタミルトランスペプチダーゼ（gamma-glutamyl
transpeptidase, γ-GTP）の上昇が目立つ場合は飲酒量が多い可能性があ
るため，よく問診する必要がある．

　身長・体重を計測し，標準（理想）体重（ideal body weight, IBW），体格
指数（body mass index, BMI）を算出し評価する．BMI 25以上で肝発がん
率が上昇することから，そのような症例ではカロリー制限を検討する．と
くに腹部超音波・CT（computed tomography, コンピュータ断層撮影）検
査で脂肪肝や内臓脂肪蓄積が認められる場合には，積極的に勧める．

表4.17　肝炎時に用いる経腸栄養剤（例）

栄養剤名	フィッシャー比	たんぱく質量 g/100 kcal
ヘパンED	61	3.8
アミノレバンEN	38	6.4
ヘパスⅡ	18	3.2

参考：井上修二ほか編著，『最新臨床栄養学』，光生館
（2015）ほか．

表4.18　おもな肝庇護薬

名称	投与法	作用
グリチルリチン配合剤	経静脈	慢性肝炎の肝機能改善
	経口	湿疹，皮膚炎，口内炎の改善
ウルソデオキシコール酸	経口	胆石溶解作用 肝内胆汁うっ滞改善 慢性肝炎の沈静化

瀉血療法
肝臓の中にある鉄が肝細胞の破裂を進めるため，血液を体外に除去し，体内の鉄を減らすことで，肝臓を保護する治療法．

瀉血療法を行う際には鉄制限食の併用が必須である．貯蔵鉄量の指標としては血清フェリチン値を用い，一般に 10 ng/mL 未満を目標とする．一方で，瀉血と鉄欠乏による貧血に留意する必要があり，ヘモグロビン値は 10.5 g/dL 以上を維持するようにする．瀉血や鉄制限の効果は，血清 AST・ALT の低下で判定する．

　肝硬変の場合は，肝硬変進行のアセスメントも重要である．最も簡便な指標は血小板値であり，線維化進行とともに低下する．とくに 10 万 /μL 未満では肝硬変の可能性が高まる．ただ肝硬変の診断は画像所見や肝生検などもふまえて総合的に判断するため，主治医との連携が重要である．

(1) 急性肝炎の栄養ケア

【急性期】
・食欲がなければ，末梢静脈栄養(糖質中心で 400 〜 600 kcal)を行う．
・食欲に応じて糖質を主体とした消化吸収のよい食事を与える．
・黄疸が強いときは，脂質制限(脂肪エネルギー比 15% 程度)．
・劇症化がなければ，中心静脈栄養の必要はない．

【回復期】
・エネルギーは 25 〜 30 kcal/kg/ 日．
・たんぱく質は 1.0 〜 1.2 g/kg/ 日．
・脂肪エネルギー比 15 〜 20%．
・肥満や脂肪肝で運動量が少ない場合は，消費エネルギー量を考慮する．

(2) 慢性肝炎の栄養ケア

・エネルギーは 25 〜 35 kcal/kg/ 日，肥満に注意する．
・たんぱく質は 1.0 〜 1.2 kg/kg/ 日．
・脂肪エネルギー比 20 〜 25%．
・禁酒．
・急性増悪時は急性肝炎に準じる．

　C 型肝炎では鉄制限食(6 mg/ 日)．過剰鉄は酸化ストレスを与えて肝障害を進める．

9　肝硬変

9.1　疾患の概要

(1) 定義

・**肝硬変**(cirrhosis hepatis)とは，肝細胞の傷害が継続し，肝組織の壊死，脱落と再生を繰り返す過程で線維が増生し，肝臓全体が硬化し肝臓機能が低下した疾患である．
・**肝硬変代償期**とは，肝不全症状が治療などでコントロールされ日常生活が可能な状態をいう．

- **肝硬変非代償期**とは，肝不全症状が顕性化し入院治療などを要する状態をいう．
- 肝不全症状には黄疸，腹水，栄養障害，肝性脳症，出血傾向などがある．
- **肝性脳症**とは，肝不全における脳の機能低下による意識障害などの精神神経症状である．
- **黄疸**とは，血液中のビリルビンが増加し，皮膚，眼球結膜などの組織が黄色変化する病態である．

（2） 疫学

日本の肝硬変患者は約40～50万人と推計されている．日本では肝炎ウイルスによるものが70～80％を占め，そのうち約80％がHCVによるものである．近年では肥満人口の増加に伴い，NASHによる肝硬変の割合が増加傾向にある．

HCV
p.85 参照．

NASH
p.93 参照．

9.2 病態

（1） 原因

肝硬変の原因は，B型肝炎(10～20％)，C型肝炎(60～70％)，アルコール(5～10％)，その他(自己免疫性肝炎，薬物性，非アルコール性脂肪性肝炎など)である．

（2） 病理

病理組織では，肝臓内に増生した線維が本来の小葉構造を破壊し，新たな線維化隔壁で区分された偽小葉を形成する．

肝臓表面では肉眼的に顆粒状の再生結節が観察される．

（3） 門脈圧亢進症

肝臓内の血管系も狭小化し，門脈血流が肝臓内に流入できず門脈圧が亢進する．

門脈圧亢進症では，行き場のない血流が側副血行路の食道静脈に流入し，食道静脈瘤を形成する．

（4） 栄養障害

肝細胞のタンパク合成能が低下し，血液中のアルブミンや血液凝固因子が低下する．

（5） 腹水

血液中のアルブミンには，血液膠質浸透圧の維持機能がある．**低アルブミン血症**は浮腫の原因となり，門脈圧亢進症とあいまって腹水の貯留を促進する．

（6） 高アンモニア血症

門脈圧亢進症に伴う側副血行路は，肝臓で解毒処理を受けないシャント血流(肝臓をバイパスする血液)を生じ，血中アンモニアの増加の一因となる．

肝臓の小葉構造

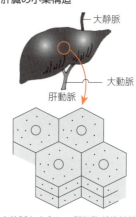

大静脈を中心に，肝細胞が放射状に配列し，肝細胞が積み重なって小葉構造を形成している．

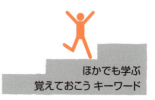

門脈の働き
➡人体の構造と機能及び疾病の成り立ち

第4章　消化器疾患の栄養アセスメントと栄養ケア

肝硬変では食道静脈瘤，胃粘膜傷害，凝固因子の低下などにより，消化管出血をきたしやすい．消化管出血は腸管へのタンパクの負荷を増し，**高アンモニア血症**を助長する．

（7）　黄疸（肝細胞性黄疸）

脾臓で赤血球が処理される際，ヘモグロビンの構成要素であるポルフィリン環が分解されて**ビリルビン**（非抱合型または間接ビリルビンという）となる．ビリルビンは肝臓に運ばれ，肝細胞でグルクロン酸抱合を受け**抱合型ビリルビン**（直接ビリルビン）となる．抱合型ビリルビンは胆汁中に分泌され，総胆管を経て十二指腸へ排出される．

肝硬変では，肝細胞における抱合型ビリルビンの胆汁中への分泌が障害され，肝細胞内にたまり血液にもれてくるため，直接ビリルビン優位の**高ビリルビン血症**を呈する．

さらに肝硬変が進行すると，抱合能の障害やシャントにより間接ビリルビンも上昇してくる．

9.3　症状

肝不全症状の有無により代償期と非代償期がある．

代償期では，全身倦怠，食欲不振がみられ，**非代償期**では，黄疸，浮腫，腹水，消化管出血（食道静脈瘤，胃潰瘍）がみられる（破裂による出血は致命的）．

皮膚所見：クモ状血管腫，手掌紅斑．

黄疸：血清ビリルビン値が 2.0 ～ 3.0 mg/dL を超えると黄疸が顕性化する．

肝硬変の合併症として，肝細胞がんが高率にみられる．

9.4　診断

確定診断には肝生検が必要であるが，侵襲的であるため通常は血液検査と画像診断がなされる．

（1）　血液検査

肝逸脱酵素（AST，ALT）の軽度上昇（AST ＞ ALT）．膠質反応（TTT，ZTT）上昇．アルブミン低下，グロブリン上昇，アルブミン／グロブリン比が低下する．血液凝固能が低下する〔プロトロンビン時間（PT）の延長（活性値［％］の低下）〕．血中アンモニアが上昇する．

（2）　画像検査（腹部超音波，CT）

肝右葉の萎縮・左葉の腫大，肝表面の不整，腹水がみられる．

9.5　治療方法

治療方針の選択の際の重症度判定には，チャイルド・ピュー（Child-

Pugh) 分類が広く用いられており，A，B，C の 3 段階に分類される（表4.19）.

表4.19 チャイルド・ピュー分類

	1 点	2 点	3 点
脳症	ない	軽度	時々昏睡
腹水	ない	少量	中等量
血清ビリルビン値(mg/dL)	2.0未満	2.0 ～ 3.0	3.0超
血清アルブミン値(g/dL)	3.5超	2.8 ～ 3.5	2.8未満
プロトロビン活性値(%)	70超	40 ～ 70	40未満

＊ A：5 ～ 6 点，B：7 ～ 9 点，C：10 ～ 15 点.

（1） 非薬物療法

（a） 生活指導

・代償期は，疲労をためない生活を送る.

・非代償期は，安静を保つ．とくに食後は安静にし，門脈血流を十分に保つ.

・便通をよくする．やや軟便傾向でも可.

（b） 腹水穿刺排液

　自覚症状の改善のために施行するが，腹水の排液に伴い循環血漿が腹腔に移動し循環動態が虚脱する（循環血液量が減少する）危険に注意する.

（c） 食道静脈瘤の治療

・緊急出血には **SB**(Sengstaken-Blakemore)**チューブ**挿入によりバルーンで圧迫する止血が行われる.

・**内視鏡的静脈瘤結紮術**(EVL)：内視鏡下で静脈瘤に輪ゴムをかけて結紮する．結紮された静脈瘤は壊死し脱落する.

（2） 薬物療法

（a） 肝性脳症

　肝不全用アミノ酸製剤注射液：肝性脳症急性期に点滴静注する．症状が安定したら肝不全用栄養剤に切り替える.

　合成二糖類であるラクツロースまたはラクチトール経口投与：大腸内細菌により分解され，乳酸など有機酸が生成され腸内 pH が低下する．アンモニアの吸収抑制作用，緩下作用をもつ.

　非吸収性抗菌薬（カナマイシン，硫酸ポリミキシン B など）経口投与：腸内のアンモニア産生菌を殺菌し，腸管からのアンモニアの吸収を抑制する.

（b） 腹水，浮腫

　利尿薬の第一選択は，カリウム保持性利尿薬の抗アルドステロン薬（スピロノラクトン）である．必要に応じフロセミドと併用する.

　重度の低アルブミン血症で腹水コントロールが困難なときは，アルブミ

第4章　消化器疾患の栄養アセスメントと栄養ケア

ン製剤を点滴静注する.

国家試験ワンポイントアドバイス

肝硬変の食事療法，とくに非代償期では食塩，水分制限，低たんぱく質食，フィッシャー比の低下に対する BCAA の補給や便秘予防のラクツロース使用などがポイント.

9.6　栄養アセスメントと栄養ケア

① 肝硬変の重症度の違いや合併症の有無に応じた栄養ケアが必要である.

② 肝硬変では安静時エネルギー消費量が亢進するため，エネルギー必要量を適切に確保する.

③ 肝硬変ではフィッシャー比(BCAA/AAA)が低下する.

・肝硬変患者は分枝アミノ酸(branched chain amino acid，BCAA)濃度が低下し，芳香族アミノ酸(aromatic amino acid，AAA)が増加する. その結果，この比率が低下する. これを**アミノ酸インバランス**といい，肝性脳症や低アルブミン血症の原因の1つとなっている. よって，BCAA製剤を用いてインバランスを是正する.

・肝臓における尿素サイクルの異常によって上昇した血中アンモニアは，骨格筋で代償的に代謝され，この際にBCAAが利用される.

・肝硬変ではグリコーゲン貯蔵量が減少し，肝臓におけるエネルギー産生が低下する. そのため骨格筋によるエネルギー産生が上昇し，骨格筋でのBCAA消費が上昇する. 結果として，肝硬変患者では筋肉量の減少がしばしばみられる.

④ 肝性脳症の急性期では，窒素負荷を減らしてアンモニア生成を抑える目的で食事中のたんぱく質を制限する. ただし，根拠のないたんぱく質制限は栄養状態を悪化させるため注意する.

⑤ 就寝前に軽食を摂取する**就寝前補食**(late evening snack，**LES**)は，夜間の飢餓状態を防ぎ，肝硬変のエネルギー代謝を改善し，タンパク質代謝の改善にも有効である. BCAA製剤を用いることもある.

⑥ 腹水・浮腫を認める場合は，食塩制限が重要である.

⑦ 鉄分の過剰摂取は，肝臓の病態を悪化させるため，避けた方がよい.

⑧ 飲酒も肝硬変を悪化させるため，控える.

（1）　栄養アセスメント

① チャイルド・ピュー分類などを用いて肝硬変の重症度を評価する.

② 肝硬変合併症の有無を確認する.

③ 血液検査により栄養状態を評価する(アルブミン，総コレステロール，コリンエステラーゼ，血糖値，アンモニア).

④ 身体状況，食生活状況，栄養摂取量，飲酒量を問診する.

⑤ 肝硬変では鉄過剰が起きやすい一方で，消化管出血による鉄欠乏性貧血を生じることも多い. 血清フェリチン値は鉄動態の重要な指標となる.

（2）　栄養量の設定

肝硬変では，肝臓の予備能にあわせ，合併症(腹水，浮腫，肝性脳症，

糖代謝異常，腎障害，感染症)の有無を確認し，個々の病態に即した目標栄養量を下記のように設定する．

① エネルギー：25 〜 35 kcal/IBW kg/ 日，糖代謝異常がある場合は 25 〜 30 kcal/IBW kg/ 日．LES 食は，目標エネルギー内で，200 kcal 程度とする．
② たんぱく質：タンパク不耐症がない場合は 1.0 〜 1.5 g/kg/ 日，タンパク不耐症がある場合は，低たんぱく食(0.5 〜 0.7 g/kg/ 日)＋肝不全用経腸栄養剤．
③ 脂肪エネルギー比率：20 〜 25％．
④ 炭水化物：エネルギー比率：50 〜 60％．
⑤ 食塩：腹水，浮腫(既往歴も含む)がある場合：5 g/ 日以下．
⑥ 食物繊維：25 g/ 日以上．
⑦ 鉄：男性 7.0 mg/ 日，女性 10.5 mg/ 日(血清フェリチン値高値の場合は，6 mg/ 日)．

タンパク不耐症
肝硬変において高たんぱく質食が窒素負荷となり，肝性脳症を誘発する状態．

（3） 栄養教育のポイント
① 規則正しい食生活を心がけるよう説明する．
② 食事と BCAA 製剤の関連を説明し，食事摂取の重要性についても理解してもらう．
③ 便秘の有無を確認し，食物繊維と水分の摂取方法を説明する．
④ 食欲不振時は，エネルギー不足や摂取栄養量の偏りを是正することを目的に栄養補助食品の利用を提案してもよい．
⑤ 食塩の過剰摂取を避け，過剰な食塩摂取の食習慣があれば是正するよう指導する．
⑥ 糖代謝異常があれば，病態を説明するとともに単純糖質(果物，菓子パン，菓子類，嗜好飲料)の過剰摂取を避け，適正な食品構成を指導する．

10 脂肪肝，非アルコール性脂肪性肝疾患，非アルコール性脂肪肝炎

10.1 疾患の概要

過栄養による脂肪肝とアルコール性脂肪肝，低栄養による脂肪肝や薬剤性による脂肪肝などがある．

近年では，飲酒歴がないにもかかわらずアルコール性肝障害に類似した病態を示す**非アルコール性脂肪性肝疾患**(nonalcoholic fatty liver disease, **NAFLD**)が増加している．**非アルコール性脂肪性肝炎**(nonalcoholic steatohepatitis, **NASH**)は，肝硬変となりやがて肝細胞がんとなる可能性があり，注目されている．

国家試験ワンポイントアドバイス

NASH は，メタボリックシンドロームと深く関連性がある．近年増加傾向にあり頻出される．病態，症状を中心に学習しよう．

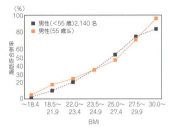

図 4.5 BMI と脂肪肝有病率

日本肥満症治療学会治療ガイドライン委員会 編,『肥満症の総合的治療ガイド』, 日本肥満症治療学会 (2013). p.35 より抜粋.

妊娠高血圧症候群
第 15 章参照.

NAFLD から NASH への病態の進行

two hit theory と multiple parallel hits hypothesis の 2 つの仮説が提唱されている.
① two hit theory：肝臓への脂肪沈着に加え (first hit), 肝細胞に炎症細胞の浸潤や線維化が起こり (second fit), NASH に至るという仮説.
② multiple parallel hits hypothesis：炎症は脂肪化と同時に, あるいは脂肪化に先行し, 炎症イベントがその後の脂肪変性を引き起こすという仮説であり, two hit theory では説明がつかない点が多く存在することから近年支持されている.

10.2 疫学

検診での腹部超音波検査による検出では, 体格指数 (BMI) 22 における中等度以上の脂肪肝の合併率は男性で 25％前後であるが, BMI27.5～29.9 における中等度以上の脂肪肝の合併率は 70％前後と上昇する (図 4.5).

2009～2010 (平成 21～22) 年の大規模調査では, NAFLD 有病率は 29.7％と報告されている. NASH はいまだ正確に把握されておらず, 検診受診者における検討では有病率 2～3％と推測されている. 両者ともに男性は中年層, 女性は高齢者に多い傾向にある. NAFLD では, 男性が女性より高頻度である.

肝硬変に占める NASH 肝硬変の罹患率は 2.1％程度である. 肝細胞がんに占める NAFLD/NASH を誘因とする肝細胞がんの割合は, 2～5％とされる.

小児の NAFLD の有病率は少なくとも 3％とされ, 年齢層が高くなるに従い増加する.

急性妊娠脂肪肝は, 7,000～16,000 妊婦に 1 例と報告され, 初妊娠, 多児例, 男児妊娠例に多く, 約半数には, 妊娠高血圧症候群が合併している.

10.3 病態

(1) 定義

脂肪肝 (fatty liver) とは, 肝臓に中性脂肪が過剰に蓄積した状態であり, 全肝細胞の 30％以上に脂肪空胞が認められる状態をいう.

(2) 組織診断

30％以上の肝細胞に脂肪滴が含まれていることである.

(3) 分類

脂肪肝は原因によって, アルコール性と非アルコール性に大別される. 非アルコール性脂肪肝の大部分は過栄養性で, 肥満, 糖尿病, 脂質異常症と密接に関連している. 原因として, 一部の薬剤 (タモキシフェン, ステロイド, テトラサイクリンなど), 消化管および膵臓の外科的切除後, 栄養障害などがあげられる.

10.4 症状

【脂肪肝】 特異的な症状や身体所見はない. 肝腫大をきたしている場合に右上腹部の圧迫感や持続性の鈍痛をときに認め, 易疲労感を訴える場合もある.

【NAFLD】 自律神経失調症が多く, 倦怠感は自律神経失調症 (起立性低血圧や夜間低血圧) と関連する.

【NASH】 脂肪肝だけではなく炎症を伴い, 慢性に肝障害が進行し, 末期

には肝硬変や肝がんへと進展する場合がある．また健常者と比較して，うつや不安症状などの精神疾患の割合が高い．

10.5 診断

画像診断学の進歩により，近年では脂肪肝の診断には肝生検は行わない．

画像診断では，腹部超音波検査が広く使われ，bright liver と呼ばれる高輝度肝や肝腎コントラストの増強といった所見が認められる．ただし，中等度〜高度の脂肪肝（50％以上の脂肪化）では判別が困難となる．

腹部超音波検査や腹部単純コンピュータ断層撮影（computed tomography，CT）はNAFLDの診断に有用であるが，NASHと単純脂肪肝の鑑別はできず，肝生検が最も有用である．

高輝度肝
肝実質に中性脂肪が沈着するとエコースポットが密になり，その輝度が増強してくること．

肝腎コントラストの増強
肝臓のエコーレベルが右腎よりも明らかに高い所見．

10.6 治療方法

脂肪肝の危険因子は肥満であるため，適正な体重を目標に減量する．減量の目安は，1.5 kg/週を超えない程度を目指す．

脂肪肝治療の原則は，誘因の除去である．肝臓に沈着した脂肪の半減期は5〜12日と比較的短く，適切な治療を行うことですみやかに改善する．

アルコール性脂肪肝では，禁酒または節酒が重要である．**薬物性脂肪肝**の場合は，原則薬剤を中止することが基本であり，大部分は軽快する．高度肥満症を合併しているNASHにおいて減量手術の効果が海外で報告されている．

食事や運動療法での7％（活動度の指標　activity score, NAS）の体重減少によりNAFLDが改善することが報告されている．運動療法単独でもNAFLD患者の肝機能，肝脂肪化は改善する．

10.7 栄養アセスメントと栄養ケア

① 脂肪肝の原因の改善・除去とともに食生活の問題点を抽出し，食事・運動療法を継続して実施することが重要である．
② 飲酒習慣がある場合は食事バランスに乱れが生じている場合が多いため，禁酒や節酒とともに適正な食習慣への改善が必要である．
③ 食事の炭水化物は，エネルギーの50〜60％を目安とし，インスリン分泌刺激の高い単純糖質を避ける．また，脂質合成の基質となりやすい果糖を多く含む果物の摂取は，80〜100 kcal/日とすることが望ましい．

（1）栄養アセスメント

① 身体計測（BMI，ウエスト周囲径，体脂肪量，徐脂肪量など）と血液検査値（肝機能，糖・脂質代謝能など）が関連しない場合もあるため，画像診断の結果とあわせたモニタリングが必要である．
② 食事面では，食事記録や聞き取りによる食事内容から摂取栄養量を把

握する.
③ 運動習慣を聴取し，運動の種類や時間，頻度，強さの程度を確認する.
④ 脂質代謝能（総コレステロール，中性脂肪）や糖代謝能（血糖値，HbA1c など）を把握する.

（2） 栄養量の設定
① エネルギー：肥満を呈する場合 20～25 kcal/IBW kg/ 日に設定する.
② 炭水化物エネルギー比率：50～60％（単糖類や二糖類である果物や砂糖は控えめに）.
③ たんぱく質エネルギー比率：15～20％（良質のたんぱく質で脂肪量の少ない物）.
④ 脂質エネルギー比率：20～25％（飽和脂肪酸は，4.5％以上7.0％未満）.
⑤ 食物繊維：25 g/ 日以上.
⑥ アルコール：禁酒（節酒の場合は 25 g/ 日程度）.
⑦ 抗酸化作用のあるビタミン：β-カロテン，ビタミン B_2・C・E を積極的にとる.
⑧ 鉄：男性 7.0 mg/ 日，女性 10.5 mg/ 日.
⑨ コレステロール：200 mg/ 日未満（非肥満 NAFLD では控える）.

（3） 栄養教育のポイント
① 生活習慣の是正のために行動変容をはかる必要があり，行動科学的アプローチが近道である.
② 脂肪肝には危機感をもっていない患者が多いため，アルコール性・非アルコール性に関わらず脂肪肝の危険性への理解を深めるよう指導する.

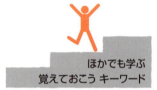

ほかでも学ぶ
覚えておこう キーワード

肝臓，胆嚢，膵臓の働き
→ 人体の構造と機能及び疾病の成り立ち

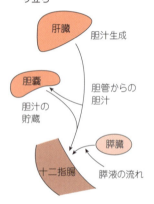

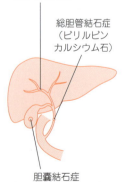

図 4.6 胆石ができる場所と分類

11 胆石症，胆囊炎

11.1 疾患の概要
胆石（galstone）は，胆汁の排泄路である胆管や胆嚢の中で胆汁成分が固まってできた固形物で，これによる病的状態を**胆石症**という．胆石のできた場所により，胆嚢結石症，総胆管結石症，肝内結石症と呼ばれる（**図 4.6**）.

11.2 疫学
① 胆石保有者の総数は，厚生労働省医療統計局「国民基礎調査」による推計総数では，平成 2 年度までは増加しており，その後の疫学調査は実施されていないが増加していると推測されている.
② 種類別では黒色石の増加がみられる.

11.3　病態

　胆石は２種類に大別され(図4.6)，それぞれに原因が異なる．胆嚢炎の90％以上は胆石が原因で発症するといわれ，ほかに胆嚢の血行障害などでも発症する．

11.4　症状

　胆石があるからといって，必ずしも痛みが出るとは限らない．腹痛の症状を呈する患者は約半数といわれている．

　胆石に関連して起こる腹痛を**胆石発作**と呼び，食後，とくに高脂肪食を摂取した後や過食，ストレスで誘発される．痛みの部位はみぞおちから右の上腹部で，背中や右肩などへの放散痛がある．その他，悪心・嘔吐などの症状があるが，胆石特有ではない．

　急性胆嚢炎を起こすと，疼痛，発熱，黄疸などの症状が現れる．とくに上腹部の疼痛，発熱，黄疸がそろったときには急性胆管炎の併発が疑われる．

11.5　診断

　血液検査と画像検査が行われる．

① 血液検査：胆道系酵素(ALP，LAP，γ-GTP)上昇．急性炎症時は，CRP，白血球上昇．
② 画像診断(腹部超音波，CT)
・急性胆嚢炎：胆嚢腫大，胆嚢壁の肥厚．
・慢性胆嚢炎：胆嚢萎縮，胆嚢壁の肥厚．

11.6　治療方法

（1）　胆石症

【胆嚢結石症】　入院し，腹腔鏡下胆嚢摘出術が行われる．無症状の場合は経過観察となる．バランスのよい食事，規則正しい食習慣などを心がけ，暴飲暴食は避ける．

【総胆管結石症】　症状の有無に関係なく，内視鏡的結石摘出術が選択される．無症状でも将来，胆管炎などを発症することを考慮して検査を行う．

【肝内結石症】　胆嚢結石や総胆管結石と比較して，治療が困難で再発も多い．

（2）　胆嚢炎

　薬物療法として，コレステロール胆石で胆嚢機能が保たれている場合は，経口胆石溶解薬として，催胆薬(胆汁酸利胆薬：ウルソデオキシコール酸，ケノデオキシコール酸)の投与が有効である．

第4章　消化器疾患の栄養アセスメントと栄養ケア

11.7　栄養アセスメントと栄養ケア

　胆石症や胆嚢炎は不規則な食生活，過食，高脂肪食，精神的・肉体的疲労などが誘因で発症することが多いため，身体評価や生化学検査値などを経時的にモニタリングする（表4.20）.

（1）　栄養アセスメント

① 食生活や摂取栄養量を聴取する.

② 身体計測（BMI，ウエスト周囲径，体脂肪量，徐脂肪量など）と血液検査値（アルブミン，肝機能，脂質代謝など）を評価する.

（2）　栄養量の設定

① エネルギー：肥満を呈する場合 25 ～ 30 kcal/IBW kg/ 日に設定する.

② たんぱく質：1.2 ～ 1.3g/kg/ 日.

③ 脂質エネルギー比率：15 ～ 25%.

（3）　栄養教育のポイント

① 1日3食，バランスのとれた食事を心がける.

② 炎症の回復期では，下痢や便秘の有無をみながら消化のよい食事から徐々に食物繊維の量を増加させる. 食物繊維をとることでコレステロールの過剰摂取を予防できる.

③ 脂肪はマーガリン，バター，マヨネーズなど消化のよい乳化油を利用する.

④ 一度の食事量が多かったり，空腹時間が長過ぎたりすると胆嚢うっ血が起こり胆石が形成されやすくなるため，適量で規則正しい食生活を送る.

表4.20　**生化学アセスメント項目**

検査データ（単位）	基準値	異常値の臨床状態（例）
Alb（g/dL）	3.8 ～ 5.2	低値：低栄養，慢性肝障害，肝不全
Hb（g/dL）	男：12.5 ～ 17.0 女：11.5 ～ 15.0	貧血<10
AST（GOT）（IU/L）	10 ～ 35	100 ～ 500：胆汁うっ血，胆石症，肝炎，心筋梗塞で増加
ALT（GPT）（IU/L）	5 ～ 40	肝炎で増加
ALP（IU/L）	115 ～ 359	胆汁うっ滞，閉塞性黄疸肝，胆道疾患で増加
γ-GTP（IU/L）	男：12 ～ 70 女：9 ～ 28	胆汁うっ滞，胆石症，アルコール性肝障害，閉塞性黄疸，肝がん，慢性肝炎などで増加
血清ChE（IU/L）	168 ～ 470	低値：低栄養，肝機能
T-Bil（mg/dL）	0.2 ～ 1.0	胆汁うっ滞，閉塞性黄疸で増加
CRP（mg/dL）	0 ～ 0.3	高値：炎症

参考：中東真紀，「胆石症・胆嚢炎」，細谷憲政 総監，『疾患別の病態と栄養管理』，〈ビジュアル臨床栄養実践マニュアル 第2巻〉，小学館（2003），p.146 ～ 147.

12 膵炎

12.1 疾患の概要

【慢性膵炎】 膵臓の持続あるいは反復する炎症の結果，内部に不規則な線維化などの慢性変化が生じ，膵外分泌・内分泌機能の低下をきたす疾患である．

【急性膵炎】 何らかの原因で活性化された膵酵素による膵臓組織の自己消化を本態とする，激しい炎症が進展する疾患である．

12.2 疫学

① 厚生労働省難治性膵疾患に関する調査研究班の全国調査によると，2011(平成23)年1年間に慢性膵炎で全国の医療機関を受診した患者数は約6万7000人で，人口10万あたり52.4人，新規発症では約1万8000人，人口10万人あたり14.0人と推定されている．

② 男女比は4.6：1と，男性は女性の4倍以上である．

12.3 病態

慢性膵炎の原因の大部分はアルコールで，次いで原因不明，胆石の順である．

12.4 症状

① 慢性膵炎の典型的な症状は，消化不良や糖尿病などである．これらの症状が現れる前ではおもに上腹部痛や腰背部痛で，ほかに嘔気・嘔吐，腹部膨満感，腹部重圧感，全身倦怠感などがある．

② 膵臓痛は，食直後ではなく数時間後にみられ，暴飲暴食や脂肪・アルコール摂取などで起こりやすい．

③ 非代償期まで進行すると，腹痛などの症状は軽減することはあるが，膵臓の機能低下により消化不良に伴う下痢，脂肪便，体重減少や糖尿病による口渇・多尿などが出現する．

12.5 診断

慢性膵炎は，① 画像所見，② 組織所見，③ 症状，④ 血液検査・膵酵素・膵外分泌機能・アルコール飲酒歴などで診断する．血液検査と画像検査が行われる．

病期の診断は，腹痛に対して腹部超音波検査，CTや超音波内視鏡検査で行い，膵外・内分泌機能障害の程度から代償期・移行期・非代償期に分けられる．

ほかでも学ぶ 覚えておこう キーワード

膵臓の外分泌（膵液），内分泌（インスリン，グルカゴン）
➡ 人体の構造と機能及び疾病の成り立ち

ほかでも学ぶ 覚えておこう キーワード

コレシストキニン・パンクレオザイミン，セクレチン
➡ 人体の構造と機能及び疾病の成り立ち

国家試験ワンポイントアドバイス

膵炎は，国試で頻繁に出題される．急性膵炎と慢性膵炎の症状，臨床検査値，食事療法の違いを学習しよう．

膵石症
膵石は膵管内に形成された石で、慢性膵炎の4割にみられる。

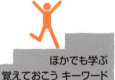

オッディ括約筋
➡人体の構造と機能及び疾病の成り立ち

12.6 治療方法

基本は生活指導，食事指導および薬物治療である．

（1） 非薬物療法

【慢性膵炎】 膵石に対して体外衝撃波結石破砕療法を行う．

【急性膵炎】 薬物療法に対する重症例には，緊急外科手術による壊死組織の除去などが必要．

（2） 薬物療法

【慢性膵炎】

・急性増悪時は急性膵炎に準じる．
・慢性膵炎代償期：タンパク分解酵素阻害薬を内服．疼痛管理を行う．
・慢性膵炎非代償期：消化酵素による消化の補助．インスリンによる血糖管理．

【急性膵炎】

・疼痛管理：非麻薬性鎮痛薬．コントロール不良であれば麻薬性鎮痛薬を用いる．硫酸アトロピンを併用しオッディ括約筋の収縮を抑制する．
・タンパク分解酵素阻害薬（静脈投与）など．

12.7 栄養アセスメントと栄養ケア

膵炎は，病期によって食事療法が異なる．とくに慢性膵炎の治療は長期にわたることが多く，病態を随時評価しながら，個々の症状にあわせた適切な栄養管理を選択する．

（1） 栄養アセスメント

体重変化などの計測値，アルブミンなどの生化学検査値に基づき栄養の過不足を評価する．急性期は疼痛が強く，食欲不振となることが多いため，静脈栄養を考慮する．また，膵内分泌β細胞の減少による膵性糖尿病の場合は，血糖値をモニターしながら糖質量などの栄養量を設定する．

（2） 栄養量の設定

急性膵炎では，膵液の分泌を防ぎ，膵臓を十分に安静させるために，回復期に入る前までは原則として絶飲絶食とし，輸液による栄養管理を行う．急性膵炎の回復期および慢性膵炎の栄養基準を表4.21，4.22に示す．

（3） 栄養教育のポイント

膵炎の食事療法のポイントは，脂肪の制限と必要栄養量の確保にある．非代償期で3回の食事で栄養量が確保できない場合は，食事の回数を増やすなどの工夫をする．また禁酒は慢性膵炎の進行を抑制できると考えられており，原則禁酒とする．

12 膵炎

表 4.21 急性膵炎の栄養基準例

	回復期1	回復期2	回復期3	安定期
エネルギー(kcal)	500	900	1,200	1,800
たんぱく質(g)	10	20	40	60
脂質(g)	1以下	5以下	5～10	25以下
糖質(g)	120	200	240	340

表 4.22 慢性膵炎の栄養基準例

	代償期	移行期	非代償期
エネルギー(kcal)	1,000～1,200	1,600～1,800	1,600～1,800
たんぱく質(g)	40	60～80	60～80
脂質(g)	10～15	20～30	40～50
糖質(g)	180～250	280～300	250～280

代償期：疼痛出現予防のための基準例．非代償期：消化吸収障害による低栄養予防のための基準例．

復習問題を解いてみよう
https://www.kagakudojin.co.jp

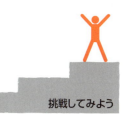

挑戦してみよう

第5章

循環器疾患の栄養アセスメントと栄養ケア

この章で学ぶポイント

★高血圧,動脈硬化症,狭心症,心筋梗塞,心不全,脳出血・脳梗塞のそれぞれの原因,病態,症状について理解し,診断,治療の概要を把握しよう.

★対象者(患者)の栄養管理の必要性について理解し,栄養管理プロセスについて学ぼう.

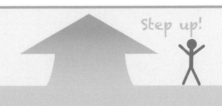

◆学ぶ前に復習しておこう◆

血圧
血管内の圧力のことで,一般的には上腕動脈の血圧のことをいう.

LDLコレステロール
低比重リポタンパク質のこと.肝臓から各細胞組織に送られるコレステロールである.

HDLコレステロール
高比重リポタンパク質のこと.各細胞組織から肝臓に送られるコレステロールである.

アシドーシス,アルカローシス
pH7.35〜7.45を正常値とし,酸性に傾くことをアシドーシス,アルカリ性に傾くことをアルカローシスという.

1 高血圧

1.1 疾患の概要

血圧が高い状態が持続する病態を指す．高血圧は原因が特定できない**本態性高血圧**と，明らかな基礎疾患がある**二次性高血圧**とに分類される．

1.2 病態

本態性高血圧は遺伝や環境因子などが関係し，二次性高血圧は多くの疾患が原因となる（表5.1）．本態性高血圧は，全高血圧患者の約9割を占める．

ほかでも学ぶ
覚えておこう キーワード

血圧
➡ 人体の構造と機能及び疾病の成り立ち

表5.1 高血圧の原因

本態性高血圧の原因	二次性高血圧の原因となる疾患
・遺伝因子 　レニン・アンギオテンシン・アルドステロン系 　交感神経系 　ナトリウム調節系　など	・腎実質性高血圧 ・腎血管性高血圧 ・原発性アルドステロン症 ・クッシング症候群 ・褐色細胞腫
・環境因子 　肥満 　喫煙 　加齢 　身体活動量の低下 　アルコールの過剰摂取 　食塩の過剰摂取　など	・甲状腺機能低下症 ・甲状腺機能亢進症 ・副甲状腺機能亢進症 ・大動脈縮搾症 ・脳幹部血管圧迫 ・睡眠時無呼吸症候群 ・薬剤誘発性高血圧

＊本態性高血圧は，遺伝因子と環境因子が相互に作用して発症する．

1.3 症状

高血圧特有の症状は乏しい．発症初期には症状を認めないが，重症では頭痛，悪心・嘔吐，視覚障害，痙攣（けいれん）などが生じる．また，高血圧の持続は脳梗塞や脳出血，虚血性心疾患，心不全，腎障害などの危険因子となる．

1.4 診断

日本高血圧学会の「成人における血圧値の分類」（表5.2）に基づいて診断されるが，高血圧の基準値は診察室血圧，家庭血圧，24時間自由行動下血圧（表5.3）で異なることを忘れてはならない．また，高血圧の診療では白衣高血圧，仮面高血圧にも注意する．

さらに，病歴や身体所見，検査所見より，二次性高血圧の鑑別，心疾患や腎疾患などの合併症の評価を行う．

白衣高血圧
通常は正常血圧であるのに，病院などで医療スタッフが血圧測定したときには高血圧を示すものをいう．

仮面高血圧
病院などで血圧測定したときには正常血圧であるが，自宅などで測定すると高血圧を示すものをいう．

カルシウム拮抗薬
血管平滑筋細胞へのカルシウムイオン（Ca^{2+}）流入を抑制し，血管拡張作用をもたらす．

アンギオテンシンⅡ受容体拮抗薬（ARB）
アンギオテンシンⅡのタイプ1受容体に結合し，アンギオテンシンⅡの作用（血管収縮，体液貯留，交感神経活性亢進作用）を阻害する．

アンギオテンシン変換酵素（ACE）阻害薬
ACEを阻害して，アンギオテンシンⅡの産生を抑制する．

利尿薬
腎尿細管でのNa再吸収を抑制し，循環血液量を減少させる．

β遮断薬
β1受容体を遮断し，心拍出量の低下，レニン産生の抑制，中枢での交感神経抑制作用などにより降圧する．

24時間蓄尿によるNa排泄量測定
食塩摂取量(g/日) = 1日尿中Na排泄量(mEq/日) ÷ 17

随時尿のNa排泄量からの推計
24時間尿Na排泄量(mEq/日) = $21.98 \times \left[\dfrac{随時尿Na濃度(mEq/L)}{随時尿Cr濃度(mg/L)} \times 24時間尿Cr排泄量推定値(mg/日)\right]^{0.392}$

24時間尿Cr排泄量推定値(mg/日) = −2.04 × 年齢 + 14.89 × 体重(kg) + 16.14 × 身長(cm) − 2244.45

さらに食塩摂取量(g/日)は，以下の式で換算する．
食塩摂取量(g/日) ≒ 24時間尿Na排泄量(mEq/日) × 0.0585

表5.2 成人における血圧値の分類（診察室血圧）

分類	収縮期血圧（mmHg）		拡張期血圧（mmHg）
正常血圧	<120	かつ	<80
正常高値血圧	120〜129	かつ	<80
高値血圧	130〜139	かつ/または	80〜89
Ⅰ度高血圧	140〜159	かつ/または	90〜99
Ⅱ度高血圧	160〜179	かつ/または	100〜109
Ⅲ度高血圧	≧180	かつ/または	≧110
（孤立性）収縮期高血圧	≧140	かつ	<90

参考：日本高血圧学会高血圧治療ガイドライン作成委員会，「高血圧治療ガイドライン2019」，日本高血圧学会．

表5.3 異なる測定法における高血圧基準

	収縮期血圧（mmHg）		拡張期血圧（mmHg）
診察室血圧	≧140	かつ/または	≧90
家庭血圧	≧135	かつ/または	≧85
自由行動下血圧			
24時間	≧130	かつ/または	≧80
昼間	≧135	かつ/または	≧85
夜間	≧120	かつ/または	≧70

参考：日本高血圧学会高血圧治療ガイドライン作成委員会，「高血圧治療ガイドライン2019」，日本高血圧学会．

1.5 治療方法

生活習慣の修正を行い，効果が不十分ならば薬物療法を行う．主要な降圧薬として，カルシウム拮抗薬，アンギオテンシンⅡ受容体拮抗薬（angiotensin Ⅱ receptor blocker, ARB），アンギオテンシン変換酵素（angiotensin converting enzyme, ACE）阻害薬，利尿薬，β遮断薬があり，患者の病態にあわせて使用する．

1.6 栄養アセスメントと栄養ケア

身体計測値や臨床検査値により栄養状態を評価し，食生活習慣とその背景要因についても確認する．まず生活習慣の修正が重要であり，日本高血圧学会より「**生活習慣の修正項目**」が示されている（表5.4）．

減塩：食塩6g/日未満とする．食塩摂取量の評価には，24時間蓄尿によるナトリウム（Na）排泄量測定，随時尿のNa排泄量からの推計，管理栄養士による食事調査などがある．

野菜，果物：野菜や果物の積極的な摂取で，カリウム，カルシウム，マグネシウム，食物繊維をとる．

表 5.4　生活習慣の修正項目

1．減塩	6 g/日未満
2 a．野菜・果物	野菜・果物の積極的摂取*
2 b．脂質	コレステロールや飽和脂肪酸の摂取を控える 多価不飽和脂肪酸，低脂肪乳製品の積極的摂取
3．減量	BMI[体重(kg)÷身長(m)^2]が25未満
4．運動	軽強度の有酸素運動(動的・静的筋肉負荷運動)を毎日30分または180分/週以上行う
5．節酒	エタノールで男性20〜30 mL/日以下，女性10〜20 mL/日以下
6．禁煙	禁煙と受動喫煙の防止に努める
7．その他	防寒や情動ストレスの管理

＊生活習慣の複合的な修正はより効果的である．
＊カリウム制限が必要な腎障害患者では，野菜・果物の積極的摂取は推奨しない．肥満や糖尿病患者などエネルギー制限が必要な患者における果物の摂取は 80 kcal/日程度にとどめる．
参考：日本高血圧学会高血圧治療ガイドライン作成委員会，「高血圧治療ガイドライン 2019」，日本高血圧学会．

脂質：コレステロールや飽和脂肪酸の摂取を控え，n-3系多価不飽和脂肪酸を積極的に摂取する．

エネルギー：内臓脂肪が多いと高血圧の発症リスクが高まるため，肥満がある場合は肥満を是正し，適正体重を維持できるようエネルギー量を設定する．体重を1 kg落とすことで，収縮期血圧および拡張期血圧に，約1 mmHgの降圧効果が期待できる．

アルコール：慢性的な飲酒は交感神経を活性化させて，高血圧の原因となる．エタノール換算で，男性は20〜30 mL/日，女性は10〜20 mL/日以下にする．

その他栄養素については，「日本人の食事摂取基準」を参考に対象にあわせて決定する．減塩を続けることによって，味覚は比較的早くから薄味に慣れるようになる．しかし，厳格な減塩食によるQOLの低下(食事摂取量低下など)がみられる場合は，注意が必要である(とくに高齢者)．カルシウム拮抗薬を服用している場合は，薬の効果を強めてしまうため，グレープフルーツジュース(グレープフルーツ)の摂取を控える．

2　動脈硬化症

2.1　疾患の概要

動脈硬化は，動脈壁の肥厚や弾力性の低下，内腔の狭小化を意味し，表5.5に示すように3つのタイプに分類される．タイプによって，発生原因や発症する疾患も異なる．**動脈硬化症**は，動脈硬化と関連した疾患の総称である．

DASH食

野菜，果物，低脂肪乳製品などを中心とした食事(コレステロールと飽和脂肪酸が少なく，カリウム，カルシウム，マグネシウム，食物繊維が多い)，いわゆる**DASH食**(dietary approaches to stop hypertension)に血圧低下作用が示され，「高血圧治療ガイドライン 2014」においても，野菜・果物を積極的に摂取し，コレステロールや飽和脂肪酸の摂取を控えることが推奨されている．

国家試験ワンポイントアドバイス

高血圧患者では生活習慣の見直しが重要である．DASH食も参考にし，生活習慣の修正項目の内容はしっかり覚えておこう．

薬と栄養・食事の相互作用
第16章も参照．

ほかでも学ぶ
覚えておこう キーワード

動脈の構造
➡人体の構造と機能及び疾病の成り立ち

表5.5 動脈硬化の分類と関連疾患

動脈硬化の種類	病理学的特徴	きたしうる疾患
粥状硬化 [大型～中型動脈]	内膜の硬化 潰瘍化 粥腫（アテローム）	・虚血性心疾患 ・胸部・腹部大動脈瘤 ・脳梗塞
モンケベルグ型動脈硬化 [中型動脈]	中膜の輪状石灰化	・狭窄は生じず，臨床的意義は少ない
小動脈硬化 [臓器内の小動脈]	内膜の線維性肥厚 内膜の硝子様変性による肥厚	・脳出血 ・腎硬化症 ・ラクナ梗塞

2.2 病態

　動脈硬化を引き起こす危険因子には，加齢，性別（男性に多い），高血圧，脂質異常症，糖尿病，高尿酸血症，喫煙，肥満（とくに内臓脂肪型肥満），運動不足，ストレスなどがある．複数の因子が重なるほど，発症リスクは増加する．3つのタイプの動脈硬化のうち，最も多いのは**粥状硬化（アテローム性動脈硬化）**である．粥状硬化の機序として，以下のようなことが考えられる．

① 高血圧，脂質異常，喫煙などにより，血管内皮細胞が障害され，単球やTリンパ球，LDLコレステロールなどが内膜内に入る．内膜内に入った単球は，マクロファージに分化する．

② LDLコレステロールは内膜内で酸化される．マクロファージは，この酸化LDLコレステロールを取り込み，泡沫細胞となるが，やがて壊死し，コレステロールが残る．中膜平滑筋細胞が内膜へ侵入・増殖し，結合線維を分泌し，病変（プラーク）が肥厚する．脂質に富むプラークを**粥腫（アテローム）**という．

③ プラークが大きくなると，血管腔が狭くなる．また，プラークが破れると，その部位に血栓が形成され，急速に狭窄や閉塞を生じ，不安定狭心症や急性心筋梗塞を引き起こす．

2.3 症状

　動脈硬化症では，血管の狭窄・閉塞が起こる部位によって生じる疾患が異なる．たとえば粥状硬化によって虚血性変化が起こる場合，脳では脳梗塞を生じ，心臓の冠動脈では虚血性心疾患（狭心症，心筋梗塞）を生じる．

2.4 診断

　粥状硬化では，足関節上腕血圧比や血管雑音を確認し，レントゲン写真による血管石灰化の有無，頸動脈エコーによる血管の内膜・中膜肥厚やプラークの観察，CT・MRI・カテーテル検査による血管造影で，血管の狭窄や閉塞の確認を行う．

女性の動脈硬化

閉経前の女性では，男性に比べて動脈硬化になりにくい．これは，LDLコレステロールの代謝を促すエストロゲンの影響による．女性でも閉経を過ぎると動脈硬化になりやすくなる．

ほかでも学ぶ
覚えておこう キーワード

マクロファージ，Tリンパ球，LDLコレステロール
➡人体の構造と機能及び疾病の成り立ち

足関節上腕血圧比

足関節収縮期血圧÷上腕収縮期血圧で算出する．0.9未満で血行障害．下肢を支配する動脈の狭窄・閉塞により，動脈拍動が触知しにくくなり，下肢の血圧が低下する．

2.5 治療方法

動脈硬化を引き起こす危険因子の改善が基本となる．粥状硬化では，LDL コレステロール値低下によってプラーク内の脂質が減少し，虚血性心疾患の予防となる．

2.6 栄養アセスメントと栄養ケア

動脈硬化を引き起こす高血圧，脂質異常症，糖尿病，高尿酸血症，内臓脂肪型肥満がある場合には，それらを改善するための食事療法を行う．動脈硬化症に関して，日本動脈硬化学会より「**動脈硬化性疾患予防のための食事**」が示されている（**表 5.6**）．

エネルギー：適正体重を維持できるようにする．現在のエネルギー摂取量より 250 kcal 程度減らすと，約 1 か月で 1 kg 体重を落とすことができる．

脂質：総エネルギーの 20〜25％とし，飽和脂肪酸を減らし，n-3 系多価不飽和脂肪酸の摂取量を増やすなど，脂質の質に注意する．

炭水化物：総エネルギー摂取量の 50〜60％とし，食物繊維を積極的にとる．

食塩：目標は 6 g/ 日未満とする．

アルコール：25 g/ 日以下とする．

動脈硬化を引き起こす危険因子
日本動脈硬化学会より，「動脈硬化性疾患予防のための包括的リスク管理チャート」が示されており，危険因子層別に各疾患の管理や生活習慣の改善，薬物療法を行う．

高血圧
p.103 参照．

脂質異常症
第 3 章参照．

糖尿病
第 3 章参照．

高尿酸血症
第 3 章参照．

内臓脂肪型肥満
第 3 章参照．

表 5.6　動脈硬化性疾患予防のための食事

1. 標準体重の維持を心がける
2. 脂質エネルギー比率を 20〜25％にする
   飽和脂肪酸エネルギー比率を 4.5％以上，7％未満にする
   コレステロール摂取量を 200 mg/ 日未満に抑える
3. n-3 系多価不飽和脂肪酸の摂取を増やす
4. 炭水化物エネルギー比率を 50〜60％とし，食物繊維の摂取を増やす
5. 食塩の摂取は 6 g/ 日未満を目標にする
6. アルコール摂取を 25 g/ 日以下に抑える

日本動脈硬化学会編，「動脈硬化性疾患予防ガイドライン 2017 年版」，日本動脈硬化学会（2017）より引用．

3　虚血性心疾患（狭心症，心筋梗塞）

3.1 疾患の概要

前述した粥状硬化によって，心臓の冠動脈で**虚血性変化**が起こると，狭心症や心筋梗塞が生じる．この両疾患をあわせて**虚血性心疾患**（**冠動脈疾患**）という．

3.2 病態

狭心症は，一時的に心筋虚血が起こり，心筋が酸素不足になった状態で

虚血性変化
血行動態が障害されること．血行動態とは，全身を流れる血液（血流）の状態のことである．

運動負荷試験
運動により心血管系に負荷を与え，心電図をとる。これにより安静時にはみられない潜在性の異常がわかる。

ホルター心電図
携帯型の心電図記録器で，長時間にわたって記録をとる。日常生活でいつ起こるかわからない不整脈や狭心症がわかる。

心筋シンチグラフィ
放射線同位元素を投与後，放出される放射線量を撮影し，コンピュータ処理をして画像にし，血行動態，代謝動態などを評価する。心筋血流（心筋虚血），心筋バイアビリティ（心筋生存能），心機能（心血管内腔の描出）がわかる。

心臓カテーテル検査
カテーテルを心腔や血管内に挿入し，血行動態および形態を評価する。心血管系の各所における内圧，容積，心拍出量，ガス分圧，心血管内腔の形態がわかる。

単純X線検査
心陰影，肺血管陰影などにより，心血管系の形態および血行動態を評価する。心房・心室の拡大，肺うっ血，肺水腫，胸水，うっ血性心不全の有無と程度，肺高血圧などがわかる。

心臓超音波検査（心エコー）
扇状に反射エコーを連ね，構造物の断層像を得る。心血管の構造と動態の全体像がわかる。

経皮的冠動脈インターベンション
虚血性心疾患に対し，カテーテルを用いてバルーンやステントなどを狭窄部位へ送り込み，血管内腔を広げて血管を形成，または再灌流させる治療法の総称である。

冠動脈バイパス術
冠動脈の狭窄部よりも末梢と大動脈をバイパスでつなぎ，末梢への血流を確保する外科的治療である。

ある。また**心筋梗塞**は，心筋虚血により心筋が壊死を起こした状態をいう。動脈硬化を原因として，加齢，性別（男性に多い），脂質異常症，高血圧，糖尿病，肥満，ストレス，喫煙，家族歴などが危険因子となる。

3.3 症状

【狭心症】 主症状は胸痛である。絞扼感，圧迫感，不快感などがあるが，安静によって数分程度で治まる。また，ニトログリセリンの舌下投与により，数分で痛みがなくなる。高齢者や糖尿病患者では，胸痛を伴わない（無痛性心筋虚血）場合もあるので注意する。

【心筋梗塞】 冷汗を伴う激しい胸痛が，20分から数時間持続する場合もある。ニトログリセリンの舌下投与でも痛みは消えない。肩への痛みの放散や背部痛，のどの痛みを訴えることもある。また，無症状（無痛性心筋虚血）の場合もある。不整脈や心不全などの合併症を認めることがある。

3.4 診断

【狭心症】 心電図検査，運動負荷試験，ホルター心電図，心筋シンチグラフィ，CT，MRI，心臓カテーテル検査などで行う。

【心筋梗塞】 血液検査（クレアチンホスホキナーゼ，アスパラギン酸アミノトランスフェラーゼ，乳酸脱水素酵素，C反応性タンパク質，CK-MB，トロポニンTなど），心電図検査，単純X線検査，心臓超音波検査（心エコー），心臓カテーテル検査などで行う。

3.5 治療方法

【狭心症】 抗狭心症薬（硝酸薬，β遮断薬，カルシウム拮抗薬）を中心とした薬物療法を行い，経過によっては血管内腔拡張のための**経皮的冠動脈インターベンション**（percutaneous coronary intervention, **PCI**）やバイパス形成のための冠動脈バイパス術（coronary artery bypass grafting, CABG）を考慮する。

【心筋梗塞】 初期治療（塩酸モルヒネ，酸素，硝酸薬，アスピリン投与）とともに，迅速な再灌流療法を行う。再灌流療法には血栓溶解薬（t-PA，ウロキナーゼ）を用いた血栓溶解療法やPCI，CABGがある。急性期以後は，再発予防のためにHMG-CoA還元酵素阻害薬，β遮断薬，ACE阻害薬，ARB，抗血小板薬などが使用される。また，血栓のリスクがある場合は，抗凝固薬（ワーファリンなど）が処方される。

さらに，長期予後の改善のためには，狭心症・心筋梗塞に共通して，禁煙や食事を含めた生活習慣の見直しが必要である。

3.6 栄養アセスメントと栄養ケア

「心筋梗塞二次予防に関するガイドライン（2011年改訂版）」では，危険因子となる病態別に栄養基準を示している．

① 血圧管理
・塩分 6 g/ 日未満とする．
・アルコール摂取量をエタノール換算で 30 mL/ 日未満とする．
・毎日 30 分以上の定期的な中等度の運動が高血圧の治療と予防に有用である．

② 脂質管理
・体重を適正に保つ（BMI ＝ 22 kg/m^2）．
・脂肪の摂取量を総エネルギーの 25％ 以下に制限する．
・飽和脂肪酸の摂取量を総エネルギーの 7％ 以下に制限する．
・多価不飽和脂肪酸，とくに n-3 系多価不飽和脂肪酸の摂取量を増やす．
・コレステロール摂取量を 300 mg/ 日以下に制限する．

③ 体重管理
・BMI を 18.5 ～ 24.9 kg/m^2 の範囲に保つように，エネルギー摂取と消費のバランスを考慮し，指導する．

④ 糖尿病管理
糖尿病を合併する患者ではヘモグロビン A1c 7.0％ 未満を目標に，体格や身体活動量などを考慮して適切なエネルギー摂取量を決定し，管理する．

心筋梗塞の急性期は絶食とし，静脈栄養法で栄養管理をし，血行動態が安定してきたら経口栄養法に移行する．食事開始時は流動食から開始し，軟菜食，普通食へと徐々に形態を移行していく．LDL コレステロール値 / HDL コレステロール値比が，心筋梗塞発症に影響することがわかってきている．そのため，基準値以内だとしても LDL コレステロール値はなるべく低く，HDL コレステロール値はなるべく高く維持する．LDL コレステロールの増加には飽和脂肪酸とトランス脂肪酸が関わるため，これらの摂取量を減らすとよい．LDL コレステロールの低下には多価不飽和脂肪酸，食物繊維，大豆たんぱく質が関わるため，これらの摂取量を増やすとよい．

ワルファリンを服用している場合は，薬の作用が減弱するため，ビタミン K の摂取を控える．ビタミン K を多く含む食品は，納豆，緑黄色野菜，ブロッコリーなどである．

飽和脂肪酸
乳製品や肉類に多く含まれる．

トランス脂肪酸
構造中にトランス型の二重結合をもつ不飽和脂肪酸．水素を付加して硬化した部分硬化油を製造する過程で発生する．マーガリンやショートニングなどに多く含まれるため，これらを原料とする洋菓子類，スナック菓子，生クリームなどに含有される．

4 心不全

4.1 疾患の概要

心不全とは，心臓のポンプ機能が低下し，身体が必要とする血液量を供

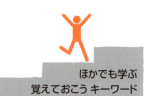

心臓のポンプ機能
➡人体の構造と機能及び疾病の成り立ち

給できない状態をいう．

4.2 病態

心不全には急性心不全と慢性心不全がある．**急性心不全**の原因には急性心筋梗塞，肺塞栓や不整脈が多く，**慢性心不全**の原因には高血圧，心筋症，弁膜症や先天性心疾患など，さまざまなものがある．

4.3 症状

左心不全の特徴は肺うっ血で，呼吸困難，息切れ，発作性夜間呼吸困難，**起座呼吸**（起坐呼吸），**喘鳴**が起こる．また，右心不全では体静脈うっ血により，**頸静脈怒張**，浮腫，腹水，体重増加などを呈する．

4.4 診断

心雑音や肺雑音を聴取し，脈拍や血圧の異常を把握する．血液検査では，肝腎機能や電解質異常，栄養状態の確認を行う．また，**脳性ナトリウム利尿ペプチド**（brain natriuretic peptide，**BNP**）は循環血液量の負荷も含めた心室筋障害の指標とされ，心不全の診断および予後の判定に有用である．

血液ガス分析によって酸素や二酸化炭素の分圧や，アシドーシスやアルカローシスの有無を確認する．胸部X線検査によって肺うっ血や心陰影拡大などを確認する．CT，MRI，心臓超音波検査（心エコー）なども行う．

4.5 治療方法

【急性心不全】 拍出量を改善するために，利尿薬，硝酸塩，心房性ナトリウムペプチド，カテコールアミンなどを用いた薬物療法を行う．重症の場合は，ペースメーカーや経皮的心肺補助循環装置，人工呼吸器などを用いる．身体的・精神的に安静を保つ．

【慢性心不全】 急性心不全と同様に身体的・精神的な負荷を避け，栄養管理，適度の運動を考慮する．薬物療法は利尿薬，ACE阻害薬，ARB，β遮断薬を中心とし，ジギタリスといった強心薬などを用いる．血栓のリスクがある場合は，抗凝固薬（ワルファリンなど）も使用される．

4.6 栄養アセスメントと栄養ケア

【急性心不全】 発症前に栄養状態が良好であっても，急速なタンパク異化により栄養状態が悪化する．タンパク質出納の把握には，**窒素バランス**を用いる．また，急激な代謝変動を鋭敏に反映する生化学的データ（**ラピッドターンオーバープロテイン**など）を指標とする．

人工呼吸器を使用している場合は，呼吸に要する代謝量が必要なくなるため，基礎代謝量×0.8を基本とし，ストレス係数を加味した上で必要エ

起座呼吸（起坐呼吸）
仰臥位では静脈環流量が増加し，肺うっ血が助長され，呼吸困難が増悪する．そのため，患者は体を起こし，静脈環流量を減少させ，呼吸困難を軽減する姿勢を自然にとるようになる．これを起座呼吸という．

喘鳴
気管や気管支が狭くなることなどで起こる呼吸音のこと．ヒューヒュー，ゼーゼーなどと表現される．

頸静脈怒張
右心系への静脈環流が障害されることで，頸静脈が拡張すること．

ペースメーカー
本来の神経伝達系の代わりとして，心臓に適切な電気刺激を与えることで，心臓の拍動リズムを発生させる医療機器のこと．

経皮的心肺補助循環装置
体外ポンプと模型人工肺を用いた人工心肺装置で，急性期の循環補助に用いられる．

ACE阻害薬
p.104参照．

ARB
p.104参照．

活動係数，ストレス係数
第2章も参照．

ネルギーを算出する．

【慢性心不全】 重症化すると呼吸困難が悪化し，呼吸仕事量や心臓仕事量が増え，基礎代謝の亢進が起こり，PEM（低栄養）を生じやすい．必要エネルギー量は病態によって大きく異なるため，病態に応じて，基礎代謝量に活動係数やストレス係数を考慮し決定する．たんぱく質は，NPC/N 比＝150 程度になるように設定する．

急性期は静脈栄養で体液量・電解質を管理し，血行動態と利尿が安定してきたら水分出納に注意しながら徐々に経口栄養に移行する．「慢性心不全治療のガイドライン（2011 年改訂版）」では，食塩，水分，エネルギーの制限について記載されている．

食塩：重症では 1 日 3 g 以下，軽症では 1 日 7 g 以下とする．過度の食塩制限は食欲不振を招き，低栄養（栄養状態悪化）を助長する場合があるため，気をつける．

水分：重症希釈性低ナトリウム血症をきたした場合には，水分摂取を 1.5～2.0 L/ 日に制限する．

エネルギー：摂取エネルギー量は，20～25 kcal/kg/ 日を目標とする．過体重は心機能を低下させるので，BMI 30 kg/m² 以上の患者では積極的な減量を要する．

ほかの栄養成分については，あわせもつ疾患で食事療法を必要としない限り，特別な制限は必要ない．基礎疾患の食事療法を基本として，体液管理と低栄養予防を行う．

窒素バランス（g/ 日）
たんぱく質摂取量（g/ 日）/6.25 −〔24 時間尿中尿素窒素排泄量（g/ 日）× 5/4〕で算出する．窒素出納ともいう．体内に摂取されたたんぱく質の含有窒素量と，体外へ排泄された窒素量の差によって，生体のタンパク質代謝を評価する．バランスが負の場合はタンパク質異化の状態，正の場合は同化の状態を示す．心不全の急性期では，窒素バランスが改善しバランスが正になると，全身状態が改善方向にあると考えられ，人工呼吸器の離脱時期ともなる．

ラピッドターンオーバープロテイン（rapid turnover protein, RTP）
半減期の短いタンパク質で，急激な栄養状態の変化を評価する指標となる．レチノール結合タンパク（retinol-binding protein, RBP），トランスサイレチン（transthyretin, TTR），トランスフェリン（transferin, Tf）がある．減少していた RTP が増加すると，タンパク合成が亢進していることとなり，栄養管理が適正であるかの判断が可能となる．

5 脳血管障害（脳出血，クモ膜下出血，脳梗塞）

5.1 疾患の概要
脳血管の動脈硬化などの病理的変化や血栓塞栓閉塞などにより，脳の一部に一過性または持続性に虚血あるいは出血を生じる状態をいう．**脳出血**，**クモ膜下出血**，**脳梗塞**などを含む．

5.2 病態
【脳出血】 脳の血管が破裂して起こる．出血場所によってさまざまな機能障害を生じる．脳出血は高血圧が原因となる場合が多い．
【クモ膜下出血】 クモ膜腔に出血を生じた病態で，原因として脳動脈瘤の破裂や脳動静脈奇形がある．
【脳梗塞】 脳血栓と脳塞栓に分けられる．脳血栓にはラクナ梗塞とアテローム血栓性脳梗塞がある．**ラクナ梗塞**は最も頻度が高く，喫煙や加齢，高血圧，糖尿病による脳動脈の穿通枝の狭窄や閉塞（細動脈硬化）が原因で生じる．**アテローム血栓性脳梗塞**は主幹動脈の粥状硬化病変が原因で生じ

希釈性低ナトリウム血症
水分の増加で生じる低ナトリウム血症（血清ナトリウム値が＜ 135mEq/L）のこと．

粥状硬化病変
p.106 参照．

る．病変に生じる血栓などにより，一過性に血管が閉塞して**一過性脳虚血発作**(transient ischemic attack，**TIA**)を生じることがある．TIAは一過性のため，24時間以内に症状は消失するが，先々で起こる大きな梗塞の予兆として注意が必要である．脳塞栓は心臓内あるいは血管内でつくられた血栓が剥離して飛び，脳動脈を閉塞することによって生じる．

5.3　症状

症状は障害部位によって異なる．意識障害，片側麻痺，感覚障害，構音・嚥下障害，失行・失認などがある．

5.4　診断

脳CT，MRI，頸動脈エコー，脳血管造影，心エコーなどにより診断する．

5.5　治療方法

急性期：救命が優先される．脳浮腫の軽減と血圧コントロールを基本とし，抗浮腫療法，抗血栓療法(血栓溶解療法，抗凝固療法，抗血小板療法)，脳保護療法が行われる．

慢性期：薬物療法(降圧薬，脳代謝改善薬，脳循環改善薬，抗凝固薬，血小板凝固抑制薬など)，基礎疾患(高血圧，脂質異常症，糖尿病など)の治療，生活習慣の改善，片麻痺，構音・嚥下障害，失認などの障害に対するリハビリテーションが行われる．

5.6　栄養アセスメントと栄養ケア

脳血管障害に特化した栄養基準はないため，基礎代謝量に活動係数やストレス係数を考慮し，栄養必要量を算出する．

急性期：発症から約1週間の期間をさす．脳の治療を優先しながら経静脈栄養(末梢静脈栄養)を行う．軽症であれば，経腸栄養や経口摂取を始める．**バクテリアルトランスロケーション**を防ぐためにも，なるべく腸を使用するのがよい．

亜急性期：急性期から神経症状が安定するまでの約3～4週間の期間を指す．軽症例では経口摂取を始め，中等度および重症例では経腸栄養を経て経口摂取へと移行する．経腸栄養が難しい場合は，経静脈栄養(中心静脈栄養)を行う．

慢性期：神経症状が安定し，嚥下機能が保たれていれば，経口摂取が中心となる．ただし，経口摂取の場合は嚥下障害による誤嚥に注意する．経口摂取だけで必要な栄養素などが充足できない場合は，経腸栄養を併用し，低栄養の予防や改善に努める．また，再発予防のための基礎疾患(高血圧，脂質異常症，糖尿病など)の栄養ケアプランを考える．

構音障害
発音が正しくできないことをいう．

失行
随意運動ができない状態．

失認
触覚，視覚，聴覚などの感覚に異常がないにもかかわらず，その対象物を認識できない状態．

バクテリアルトランスロケーション
長期間の絶食により，腸粘膜の萎縮が急速に起こり，腸管粘膜の免疫防御機構が破綻することによって，腸内細菌や毒素が体内に侵入することをいう．敗血症や多臓器不全，また炎症性サイトカインが全身に広がり，全身性炎症反応症候群(systemic inflammatory response syndrome，SIRS)の危険も生じる．

国家試験ワンポイントアドバイス
脳血管障害では，急性期から慢性期にかけて選択する栄養法が変化する．とくに慢性期では，嚥下機能や意識障害の有無が鍵となる．嚥下障害で気をつけなければならないことをあわせて覚えておこう．

5 脳血管障害（脳出血，クモ膜下出血，脳梗塞）

　嚥下障害がある場合は，障害の程度について評価を行い，嚥下食のレベルを決める．嚥下食のレベルは，食品および料理の物性（硬さ，凝集性，付着性）で決まる．レベル別の嚥下食には，日本摂食・嚥下リハビリテーション学会より発表された「日本摂食・嚥下リハビリテーション学会嚥下調整食分類2021」などがある．その他，誤嚥を防ぐために喫食時の体位に注意を払い，食事環境への配慮や嚥下リハビリテーションも必要となる．

脳卒中治療ガイドライン2021
2021年に発行された『脳卒中治療ガイド2021』では，入院時に栄養状態，嚥下機能，血糖値を評価すること，意識障害・嚥下障害・状態が不安定な患者は禁食にし，補液を行うことへの推奨などが示されている．

復習問題を解いてみよう
https://www.kagakudojin.co.jp

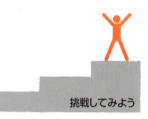

挑戦してみよう

第6章

腎・尿路疾患の栄養アセスメントと栄養ケア

この章で学ぶポイント

★ 急性・慢性糸球体腎炎，ネフローゼ症候群，急性・慢性腎不全，糖尿病性腎症，CKD（慢性腎臓病），尿路結石症のそれぞれの原因，病態，症状について理解し，診断，治療の概要を把握しよう．

★ 血液透析・腹膜透析の概要，導入する場合の症状，診断，両者の違いなどを理解しよう．

★ 対象者（患者）の栄養管理の必要性について理解し，栄養管理プロセスについて学ぼう．

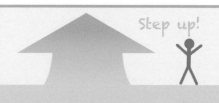

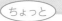
◆学ぶ前に復習しておこう◆

IgA
免疫グロブリンの一種．IgAが腎糸球体のメサンギウム領域に沈着して発症するのがIgA腎症である．

血清クレアチニン
クレアチンリン酸の代謝産物．値をもとに糸球体ろ過量（GFR）を推定した「推算GFR（eGFR）」とともに，腎機能障害の指標として有用である．

クレアチニンクリアランス
腎臓が老廃物をろ過し排泄する能力を計算で求める検査（1分間あたりの血清Crの尿中排泄量）．

エリスロポエチン
おもに腎臓で産生され，赤血球の分化と増殖を促進するホルモン．腎機能低下により産生が障害されると腎性貧血を呈する．

1 急性・慢性糸球体腎炎

1.1 疾患の概要

【急性糸球体腎炎】 急性上気道炎などの発症後に肉眼的血尿，タンパク尿，乏尿，浮腫，高血圧を発症する急性腎炎症候群をいう．小児期から若年期にかけて多くみられる．

【慢性糸球体腎炎】 糸球体に慢性的な炎症が起こり血尿やタンパク尿が出現する．長期間続くと徐々に糸球体が硬化し腎不全に至る．**IgA腎症**，膜性腎症（membranous nephropathy, MN）などが代表的な疾患である．全年代を通してみられる．

1.2 病態

【急性糸球体腎炎】 おもにA群β溶血性連鎖球菌（溶連菌）の感染が原因で発症する．

【慢性糸球体腎炎】 原因として最も多いIgA腎症は，感冒や扁桃腺炎などによりIgAの免疫複合体が糸球体に沈着することにより発症する．

1.3 症状

【急性糸球体腎炎】 血尿，浮腫（顔面，眼瞼，下腿），高血圧が3主徴で，タンパク尿や尿中白血球数の増加，赤血球円柱，白血球円柱などの尿沈渣異常を呈する．免疫物質の一種である補体価（CH50，C3）が減少し，溶連菌感染の場合は抗体価〔抗ストレプトリジンO抗体：ASOやASK（抗ストレプトキナーゼ抗体）〕が増加する．

【慢性糸球体腎炎】 ほとんどが無症状で進行するため，検診などで発見されることが多い．血尿が重要な徴候でタンパク尿も呈する．

1.4 診断

【急性糸球体腎炎】 症状や臨床検査のほか確定診断のために腎生検（病理組織学的検査）を行い，血管内の炎症細胞の増殖，血管壁の補体（C3）の沈着を確認する．

【慢性糸球体腎炎】 IgA腎症では，血清IgA値が上昇する．腎生検では糸球体メサンギウム領域の細胞増殖と補体（C3）の沈着を認める．

1.5 治療方法

【急性糸球体腎炎】 安静のために入院させて降圧剤（ACEI，ARB）や浮腫を改善する利尿薬，炎症を抑制するステロイド剤などが投与される．

【慢性糸球体腎炎】 異常IgAの産生を抑える扁桃摘出術と糸球体の炎症を抑えるステロイドパルス療法を組み合わせた治療が行われ，降圧薬や抗血

国家試験ワンポイントアドバイス

腎疾患は，透析療法を含め各病態における食事基準が明確である．CKD，糖尿病性腎症，血液透析が頻出だが，急性糸球体腎炎やネフローゼ症候群などの症例問題でも必要栄養量が正確に計算できるよう練習しておこう．

IgA腎症
糸球体メサンギウム細胞と基質の増殖性変化，およびメサンギウム領域へのIgA（免疫グロブリンの一種）を主体とする沈着物を認める．

膜性腎症
免疫複合体（抗原と抗体の結合物）が糸球体の基底膜に沈着して，腎臓のろ過機能を障害する．

CH50（血清補体価：50% hemolytic unit of complement）
血清中のC1～C9のすべての補体成分の活性を一括して測定する検査（補体については下記参照）．

C3（補体第3成分）
補体とは，血清中に存在し，感染の際に活性化されて抗体とともに感染防御，炎症反応に関与する物質．感染防御で活性化されて低値を示す．

白血球
white blood cell, WBC

ASO（抗ストレプトリジン-O抗体）
β溶血性連鎖球菌（溶連菌）のうちA群，C群，G群が産生する溶血毒素（ストレプトリジン-O）に対する抗体で，溶連菌感染で上昇する．

ASK（抗ストレプトキナーゼ抗体）
β溶血性連鎖球菌（溶連菌）のうちA群，C群，G群が産生する酵素（ストレプトキナーゼ）に対する抗体で，溶連菌感染によって上昇する．

小板薬が用いられる．

1.6 栄養アセスメントと栄養ケア

（1） 栄養ケアの基本方針

【急性糸球体腎炎】 急性期に浮腫や高血圧を呈する場合は，塩分と水分を制限し，腎不全を呈する場合にはたんぱく質を制限する．窒素バランスが負とならないよう適正エネルギー量を確保する．

【慢性糸球体腎炎】 栄養ケアはCKDの食事基準に準じる．

（2） 栄養アセスメント

① 臨床検査：血尿，タンパク尿，血圧を確認する．
② 食事調査：塩分・水分摂取量のほか，腎不全がある場合にはたんぱく質摂取量を評価する．
③ 身体計測：体重の増減を評価する際には，浮腫によるみかけの体重増加に注意する．
④ 臨床診査：浮腫（顔面，眼瞼，下腿）の状態を確認する．

（3） 栄養量の設定

【急性糸球体腎炎】 栄養量は，「腎疾患の生活指導・食事療法ガイドライン」（日本腎臓学会，1998年）を参照する．

① エネルギー：35 kcal/kg 標準体重／日とされるが，高齢者や肥満者には適宜減量する．
② たんぱく質：0.5 g/kg 標準体重／日（急性期：乏尿期＋利尿期）．
　1.0 kg 標準体重／日（回復期および治癒期）．
③ 食塩：0〜3 g／日（急性期：乏尿期＋利尿期）．
　3〜5 g／日（回復期および治癒期）．
④ カリウム：血清カリウム濃度が 5.5 mEq/L 以上のときは制限する．
⑤ 水分：前日尿量＋不感蒸泄量．

（4） 栄養教育のポイント

安静が重要であることから食事はゆっくりと摂取し，食後は臥床することを推奨する．

2 ネフローゼ症候群

2.1 疾患の概要

ネフローゼ症候群は，腎糸球体障害によるタンパク透過性亢進が原因で起こる大量のタンパク尿と，それに伴う低タンパク血症を特徴とする症候群をいう．

微小変化型ネフローゼ症候群（minimal change nephrotic syndrome, MCNS）の寛解率は90％以上だが，寛解後は30〜70％が再発する．**巣状**

ステロイドパルス療法
メチル・プレドニゾロン（500〜1000 mg）の点滴注射を3日間行う．ステロイドは副腎皮質ホルモンの1つで，炎症や免疫力を抑制する作用がある．

CKDの食事基準
p.125参照．

mEq
ミリ当量．電解質の量を表す単位．物質量（mmol）×イオンの価数で計算する．
生理食塩水（0.9% NaCl 溶液）
9 g/1000 mL　H_2O＝154 mmol/L
（NaClの分子量は58.44）
Na^+：154 mmol/L×1価
　＝154 mEq/L
Cl^-：154 mmol/L×1価
　＝154 mEq/L
（NaClは水溶液中でNa^+とCl^-に電離する）

分節性糸球体硬化症(focal segmental glomerulosclerosis, FSGS)の寛解率は低く，末期腎不全に至る率が高い．**膜性腎症**(membranous nephropathy, MN)の寛解率は比較的高く，ステロイド単独投与が有効である．

2.2　病態

一次性(原発性)ネフローゼ症候群と，原疾患のある二次性(続発性)ネフローゼ症候群に分けられる．**一次性ネフローゼ症候群**には MCNS，FSGS，MN などが属する．**二次性ネフローゼ症候群**は，糖尿病性腎症や溶連菌などの感染症により発症する．

2.3　症状

重度のタンパク尿，低アルブミン血症，浮腫，腎機能低下，脂質異常症，血液凝固能の亢進，免疫異常症などがみられる．

2.4　診断

タンパク尿と低アルブミン血症(低タンパク血症)が診断の必須条件であり，浮腫，脂質異常症，血液凝固異常，免疫不全，易感染性などを生じる．
① **タンパク尿**：3.5 g/ 日以上(随時尿において尿タンパク / 尿クレアチニン比が 3.5 g/gCr 以上の場合もこれに準ずる)．
② **低アルブミン血症**：血清アルブミン値 3.0 g/dL 以下．

脂質異常症
第3章参照.

2.5　治療方法

経口ステロイド薬，シクロスポリン(免疫抑制薬)などのほか，補助療法として ACEI や ARB や HMG-CoA 還元酵素阻害薬が用いられる．

ACEI
angiotensin converting enzyme inhibitor

ARB
angiotensin receptor blocker

2.6　栄養アセスメントと栄養ケア

（1）　栄養ケアの基本方針

塩分制限は浮腫や腎尿細管の負荷を軽減する上で必須であり，微小変化型ネフローゼ以外の場合は尿タンパク減少効果によりたんぱく質制限が有効である．栄養障害を避けるためには高エネルギーにより窒素バランスを正に保つ．

微小変化型ネフローゼ症候群では厳格なたんぱく質制限は必要ないが，高エネルギーにする．

（2）　栄養アセスメント

① **臨床検査**：尿タンパク，尿中クレアチニン(creatinine, Cr)，血清アルブミン，血清脂質を確認する．
② **臨床診査**：浮腫の有無を確認する．

117

③ 食事調査：食塩量，たんぱく質量，エネルギー量，窒素バランスを評価する．
④ 身体計測：体重の増減を評価する際には，浮腫によるみかけの体重増加に注意する．

（3） 栄養量の設定

【治療に対する反応が良好な微小変化型ネフローゼ症候群】
① エネルギー：35 kcal/kg 標準体重／日．
② たんぱく質：1.0 〜 1.1 g/kg 標準体重／日．
③ 食塩：0 〜 7 g／日．
④ カリウム：血清カリウム値により増減．
⑤ 水分：制限せず（高度の難治性浮腫の場合は水分制限を要する場合もある）．

【微小変化型ネフローゼ以外の原因によるネフローゼ症候群】
① エネルギー：35 kcal/kg 標準体重／日．
② たんぱく質：0.8 g/kg 標準体重／日．
③ 食塩：5 g／日．
④ カリウム：血清カリウム値により増減．
⑤ 水分：制限せず（高度の難治性浮腫の場合は水分制限を要する場合もある）．

（4） 栄養教育のポイント

① 塩分制限は浮腫の軽減や腎保護に有効である．
② たんぱく質制限により窒素バランスが負にならないように十分なエネルギー量を確保する．
③ 大豆たんぱくなどの植物性たんぱく質が，脂質異常症やタンパク尿を改善するといわれている．
④ 脂質制限食は脂質異常症の改善に有効である．

3 急性・慢性腎不全

3.1 疾患の概要

腎不全 (renal failure) は，腎臓の生体調節機能である尿毒素の排泄，水分・電解質・酸塩基平衡，エリスロポエチンの産生やビタミンDの活性化などが破綻した状態をいう．

3.2 病態

（1） 腎機能低下

【急性腎不全】　血清クレアチニン値が 2.0 〜 2.5 mg/dL 以上へ急速に上昇したもの（腎機能低下がある場合には血清クレアチニン値が前値の 50％以

上上昇したもの)または血清クレアチニン値が 0.5 mg/dL/ 日以上，**血清尿素窒素**(blood urea nitrogen, **BUN**)が 10 mg/dL/ 日以上の速度で上昇するものをいう．

（2） 原因
【急性腎不全】 脱水，ショック，薬物のほか急速進行性糸球体腎炎などに起因する．
【慢性腎不全】 糖尿病性腎症，慢性糸球体腎炎，腎硬化症などに起因する．
（3） 治療
【急性腎不全】 可逆性で，腎機能の回復が期待できる．
【慢性腎不全】 非可逆性で，進行(悪化)を抑制できるが回復は期待できない．

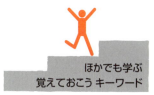

血清尿素窒素
➡人体の構造と機能及び疾病の成り立ち

3.3 症状

① 窒素代謝産物の蓄積による血清 BUN 値や Cr 値の上昇，全身に以下の尿毒症症状を生じる．
　脳(意識障害, 痙攣, 不眠, 頭痛)，眼(視力障害, 眼底出血)，口腔(尿臭, 歯肉出血, 味覚異常, 金属様の味)，顔(むくみ, 黄土色)，心臓(心肥大, 心不全, 心膜炎, 動悸)，肺(咳, 息苦しさ, 肺水腫, 胸水)，腎臓(尿量減少)，胃腸(食欲不振, 嘔気, 嘔吐, 下痢, 潰瘍)，皮膚(皮下出血, むくみ, 色素沈着, かゆみ)，末梢神経(感覚異常, イライラ感)．
② 水とナトリウム(Na)の蓄積による浮腫, 高血圧, 心不全, 高カリウム(K)血症(不整脈), 代謝性アシドーシス．
③ ビタミン D の活性化障害による低カルシウム(Ca)血症や高リン(P)血症，骨病変，エリスロポエチンの産生低下による貧血，レニン産生低下による高血圧．

代謝性アシドーシス
p.220 参照．

3.4 診断

① 既往歴(急性腎不全では，下痢，嘔吐，手術，薬剤投与など生体への侵襲が直前にあることが多く，慢性腎不全では，過去にタンパク尿，浮腫，高血圧などを有することが多い)．
② 腎臓の大きさ(急性腎不全では腎臓が大きく，慢性腎不全では小さいことが多い)．
　①，②によって鑑別できない場合は，数日から 1〜2 週後に腎機能を再検する．急激な血清 BUN 値や Cr 値の上昇が認められる場合は，進行速度から急性腎不全と診断する．

3.5 治療方法

【急性腎不全】 異化亢進により血清 K 値が時間単位で上昇した場合や，著

血液浄化療法
「7 血液透析・腹膜透析」参照．

しい高窒素血症による尿毒症やアシドーシス，肺水腫が出現した場合には，薬物療法と併行して血液浄化療法を開始する．利尿薬により水やNaの排泄量を調整する場合は，脱水の有無を十分留意してから行う．

3.6 栄養アセスメントと栄養ケア
（1） 栄養ケアの基本方針

尿毒症では食事や水分摂取量が病態に影響するので，水分・窒素バランス，体重の増減を必ず評価する．食塩，水分，カリウム，窒素代謝産物などが体内に過剰に蓄積するのを防ぐために，たんぱく質制限，減塩・K制限を行う．

（2） 栄養アセスメント

① 臨床検査：血清尿素窒素・血清クレアチニン（腎機能，脱水の評価），血清アルブミン・血清総タンパク（栄養状態，浮腫），血清カリウム（電解質の調整能），血清カルシウム・リン（内分泌機能），ヘモグロビン（貧血の評価）．

② 臨床診査：脱水や浮腫の有無を身体徴候（皮膚の緊張など）からも確認する．

③ 食事調査：食欲不振，嘔気，嘔吐，下痢などによる摂取量の低下に留意する．BUN/Cr比は，たんぱく質摂取量の評価基準となるので10以下を目指す．低たんぱく質食を実施している場合は5以下をコントロール良好とみなす．

④ 身体計測：体重の増減では，脱水や浮腫などの水分貯留による影響を見落とさない．

（3） 栄養量の設定

CKDステージによる食事療法基準のステージ4〜5を参照する．

① エネルギー：25〜35 kcal/kg 標準体重/日（性別，年齢，身体活動度などにより異なる．肥満，糖尿病などがある場合はその状態に応じて調整する）．

② たんぱく質：0.6〜0.8 g/kg 標準体重/日．

③ 食塩：3 g以上 6 g未満/日．

④ カリウム：1,500 mg/日以下．

（4） 栄養教育のポイント

CKDステージによる食事療法基準のステージ4〜5を参照する．

① 急性腎不全で経口摂取量が不足する場合は，経腸または経静脈栄養法を施行する．異化亢進を予防するために適正エネルギー量を確保する．

② 慢性腎不全では，ESKDへの進展による人工透析療法の導入を阻止し，生命の危機を招くCVDの発症を予防するため厳格なたんぱく質制限，高エネルギー，減塩，K制限を行う．

ESKD
end-stage kidney disease，末期腎不全．

CVD
cerebral vascular disorder，脳血管障害．

③ 患者に説明する際には「制限」という表現は QOL に影響するので,「調整」などといった表現を工夫する. 栄養素の加減だけでなく, 具体的な献立での説明は管理栄養士にこそできることである. 献立の調整が難しい場合は, 以下の特殊栄養食品を紹介する.

- **粉飴**：甘味が砂糖の 20％以下なので, 大量使用により高エネルギーを確保できる.
- **MCT（中鎖脂肪酸トリグリセリド）**：胃腸の負担を軽減し下痢になりにくい. 門脈に吸収されるためエネルギー源になりやすく, 体脂肪になりにくい.
- **たんぱく質調整食品・でんぷん製品**：主食（ご飯・パン・麺類, 小麦粉）の代替として利用すると, 主菜のたんぱく質量をできるだけ多く確保することができる.

> **特殊栄養食品**
> 第 16 章参照.

4 糖尿病性腎症

4.1 疾患の概要

糖尿病で血糖コントロールの不良な期間が持続すると, 神経症（末梢障害）, 網膜症, 腎症の順に合併症が出現する. 糖尿病性腎症の出現には 10〜20 年かかるが, 早期に微量アルブミン尿が出現し, 進行すると持続性のタンパク尿を呈し, 徐々に腎機能が低下して腎不全に至る.

糖尿病性腎症（diabetic nephropathy）は 2011（平成 23）年より維持透析導入原因の第 1 位となり, 1983（昭和 58）年の調査開始以来, 直線的に増加している. 2015（平成 27）年には糖尿病性腎症の割合が 43.7％ を占めた. 透析導入後の糖尿病患者の生命予後は不良だといわれている.

4.2 病態

糖尿病の早期から, 高血糖による糸球体過剰ろ過や糸球体内圧の上昇によって血管内皮細胞が傷害され, 細胞から放出されるサイトカインによりメサンギウム基質が増生・拡大し, 糸球体毛細血管壁の肥厚がみられる.

4.3 症状

第 1 期（**腎症前期**）, 第 2 期（**早期腎症期**）では自覚症状はほとんどみられない.

第 3 期（**顕性腎症期**）になると浮腫, 息切れ, 胸痛, 食欲不振が出現する. 第 4 期（**腎不全期**）, 第 5 期（**透析療法期**）では顔面蒼白, 易疲労感, 嘔気, 嘔吐, 筋肉強直, こむら返り, 筋肉痛, 骨痛, 手のしびれや痛み, 腹痛, 発熱がみられる. 糖尿病性腎症は不可逆的に進行するので, 第 2 期での早期発見, 早期治療が重要である.

> **国家試験ワンポイントアドバイス**
> 糖尿病性腎症の各病期における栄養基準を利用した必要栄養量の計算に慣れておこう. 標準体重が示されていない場合は計算する時間を短縮するため,「身長 170 cm であれば約 64 kg, 160 cm であれば約 56 kg」などと覚えておこう.

4.4 診断

2014(平成 26)年に改定された糖尿病性腎症病期分類(表6.1)にはCKD重症度分類の普及に鑑み，付表にCKD重症度分類(表6.2)が示された．

第 1 期(腎症前期)：正常アルブミン尿で(尿アルブミン値 30 mg/gCr 未満)，eGFR 30(mL/分 /1.73 m²)以上，**CKD 重症度 A 1**

第 2 期(早期腎症期)：微量アルブミン尿(尿アルブミン値 30～299 mg/gCr 未満)，eGFR 30(mL/分 /1.73 m²)以上，**CKD 重症度 A 2**

第 3 期(顕性腎症期)：顕性アルブミン尿(300 mg/gCr 以上)あるいは持続性タンパク尿(0.5 g/gCr 以上)，eGFR 30(mL/分 /1.73 m²)以上とする．

CKD 重症度 A 3

第 4 期(腎不全期)：eGFR 30(mL/分 /1.73 m²)未満の症例は尿アルブミン値，尿タンパク値にかかわらず腎不全期に分類する．

第 5 期(透析療法期)：透析療法中．

eGFR
estimated glomerular filtration rate, 推算糸球体ろ過量．

表6.1　糖尿病性腎症病期分類(改訂)[注1]

病期	尿アルブミン値(mg/gCr)あるいは尿タンパク値(g/gCr)	GFR(eGFR)(mL/分 /1.73 m²)
第 1 期(腎症前期)	正常アルブミン尿(30未満)	30以上[注2]
第 2 期(早期腎症期)	微量アルブミン尿(30～299)[注3]	30以上
第 3 期(顕性腎症期)	顕性アルブミン尿(300以上)あるいは持続性タンパク尿(0.5以上)	30以上[注4]
第 4 期(腎不全期)	問わない[注5]	30未満
第 5 期(透析療法期)	透析療法中	

注 1：糖尿病性腎症は必ずしも第 1 期から順次第 5 期まで進行するものではない．本分類は，厚労省研究班の成績に基づき予後(腎，心血管，総死亡)を勘案した分類である(URL：http://mhlw-grants.niph.go.jp/, Wada T, Haneda M, Furuichi K, Babazono T, Yokoyama H, Iseki K, Araki SI, Ninomiya T, Hara S, Suzuki Y, Iwano M, Kusano E, Moriya T, Satoh H, Nakamura H, Shimizu M, Toyama T, Hara A, Makino H; The Research Group of Diabetic Nephropathy, Ministry of Health, Labour, and Welfare of Japan. Clinical impact of albuminuria and glomerular filtration rate on renal and cardiovascular events, and all-cause mortality in Japanese patients with type 2 diabetes. *Clin. Exp. Nephrol.*, 2013, Oct 17. 〔Epub ahead of print〕)

注 2：GFR 60 mL/分 /1.73 m² 未満の症例は CKD に該当し，糖尿病性腎症以外の原因が存在し得るため，他の腎臓病との鑑別診断が必要である．

注 3：微量アルブミン尿を認めた症例では，糖尿病性腎症早期診断基準に従って鑑別診断を行った上で，早期腎症と診断する．

注 4：顕性アルブミン尿の症例では，GFR 60 mL/分 /1.73 m² 未満から GFR の低下に伴い腎イベント(eGFR の半減，透析導入)が増加するため注意が必要である．

注 5：GFR 30 mL/分 /1.73 m² 未満の症例は，尿アルブミン値あるいは尿タンパク値にかかわらず，腎不全期に分類される．しかし，とくに正常アルブミン尿・微量アルブミン尿の場合は，糖尿病性腎症以外の腎臓病との鑑別診断が必要である．

【重要な注意事項】本表は糖尿病性腎症の病期分類であり，薬剤使用の目安を示した表ではない．糖尿病治療薬を含む薬剤とくに腎排泄性薬剤の使用に当たっては，GFR などを勘案し，各薬剤の添付文書に従った使用が必要である．

2013 年 12 月，糖尿病性腎症合同委員会．

表6.2 糖尿病性腎症病期分類（改訂）とCKD重症度分類との関係

アルブミン尿区分		A1	A2	A3
	尿アルブミン定量 尿アルブミン/Cr比 （mg/gCr） （尿タンパク定量） （尿タンパク/Cr比） （g/gCr）	正常アルブミン尿 30未満	微量アルブミン尿 30～299	顕性アルブミン尿 300以上 （もしくは高度タンパク尿） （0.50以上）
GFR区分 （mL/分 /1.73 m²）	≧90 60～89 45～59	第1期 （腎症前期）	第2期 （早期腎症期）	第3期 （顕性腎症期）
	30～44 15～29	第4期（腎不全期）		
	<15 （透析療法中）	第5期（透析療法期）		

糖尿病性腎症病期分類2014の策定（糖尿病性腎症病期分類改訂）について, 日腎会誌, 56(5), 547(2014)より作成.

4.5 治療方法

① HbA1c 6.5％未満を目標に血糖コントロールを行う. 顕性腎症（第3期）では経口糖尿病薬・インスリン治療が必要となり, 腎不全期（第4期）ではインスリン治療が原則となる.

② 高血圧を合併した糖尿病患者では, ACEI（アンギオテンシン変換酵素阻害薬）やARB（アンギオテンシンⅡ受容体拮抗薬）による降圧療法により130/80 mmHg未満に管理する.

③ 厳格な血糖・血圧管理に加えて, 脂質異常症があればHMG－CoA還元酵素阻害薬によりLDLコレステロール値の低下をはかる.

④ 生活習慣（食事, 運動, 禁煙）を改善するためには, チーム医療が重要である.

4.6 栄養アセスメントと栄養ケア

（1）栄養ケアの基本方針

① たんぱく質制限食は, 第3期（顕性腎症期）以降の病態の進行を抑制する可能性がある.

② 病期にかかわらず, 高血圧を合併している症例には減塩を行う.

③ インスリン治療が行われている場合には低血糖に注意する.

（2）栄養アセスメント

① **臨床検査**：すべての糖尿病患者に対し定期的に検尿とeGFRの測定を行い, 早期発見に努めるべきだと提唱されている.

② **食事調査**：第1期（腎症前期）では血糖コントロールのためにエネルギー摂取量（おもに糖質量）を, 血圧・血清脂質コントロールのために食塩量や脂質量を調査する. 第2期以降は糸球体の過剰ろ過を軽減するために, たんぱく質摂取量を調査する.

HbA1c
グリコヘモグロビン.「ヘモグロビンエーワンシー」と読む.

糖尿病で重要なチーム医療
2012（平成24）年には「糖尿病透析予防指導管理料」（月1回350点）が新設された. これは, HbA1cが6.5％以上または内服薬やインスリン製剤を使用している糖尿病性腎症第2期以上の患者に対し, 外来において医師と看護師（または保健師）, 管理栄養士による透析予防診療チームが食事指導, 運動指導, その他生活習慣に関する指導などを実施した場合に算定される.

低血糖
腎症の進行に伴うろ過機能の低下により体内にインスリンが停滞すると, 低血糖が起きやすくなる. 通常, 低血糖は, インスリン注射やインスリン分泌促進剤を服用している場合に, 不規則な食事摂取や食事量が少ないと薬の作用が効き過ぎて起こる. 治療はブドウ糖やショ糖を服用するが, α-グルコシダーゼ阻害剤を服用している場合は二糖類の分解が抑制されるので, ブドウ糖を服用する.

（3） 栄養量の設定

糖尿病性腎症の生活指導基準（**表 6.3**）を示した．第 5 期は透析療法患者の食事療法に準じる．

第 3 期（顕性腎症期）に GFR が 45 mm/ 分 /1.73 m^2 未満の場合は，第 4 期への変更を検討する．

① **エネルギー**：第 1 ～ 3 期は 25 ～ 30 kcal/kg 標準体重 / 日，第 4 期は 25 ～ 35 kcal/kg 標準体重 / 日と病気の進行に伴い増量する．

② **たんぱく質**：第 1 ～ 2 期は 20％エネルギー以下で一般的な糖尿病の食事基準に従う．第 3 期は 0.8 ～ 1.0 g/kg 標準体重 / 日，第 4 期は 0.6 ～ 0.8 g/kg 標準体重 / 日と設定し，病期の進行に伴い減量する．

③ **食塩**：第 1 ～ 2 期は高血圧があれば 6 g/ 日未満，第 3 ～ 4 期は 6 g/ 日未満に減量する．

④ **カリウム**：第 1 ～ 2 期は制限しない．第 3 期は高カリウム血症があれば 2.0 g/ 日未満に，第 4 期は 1.5 g/ 日未満に減量する．

（4） 栄養教育のポイント

① 第 1 ～ 2 期は糖尿病食を基本として血糖コントロールに努め，第 2 期はたんぱく質の過剰摂取に注意する

② 第 3 ～ 4 期は適切な血糖コントロールに努め，病気の進行に伴いたんぱく質を制限する．患者によってはエネルギーを増量することに違和感を示す場合があるので，低エネルギー食では異化亢進（体タンパク質の崩壊）を招く危険性があることを説明する．

表 6.3　糖尿病性腎症の生活指導基準

病期	総エネルギー (kcal/kg※1/ 日)	たんぱく質 (g/kg※1/ 日)	食塩 (g/ 日)	カリウム (g/ 日)	治療，食事，生活のポイント
第 1 期 （腎症前期）	25 ～ 30	20％エネルギー以下	高血圧があれば 6 g/ 日未満	制限せず	糖尿病食を基準とし，血糖コントロールに努める
第 2 期 （早期腎症）	25 ～ 30	20％エネルギー以下	高血圧があれば 6 g/ 日未満	制限せず	糖尿病食を基準とし，血糖コントロールに努める たんぱく質の過剰摂取は好ましくない
第 3 期 （顕性腎症期）	25 ～ 30	0.8 ～ 1.0	6 g/ 日未満	制限せず （高カリウム血症があれば< 2.0 g/ 日）	第 3 期 ① 適切な血糖コントロール，② 降圧治療，③ 脂質管理，④ 禁煙，⑤ たんぱく質制限食．
第 4 期 （腎不全期）	25 ～ 35	0.6 ～ 0.8	6 g/ 日未満	<1.5 g/ 日	第 4 期 ①～⑤＋貧血治療
第 5 期 （透析療法期）	透析療法患者の食事療法に準ずる				

※1　標準体重．
日本糖尿病学会，『糖尿病治療ガイド 2016-2017』，文光堂（2016）より改変．

第 3 期は血圧や血清脂質の管理と禁煙が加わり，第 4 期は貧血治療も見据える．

5 CKD（慢性腎臓病）

5.1 疾患の概要

① 尿異常，画像診断，血液検査，病理診断で腎障害の存在が明らか．とくに 0.15 g/gCr 以上のタンパク尿（30 mg/gCr 以上のアルブミン尿）の存在が重要．
② 糸球体ろ過量（glomerular filtration rate，**GFR**）＜ 60 mL/分 /1.73 m^2
①，②のいずれか，または両方が 3 か月以上持続する．

　日本の成人人口の約 13％（1,330 万人）が CKD（chronic kidney disease）患者であり，糖尿病や高血圧などの生活習慣病が背景因子となって発症する CKD が多い．CKD は ESKD や心血管疾患（CVD）のリスクが高い．維持透析患者は依然増加が続いているが，新規透析導入患者数は 2009（平成21）年に減少し，糖尿病性腎症を原因とする透析導入患者も 2010（平成 22）年に減少した．

5.2 病態

以下の病態が，発症のリスクファクターとしてあげられる．

　加齢，CKD の家族歴，尿異常や腎機能異常，腎形態異常，脂質異常症，高尿酸血症，NSAIDs などの常用薬，急性腎不全，高血圧，耐糖能障害や糖尿病，肥満，メタボリックシンドローム，膠原病，感染症，尿路結石など．

5.3 症状

　0.15 g/gCr 以上のタンパク尿（30 mg/gCr 以上のアルブミン尿）や GFR60 mL/分 /1.73 m^2 未満が 3 か月以上持続する．その他の腎障害としては尿沈渣の異常，片腎や多発性嚢胞腎などの画像異常，血清クレアチニン値上昇，尿細管障害による低カリウム血症などの電解質異常，腎生検による病理組織検査の異常がみられる．

　ミネラル代謝異常は CKD の進行に伴って必発し CKD-mineral and bone disorder（CKD-MBD，骨代謝異常）と総称され，最も頻度の高い病態は**二次性副甲状腺機能亢進症**である．腎臓におけるビタミン D の活性化が障害され，副甲状腺ホルモン（parathyroid hormone，PTH）分泌が亢進する．血清リン値が実際に上昇するのはステージ G4 以降である．

片腎
先天性あるいは結石疾患，がん，尿路閉塞，膿栓，交通外傷による手術で，左右に 2 つある腎臓の 1 つを摘出した場合．単腎ともいう．

多発性嚢胞腎
常染色体優性多発性嚢胞腎胞腎（autosomal dominant polycystic kidney disease，ADPKD）は，両側の腎臓に多数の嚢胞が進行性に発生，増大し，腎臓以外の種々の臓器にも障害が生じる最も頻度の高い遺伝性腎疾患である．加齢とともに嚢胞が両腎に増加し，病状の進行に伴い，腎機能が低下し，70 歳までに約半数が末期腎不全に至る．

表6.4　CKDの重症度分類

原疾患	タンパク尿区分		A1	A2	A3
糖尿病	尿アルブミン定量(mg/日) 尿アルブミン/Cr比(mg/gCr)		正常 30未満	微量アルブミン尿 30〜299	顕性アルブミン尿 300以上
高血圧 腎炎 多発性嚢胞腎 移植腎，不明， その他	尿タンパク定量(g/日) 尿タンパク/Cr比(g/gCr)		正常 0.15未満	軽度タンパク尿 0.15〜0.49	高度タンパク尿 0.50以上
GFR区分 (mL/分/ 1.73m²)	G1	正常または高値	>90		
	G2	正常または軽度低下	60〜89		
	G3a	軽度〜中等度低下	45〜59		
	G3b	中等度〜高度低下	30〜44		
	G4	高度低下	15〜29		
	G5	末期腎不全(ESKD)	<15		

重症度は原疾患・GFR区分・タンパク尿区分を合わせたステージにより評価する．CKDの重症度は死亡，末期腎不全，心血管死亡発症のリスクを緑（■の部分）のステージを基準に，黄（■の部分），オレンジ（■の部分），赤（■の部分）の順にステージが上昇するほどリスクは上昇する．

KDIGO CKD guideline 2012を日本人用に改変．KDIGO：Kidney Disease Improving Grobal Outcome

CGA分類
原因(Cause：C，原疾患)，腎機能(GFR：G1〜5)，タンパク尿(アルブミン尿：A1〜3)を組みあわせた分類．

5.4　診断

CKDの重症度は**CGA分類**（表6.4）のステージにより評価され，ステージが上昇するほど死亡，末期腎不全，心血管死亡発症のリスクが高くなる．

① **CKDの重症度分類**は原疾患，GFR区分，タンパク尿区分（糖尿病の場合は尿アルブミン定量，尿アルブミン/Cr比，それ以外の疾患の場合は尿タンパク定量，尿タンパク/Cr比）によりA1〜A3に区分する．GFRは，**eGFR換算式**（eGFRcreat）もしくは血清Cr値に基づくeGFR早見表による推定GFRを用いて分類される．

$$男性 = 194 \times Cr^{-1.094} \times 年齢(歳)^{-0.287}$$
$$女性 = 194 \times Cr^{-1.094} \times 年齢(歳)^{-0.287} \times 0.739$$

② 低栄養状態の場合は，血中アルブミン量の減少に伴い血中カルシウム量も減少する．みかけの低カルシウム血症を除外するために，血清アルブミン濃度が4 g/dL未満ではカルシウム補正値を用いて評価する．

$$カルシウム補正値(mg/dL) = 実測カルシウム値(mg/dL) + [4 - アルブミン(mg/dL)]$$

【基準値8.4〜10.0 mg/dL】

③ CKDのステージが進行すると，腎機能低下と代謝性アシドーシスにより血清カリウム値が上昇するため定期的なチェックが必要である．

5.5 治療方法

血液透析，腹膜透析，腎移植などの腎代替療法を行う．
ESKD（末期腎不全）への進行およびCVD（心血管障害）の発症を抑制するために，集学的治療を行う．

5.6 栄養アセスメントと栄養ケア

（1）栄養ケアの基本方針

① 食塩とたんぱく質の制限は，糸球体過剰ろ過の抑制により尿タンパク量を減少させる．
② 食塩制限は，細胞外液量の調整により浮腫を軽減し高血圧を改善する．
③ たんぱく質制限は，血清尿素窒素を低下させ尿毒症の症状を抑制する．
④ カリウム制限は，不整脈による突然死の原因となる血清カリウムを低下させる．

（2）栄養アセスメント

① 臨床検査

血圧，尿中タンパク（尿中アルブミン），尿中クレアチニン，血糖・HbA1c，血清脂質，ヘモグロビン，骨密度，血清ALP・血清リン・血清カルシウム，BUN，血清クレアチニン，血清カリウム，GFR（eGFR）．
BUN/Cr＞10の場合は，摂取たんぱく量の過剰か摂取エネルギー量の不足と考える．

② 食事調査

24時間蓄尿を行い，1日の食塩摂取量やたんぱく質摂取量を推定する．

> 推定食塩摂取量（g/日）＝尿中ナトリウム排泄量（mEq/日）
> 　　　　　　　　　　÷17（g/mEq）
> 推定たんぱく質摂取量＝〔尿中尿素窒素排泄量（g/日）＋0.031（g/kg）
> 　　　　　　　　　　×体重（kg）〕×6.25＋尿タンパク量（g/日）

③ 身体計測

体重変化から摂取エネルギーの適否を判定する．浮腫がある場合はみかけの体重増加に注意する．

④ 臨床診査

尿毒症症状のうち栄養補給に影響する胃腸症状（食欲不振，嘔気，嘔吐，下痢，出血）の有無を確認する．

（3）栄養量の設定

「CKDステージによる食事療法基準」（表6.5）を参照する．
① エネルギー：25〜35 kcal/kg標準体重/日（肥満症例では20〜25 kcal/kg標準体重/日）．
② たんぱく質：0.8〜1.0 g/kg標準体重/日（ステージ3a），0.6〜0.8 g/

集学的治療
生活習慣の改善，食事指導のほか，高血圧，尿中タンパク（アルブミン）の減少，糖尿病，脂質異常症，貧血，骨・ミネラル代謝異常，高尿酸血症，尿毒症毒素などCKDの原因に対する治療をいう．

ALP
alkaline phosphatase

第6章　腎・尿路疾患の栄養アセスメントと栄養ケア

表6.5　CKDステージによる食事療法基準

ステージ （GFR）	エネルギー （kcal/kg 標準体重 / 日）	たんぱく質 （g/kg 標準体重 / 日）	食塩 （g/ 日）	カリウム （mg/ 日）
ステージ1（GFR ≧90）	25 ～ 35	過剰な摂取をしない	3 ≦　＜6	制限なし
ステージ2（GFR60 ～ 89）		過剰な摂取をしない		制限なし
ステージ3a（GFR45 ～ 59）		0.8 ～ 1.0		制限なし
ステージ3b（GFR30 ～ 44）		0.6 ～ 0.8		≦2,000
ステージ4（GFR15 ～ 29）		0.6 ～ 0.8		≦1,500
ステージ5（GFR ＜15）		0.6 ～ 0.8		≦1,500
5D（透析療法中）	別表			

注）　エネルギーや栄養素は，適正な量を設定するために，合併する疾患（糖尿病，肥満など）のガイドラインなどを参照して病態に応じて調整する．性別，年齢，身体活動度などにより異なる．
注）　体重は基本的に標準体重（BMI＝22）を用いる．
慢性腎臓病に対する食事療法基準 2014 年版，日腎会誌 56（5），553（2014）．

国家試験ワンポイントアドバイス

CKD ステージによる食事療法基準では，エネルギー，食塩はステージ5D 以外は共通．たんぱく質はステージ3b 以上は，0.6 ～ 0.8 g/kg 標準体重 / 日に，カリウムはステージ3b で2,000 mg/ 日以下に，ステージ4 以上では 1,500 mg/ 日以下と厳しくなる．

kg 標準体重 / 日（ステージ3b ～ 5）．

③ **食塩**：3 g 以上 6 g 未満 / 日．

④ **カリウム**：2,000 mg/ 日以下（ステージ3b），1,500 mg/ 日以下（ステージ4 ～ 5）．

（4）　栄養教育のポイント

① エネルギー量は，性，年齢，身体活動レベルなどを考慮して 25 ～ 35 kcal/kg 標準体重 / 日の範囲内で設定するが，身体所見や検査所見などの推移により適宜変更する．サルコペニアやフレイルの発症を予防する上で，エネルギーが不足しないよう注意する．

② 通常の食品のみでたんぱく質制限を行う場合，食事摂取量が低下するとエネルギーが不足するために異化亢進（体タンパクの崩壊）が懸念される．油やでん粉製品，糖分を多用してエネルギー量を確保するほか，無・低たんぱく質や高エネルギーの特殊食品（粉飴，中鎖脂肪酸オイル）を紹介する．

③ カルシウム摂取量を増加させようとすると，あわせてたんぱく質とリン摂取量も増加するので注意する．カルシウム製剤は異所性石灰化や血管石灰化を促進する場合があるので，注意する．

④ リンの摂取量はたんぱく質摂取量と正の相関があるため，たんぱく質量を減らすとリン量も減る．乳製品やレバー，干魚類はリンの含有量が多い．食品添加物のリン酸塩は吸収されやすいので，加工食品の過剰摂取は避けることが望ましい．

6 ｜ 尿路結石症

6.1　疾患の概要

上部尿路結石（腎結石，尿管結石）と**下部尿路結石**（膀胱結石，尿道結石）

があり，上部尿路結石が全体の約96％を占める．男女比は2.4：1で罹患率は男性の方が高い．

6.2 病態

上部尿路結石は，カルシウム結石が男女とも90％以上を占める．下部尿路結石は，男性ではカルシウム結石が70％を占める．女性では感染結石（感染がある場合に生成される）が約50％を占める．

6.3 症状

疝痛発作（突然に生じる激しい痛み）と血尿が典型的な症状である．疝痛発作は尿管内に落下した結石が尿流を閉塞し，腎盂内圧の急上昇によって腰背部から側腹部に起こり，下腹部への放散痛が生じる．

夜間や早朝に起こることが多く，通常3〜4時間持続する．下部尿管に位置する結石では膀胱への刺激を伴うことも多く，頻尿，残尿感を生じる．

6.4 診断

患部の圧痛や叩打痛，尿検査（肉眼的・顕微鏡的血尿）や画像検査（X腺，超音波）で診断する．

血液検査では腎機能（BUN, Cr），尿酸値，カルシウム値，リン値が重要である．高カルシウム血症を呈する例では，副甲状腺腺腫による副甲状腺ホルモン（PTH）の過剰分泌を確認する．

6.5 治療方法

結石分析によると，結石の約85％がシュウ酸カルシウムを含み，成分の同定は治療法選択の指針となる．

① ESWL（体外衝撃波結石破壊法）：結石を小さく破砕し，尿管から膀胱に排泄させ除去する．
② TUL（経尿道的尿路結石除去術）：麻酔下で尿道から尿管鏡を挿入して砕石，摘出を行う．
③ PNL（経皮的腎結石破砕術）：経皮的に腰背部より腎尿路に至るルートから内視鏡を挿入し，砕石，除去する術式である．
　①に②と③を併用した治療法が90％以上を占める．

6.6 栄養アセスメントと栄養ケア

（1）栄養ケアの基本方針
① 1日の尿量を2L以上に増量するための水分摂取を行う．ただし嗜好飲料（清涼飲料水やカフェイン飲料，グレープフルーツジュース）の摂取は推奨されない．

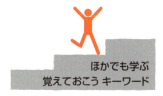

ほかでも学ぶ
覚えておこう キーワード

泌尿器系
➡人体の構造と機能及び疾病の成り立ち

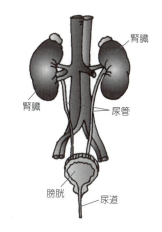

叩打痛
背中などを軽く叩くと感じる強い痛み（疼痛）．

② 夕食時に過食するとカルシウム，尿酸，シュウ酸などの尿中濃度が増加するので，1日3食のバランスを整える（朝食の欠食，夕食の過食を防ぐ）．排泄のピークは食後2～4時間なので，夕食から就寝までの間隔をあける（4時間程度）．

（2） 栄養アセスメント

① 臨床検査

血尿，腎機能（BUN，Cr），尿酸値，カルシウム値，リン値を確認する．高カルシウム尿症の鑑別診断や，摂取カルシウム量に影響されやすいシュウ酸尿症患者の選別のために，カルシウムやシュウ酸の含量を制限した食事後の24時間蓄尿の分析やカルシウム負荷試験を行うことがある．

② 食事調査

夕食から就寝までの時間，1日3食の食事量のバランス，飲水量の確認のほか，動物性たんぱく質，脂肪，塩分や糖分の過剰摂取，カルシウムやクエン酸の適量摂取を評価する．

（3） 栄養量の設定

① **たんぱく質**：1.0 g/kg/ 日，動物性たんぱく質比を50％程度にする．

② **塩分**：男性8.0 g/ 日未満，女性7.0g/ 日未満（「日本人の食事摂取基準2015年版」）．

③ **カルシウム**：600 ～ 800 mg/ 日．

④ **水分**：2,000 mL/ 日．

（4） 栄養教育のポイント

シュウ酸カルシウム結石の要因となる各栄養素と，その原因を以下に述べる．

① 動物性たんぱく質の過剰摂取は尿酸，シュウ酸，カルシウムの排泄量を増加させるので制限する．

② 塩分の過剰摂取は尿中ナトリウムを増加させ，カルシウム排泄量も増加するので制限する．

③ 糖分（砂糖）の過剰摂取はカルシウム排泄量を増加させるので，制限する．穀類の摂取は問題ない．

④ 脂肪の過剰摂取はシュウ酸の吸収量と尿中カルシウム量を増加させるほか，尿中クエン酸量を低下させるので制限する．

⑤ カルシウムは腸内でシュウ酸と結合してシュウ酸を便から排泄させるので，適量を摂取する．

⑥ クエン酸は尿をアルカリ化させ，尿中のカルシウムと結合するので適量を摂取する．

7 血液透析，腹膜透析

7.1 概要

（1） 血液透析(hemodialysis, HD)

血液透析とは，限外ろ過と拡散により血液 − 透析液間の半透膜を介して水分や毒素を除去し，不足物を補充する治療法である．透析器（ダイアライザー）の出口に圧力をかけて血液中の余分な体液（塩分，水分）を除去することを**限外ろ過**という．両液の濃度が均一になる作用により，血液中の老廃物や電解質のカリウム・リンなどが除去されることを**拡散**という．カルシウムや重炭酸イオンなどは透析液から補充される．

（2） 腹膜透析(peritoneal dialysis, PD)

腹膜透析とは，体内の臓器を覆う腹膜を透析膜に利用した治療法である．腹膜の表面積は体表面積とほぼ同等で，毛細血管が分布している．腹内にカテーテル（管）を通して透析液を注入すると，拡散により血液中の老廃物や不要な尿毒素，電解質などが透析液に移動する．糖などを含む透析液の浸透圧は血液より高い，という浸透（圧）の差を利用して身体の余剰な水分を除去する．

慢性透析導入患者の推移
2015（平成27）年末の調査によれば，日本の慢性透析患者数は32.5万人．主要原疾患別の導入患者の推移（図6.1）では慢性糸球体腎炎は減少し，糖尿病性腎症は上昇する傾向を示し，1998（平成10）年末から糖尿病腎症が第1位，慢性糸球体腎炎が第2位と順位が逆転した．2015（平成27）年末では糖尿病性腎症が43.7％，慢性糸球体腎炎は16.9％と，その差は年々拡大している．

7.2 病態

腎機能が正常の10 〜 15％以下になると人工透析が検討され，導入時期には以下の基準がある．腎機能が正常の15％以上であっても，適切な治療によって改善しない場合は導入する．

（1） 所見

水分の貯留（むくみ，胸水），酸塩基電解質異常（高カリウム血症，酸の貯留），消化管症状（嘔気，嘔吐，食欲不振），心臓症状（呼吸困難，息切れ，心不全，著明な高血圧），神経症状（意識混濁，けいれん，しびれ），血液異常（貧血，出血），目の症状（目のかすみ）．

（2） 腎機能

血清クレアチニンの上昇：3 mg/dL以上，クレアチニンクリアランス30 mL/分未満．

（3） 日常生活の障害

起床，運動，労働ができないなど．

7.3 症状

透析患者の30 〜 40％にたんぱく質・エネルギー低栄養状態(protein energy malnutrition, **PEM**)がみられ，以下の症状を呈する．

① **食事摂取量の低下**：悪心，嘔吐，頭痛，倦怠感，下痢，便秘，味覚障害，異化亢進（体タンパク崩壊）．

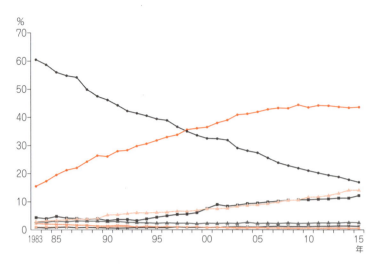

図6.1 主要原疾患別の導入患者の推移

(社)日本透析医学会 統計調査委員会,「図説 わが国の慢性透析療法の現況」,図表9.

② 透析不良による尿毒症症状：食欲不振，嘔気，嘔吐，下痢，出血．
③ 透析液からの栄養素の流出による栄養不良：アミノ酸(たんぱく質)，ビタミン(B_1，B_6，C，葉酸)，ミネラル(亜鉛)．
④ 代謝性アシドーシス：代謝産物である有機酸の排泄低下(蓄積)により起こる．

7.4 診断

透析前の血液検査における目標値は一般的な基準値と異なることを注意する．

血清ヘモグロビン値：10～11 g/dL(腎性貧血の評価)．

血清補正カルシウム濃度：8.4～10.0 mg/dL(二次性副甲状腺機能亢進症による高カルシウム血症の評価)．

血清リン濃度：3.5～6.0 mg/dL(高リン血症，CKD-MBD：慢性腎臓病に伴う骨・ミネラル代謝異常の評価)．

血清カリウム値：4.0～5.4 mEq/L(高カリウム血症による不整脈や心停止の抑制)．

7.5 治療方法

(1) 血液透析

内シャントと呼ばれる動脈と静脈をつなぐ手術により，毎分200 mL 程度の血液流量を供給する血管(バスキュラアクセス)を手首につくると，動脈から静脈に流れた血液で皮膚の表面にある静脈の血管が拡張する．血液を抜く(脱血)側の血管に穿刺し，チューブ(血液回路)に流した血液をダイアライザー(透析装置)で浄化し，血液を戻す(返血)側の血管を通して体内に戻す．ダイアライザーには半透膜がストロー状に束ねられており，外側に透析液が内側に血液が流れる．

（2） 腹膜透析

腹膜透析は自宅や職場で患者自身が行うことができ，CAPDとAPDがある．

① CAPD（continuous ambulatory peritoneal dialysis，持続携帯式腹膜透析）：CAPDにおける透析液のバック交換は6〜8時間おきに1日4回程度（朝，昼，夕方，就寝前）行う．腹内の透析液をカテーテルから空袋に排出したのち，新しい透析液（1.5〜2L）を腹部に注入する．バック交換には30分程度を要するが，それ以外の時間はカテーテルを腹帯などに収納して普通の日常生活を送ることができる．

② APD（automated peritoneal dialysis，自動腹膜透析装置）：1日1回，夜間の就寝時に腹膜透析を自動的に行う．

7.6 栄養アセスメントと栄養ケア

（1） 栄養ケアの基本方針

体重減少率が7％を上回ると生命予後が悪化するといわれており，定期的な栄養評価と低栄養状態に対する早期の栄養介入は重要である．

（2） 栄養アセスメント

① 臨床検査

至適透析の栄養評価のための指標を以下に示す．

標準化透析量：1回の透析量を表す指標．目標値は1.4 Kt/V．

標準化タンパク異化率（nPCR）：たんぱく摂取量を推定する指標．異化亢進がなければ，体タンパク異化速度と体タンパク合成速度（たんぱく摂取量）は等しい．目標値は0.9〜1.2 g/kg/日．

透析時間：目標4時間以上（週3回血液透析の場合）．

透析間体重増加率：水分貯留量を推定する指標．透析前体重，DW（dry weight）と透析間の日数から算出する透析間に増える体重の割合で目標値は6％未満である．

%Cr産生速度：筋肉量を推定する指標．Crの産生量は筋肉量に相関するので筋肉量を反映する．目標値は100％以上．

② 食事調査

血液透析を開始すると尿量が減り，1〜2日の水分摂取量と尿量の差が体重増加となり余分な水を透析で除去（除水）する．1回の除水量は体重の3〜5％以内とされる．水分の制限は困難な場合が多いので，のどの渇く原因をつくらず塩分をとり過ぎないことが重要である．

例をあげると，2日間で2kgの体重増加は2Lの体液増加を示し，血液のナトリウム濃度を140 mEq/Lとすると増加ナトリウム量は140（mEq/L）×2（L）＝280 mEとなる．

1gの塩分はナトリウムに換算すると17 mEqなので2日間で2Lの体

血液透析のしくみ

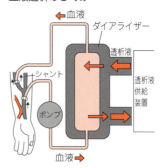

参考：http://www.zjk.or.jp/kidney-disease/cure/hemodialysis/dialysis-method/index.html

腹膜透析のしくみ

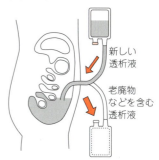

参考：https://jinentai.com/dialysis/tips/3

Kt/V

Kは一定時間に透析でつくられた体液量，tは透析時間，Vは体重の約60％を占める体液量である．Kt/Vは，体液総量に占める1回の透析量の割合を示す単位である．

DW

透析終了時の目標体重をドライウエイト（DW）という．

第6章　腎・尿路疾患の栄養アセスメントと栄養ケア

液増加に含まれる塩分は 280/17 ＝ 16 g に相当し，1 日平均 8 g の塩分摂取をしたことになる．増加体重（除水量）は塩分摂取量に影響されるので，体重増加が多過ぎる場合は塩分摂取量を評価する．

③ 身体計測

毎回の透析は DW で終了するため，体重の増減を把握できない．約 1 か月おきに適正な DW をむくみや血圧，心胸比（心臓と胸郭の大きさの比率，CTR）などを参考にして設定する．

DW が増えると循環血液量の減少により血圧は低下傾向を示し，透析の後半にこむら返り（足がつる），耳鳴りなどが出現し，心胸比は小さくなる．やせた場合に DW を変更しないと，体液が過剰な状態であるために血圧上昇やむくみが出現し，心胸比が大きくなる．

④ 臨床診査：消化器症状（悪心，嘔吐，下痢，便秘），味覚障害，頭痛，倦怠感．

（3）栄養量の設定（表 6.6）

【血液透析（週 3 回）】　体重は標準体重を用いる

① エネルギー：30 〜 35 kcal/kg/ 日（性別，年齢，合併症，身体活動度により異なる）．

② たんぱく質：0.9 〜 1.2 g/kg/ 日．

③ 食塩：6 g 未満 / 日（尿量，身体活動度，体格，栄養状態，透析間体重増加を考慮して適宜調整する）．

④ 水分：できるだけ少なく．

⑤ カリウム：2,000 mg 以下．

⑥ リン：たんぱく質(g) × 15 mg 以下．

【腹膜透析（週 3 回）】　体重には標準体重を用いる．

① エネルギー：30 〜 35 kcal/kg/ 日（性別，年齢，合併症，身体活動度により異なる，腹膜より吸収されるブドウ糖からのエネルギー分を差し引く）．

CTR
cardio thoracic ratio の略で，胸郭横径に対する心臓の横径の比率を百分率で表したもの．

表 6.6　CKD ステージ（G5D，透析）による食事療法基準

ステージ 5 D	エネルギー (kcal/kgBW/ 日)	たんぱく質 (g/kgBW/ 日)	食塩 (g/ 日)	水分	カリウム (mg/ 日)	リン (mg/ 日)
血液透析 （週 3 回）	30 〜 35[注1,2]	0.9 〜 1.2[注1]	＜ 6[注3]	できるだけ 少なく	≦2,000	≦たんぱく質(g) ×15
腹膜透析	30 〜 35[注1,2,4]	0.9 〜 1.2[注1]	PD 除水量(L)×7.5 ＋尿量(L)× 5	PD 除水量 ＋尿量	制限なし[注5]	≦たんぱく質(g) ×15

注 1）　体重は基本的に標準体重（BMI ＝ 22 kg/m²）を用いる．
注 2）　性別，年齢，合併症，身体活動度により異なる．
注 3）　尿量，身体活動度，体格，栄養状態，透析間体重増加を考慮して適宜調整する．
注 4）　腹膜吸収ブドウ糖からのエネルギー分を差し引く．
注 5）　高カリウム血症を認める場合には血液透析同様に制限する．
慢性腎臓病に対する食事療法基準 2014 年版，日腎会誌 56（5），553（2014）より一部改変．

② たんぱく質：0.9～1.2 g/kg/日．
③ 食塩：PD（腹膜透析）除水量（L）× 7.5 ＋ 尿量（L）× 5．
④ 水分：PD（腹膜透析）除水量 ＋ 尿量．
⑤ カリウム：制限なし（高カリウム血症を認める場合には血液透析同様に制限する）．
⑥ リン：たんぱく質（g）× 15 mg 以下．

【血液透析と腹膜透析の相違点】
① エネルギー：腹膜透析では透析液に含まれるブドウ糖が体内に移行してエネルギーとして使用されるため，栄養基準量より 10～20％減らす．
② たんぱく質：腹膜透析ではたんぱく質が透析液に流出するため，血液透析に比較してやや多めに設定する．
③ カリウム：腹膜透析ではカリウムを含まない透析液を利用し持続的に除去が行われるので，制限しない．
④ 水分，食塩：腹膜透析では除水量を考慮して制限を行う．
⑤ リン：たんぱく質食品を適量に調整するとリン量も調整される．リン酸塩を利用した食品添加物を含む加工食品の過剰摂取には注意する．

（4）栄養教育のポイント
① 塩分：塩分量が多いと水分をとりたくなるので，塩分量を適正範囲内に保つ．汁物の回数を減らす，調味料はつけて食べる，減塩調味料，香味食品（大葉，ごま，しょうがなど）や香辛料（カレー粉，こしょう，七味唐辛子など），うま味（海藻，きのこ，かつお節など），酸味（レモン，柚子など）を利用する．外食や惣菜の利用回数を減らす．
② 水分：水分量の多い食品（野菜，果物）や食事（汁物，煮物）の選択に留意し，食事中の水分は約 1 L と考える．揚物や炒め物は水分量を減らすことができる．
③ エネルギー，たんぱく質，ビタミン，ミネラル：適正エネルギー量を摂取することにより異化亢進（体タンパクの崩壊）を予防する．たんぱく質（アミノ酸），ビタミン（B_1，B_6，C，葉酸），ミネラル（亜鉛）は透析液へ流出するので，十分に摂取する．

復習問題を解いてみよう
https://www.kagakudojin.co.jp

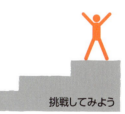
挑戦してみよう

第7章

神経疾患，摂食障害の栄養アセスメントと栄養ケア

この章で学ぶポイント

★ 神経疾患（認知症，パーキンソン病），摂食障害（神経性食欲不振症，神経性過食症）のそれぞれの原因，病態，症状について理解し，診断，治療の概要を把握しよう．
★ それぞれの疾患の対象者（患者）の栄養アセスメントと栄養ケアについて学ぼう．

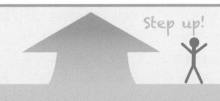

◆ちょっと 学ぶ前に復習しておこう◆

PEM
たんぱく質・エネルギー栄養障害のこと．

大脳の構造
脳は，大脳，間脳，中脳，橋，延髄と小脳に分けられる．大脳の表面は大脳皮質（神経細胞が集まる数ミリ厚さの灰白質）で覆われている．

1 神経疾患の栄養アセスメントと栄養ケア

1.1 認知症
(1) 疾患の概要
(a) 定義

認知症とは,成長に応じて一度は発達した認知機能が,後天的な脳の障害によって持続的に低下し,日常生活や社会生活に支障をきたすようになった状態をいう.

(b) 疫学

わが国では認知症は増加傾向にあり,とくにアルツハイマー病が増加している.

(2) 病態

わが国では,アルツハイマー病が最も多く,次いで血管性認知症,レビー小体認知症の頻度が高い.

(a) 危険因子

遺伝的,血管性,生活習慣関連による危険因子がある.

(b) 病理学的特徴

アルツハイマー病(Alzheimer's disease):大脳皮質における神経細胞の脱落と脳のびまん性萎縮,多数の老人斑(アミロイドβタンパク)の神経原線維変化が認められる.

血管性認知症(vascular dementia):脳出血,脳梗塞,多発性ラクナ梗塞,多発性微小脳出血,広範な白質病変がみられる.

レビー小体型認知症(dementia with Lewy bodies, DLB):神経細胞内にレビー小体が多数出現する.

(3) 症状

認知症の症状は,中核症状と周辺症状からなる.

(a) 中核症状

認知機能障害(近時記憶障害,失語,失行,失認,遂行障害)のことをいう.

(b) 周辺症状

精神症状(幻覚,妄想,不安,うつ症状)と行動症状(脱抑制,攻撃性,不穏,焦燥興奮,収集癖)とがある.

認知症に合併しやすい身体症状(摂食・嚥下障害,低栄養,脱水,誤嚥性肺炎,失禁,便秘,浮腫,運動障害,不随意運動,痙攣発作,転倒・骨折,褥瘡)がある.

(4) 診断

認知症の診断は,病歴,現症状,身体所見,神経心理検査,画像検査などで診断を行う.単純 CT または MRI による形態画像検査が推奨される.

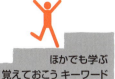

大脳皮質
➡人体の構造と機能及び疾病の成り立ち

国家試験ワンポイントアドバイス

アルツハイマー病と血管性認知症の原因,性質,症状を対比させて確認しよう.

脳出血,脳梗塞
第5章参照.

レビー小体
神経細胞の内部にみられる円形のタンパク質.

老年症候群の栄養アセスメントと栄養ケア
第14章も参照.

第7章　神経疾患，摂食障害の栄養アセスメントと栄養ケア

表7.1　認知症診断基準の要約

1．仕事や日常生活に支障
2．以前の水準に比べ遂行機能が低下
3．せん妄や精神疾患によらない
4．認知機能障害は次の組み合わせによって検出・診断される
　1）患者あるいは情報提供者からの病歴
　2）「ベッドサイド」精神機能評価あるいは神経心理検査
5．認知機能あるいは行動異常は次の項目のうち少なくとも2領域を含む
　1）新しい情報を獲得し，記憶にとどめておく能力の障害
　2）推論，複雑な仕事の取り扱いの障害や乏しい判断力
　3）視空間認知障害
　4）言語障害
　5）人格，行動あるいは振る舞いの変化

NIA-AA による.
https://www.neurology-jp.org/quideline/degI/sinkei_degI_c_2012_02.pdf

Point!

黒質線条体路
大脳基底核の主要な構成要素の1つ.

ドーパミン
ドパミン，あるいはドーパともいう.

治療可能な認知症の発見に努め，せん妄，うつ病（偽性認知症），妄想性障害，薬剤誘起性障害を除外する．認知症診断基準を**表7.1**に示す.

（5）　治療方法

　認知症の治療は，認知機能向上や認知症の行動・精神症状低減を目標にした薬物療法が行われる.

（a）非薬物療法

　認知症の予防と進行抑制：血管性および生活習慣関連危険因子の改善，健康的な食生活，生涯に渡る脳の活性化.

　認知症の症状に対して：リハビリテーション（心理学的療法，認知刺激療法，運動療法，音楽療法，摂食・嚥下療法）.

（b）薬物療法

　コリンエステラーゼ阻害薬，アルツハイマー型認知症ではドネペジル塩酸塩（アリセプト）が1〜2年程度記憶障害の進行を遅くするとされる.

（6）　栄養アセスメントと栄養ケア

（a）栄養ケアの基本方針

① たんぱく・エネルギー栄養障害（PEM）の予防.

② 食行動の異常による過食や拒食による脱水，便秘に注意.

③ 経腸栄養の導入.

（b）栄養アセスメント

① 適切な栄養評価を行い，低栄養および肥満を予防・改善し適正体重を目指す.

② 行動異常に伴い摂取する食品の偏りや量の過不足に対応するため，食事バランスを整える.

③ 原疾患がある場合は，その栄養管理項目に注意を払う.

（c）栄養量の設定

　栄養評価をもとに個別に適切なエネルギー量，たんぱく質量，脂質量（エネルギー比率と脂質の質の調整），食塩量，ビタミン・ミネラル量，水分量などを設定する.

（d）栄養教育のポイント

① 家族や介護者への指導が必要.

② n-3系多価不飽和脂肪酸（魚油）摂取の勧め.

③ 脳梗塞や脳出血予防の食事指導.

④ 抗酸化ビタミン（CやE）の勧め.

1.2　パーキンソン病

（1）　疾患の概要

（a）定義

　パーキンソン病は，黒質線条体路のドーパミン神経細胞の変性・脱落を

主体とし，緩除進行性に運動障害が発現する変性疾患．**パーキンソン症候群**は，パーキンソン症状を呈する疾患の総称である．

（b）疫学

中年以降の発症が多く，高齢になるほど発症率および有病率は増加する．

（2）病態

パーキンソン病の運動4徴候は，安静時振戦，筋固縮，無動，姿勢反射障害である．

パーキンソン症候群の原因はさまざまで，脳血管性，その他の神経疾患，薬剤性（向精神薬，胃腸薬，降圧薬など），中毒（マンガンなど）が含まれる．

（3）症状

【パーキンソン病】　初期の症状で最も多いのは左右どちらかの手足の震えである．ほかには動作緩慢，仮面様顔貌，小声・早口，嚥下障害，小刻み歩行，加速歩行などがみられる．

自立神経障害としては，便秘，起立性低血圧，脂漏性顔貌，多汗，頻尿，流涎などで，精神症状としては，うつ傾向，意欲の低下などがみられる．

そのほかに，睡眠障害，嗅覚低下，痛み，浮腫などがみられる．

【パーキンソン症候群】　パーキンソン病に似た症状を示す．

脳血管障害では，パーキンソン病に比べて振戦はないことが多く，歩行障害が顕著である．薬剤性では左右差が乏しく，振戦は両側性が多い．

（4）診断

【パーキンソン病】　慢性進行性，4徴候の出現，症状に左右差がある，L-ドーパミンが有効など，総合的に判断する．

頭部CTやMRIでは特異的な所見を認めない．パーキンソン症状を示す他の疾患を除外する．

【パーキンソン症候群】　パーキンソン病と比べて症状の進行が速く，左右差に乏しい．

薬剤性では，その薬の服用を止めれば改善することが多い．L-ドーパミンが効きにくい．

頭部CTやMRIで，脳血管障害などの異常所見を認めることがある．

（5）治療方法

（a）非薬物療法

・リハビリテーション（運動療法，摂食・嚥下訓練，発声訓練，音楽療法）．
・日常生活動作指導（転倒予防，衣服の着脱，食事動作，移動動作）．
・服薬指導（薬の効果がある時間帯に，摂食，外出などをする）．
・精神的サポート（進行性疾患のため，家族・介護者に対しても十分なサポートが必要）．
・社会福祉的サポート．
・手術療法（大脳基底核の電気的刺激）．

脂漏性顔貌
皮脂の分泌が多く，顔が脂ぎった状態になること．

大脳基底核
大脳皮質と視床，脳幹を結び付けている神経核の集まり．

第 7 章　神経疾患，摂食障害の栄養アセスメントと栄養ケア

（b）薬物療法

　脳で不足しているドーパミンを補うことで症状を緩和する（補充療法）．L-ドーパミンとドーパミンアゴニストが基本薬で，その他の薬は症状に応じて使い分ける．

　発症初期にはドーパミンアゴニストをまず使用し，不十分であればL-ドーパミンを少なめに併用する．ただし，高齢者はL-ドーパミンから開始してよい．

　薬剤の効果持続時間が短くなり，薬物濃度の変動とともに症状が変動することがある（ウェアリングオフ現象）．

（6）　栄養アセスメントと栄養ケア

（a）栄養ケアの基本方針

① 低栄養や摂食・嚥下障害の予防．

② 抗パーキンソン病薬（L-ドーパミン）の吸収障害を防ぐためのバランスのとれた食事指導．

・L-ドーパミンの吸収障害により運動症状の日内変動が出現することがある．

・胃内に大量の食物が存在することや，胃酸濃度低下，胃排出時間の延長は，吸収を妨げる要因となる．

・消化の悪い食事後の服用，制酸薬や牛乳と同時の服用，消化管運動低下を引き起こす薬剤との服薬を避ける．

・空腹時，酸性飲料での服薬，錠剤を砕くなどは吸収をよくする．

・L-ドーパミンの効果が思わしくないときは，栄養補給剤による悪影響の可能性を検討する．

腸瘻
第 16 章参照.

・絶食時L-ドーパミンは，静脈内や腸瘻から投与しても中断しない．

（b）栄養アセスメント

① 適切な栄養評価を行い，低栄養を防ぐ．

② むちゃ食いがみられる場合もあるため，食行動を見守る．

【栄養量の設定】

　評価をもとに個別に適切なエネルギー量，たんぱく質量，脂質量，食塩量，ビタミン・ミネラル量などを設定する．

【栄養教育のポイント】

① 家族や介護者への指導が必要．

② 便秘に対し，食物繊維，水分の摂取，運動量の増加を検討する．

140

2 摂食障害の栄養アセスメントと栄養ケア

2.1 神経性やせ症

(1) 疾患の概要

(a) 定義

神経性やせ症(神経性食欲不振症または神経性無食欲症)は心理的・社会的・生理学的要因によって生じる摂食行動が障害される精神疾患である。正常の下限を下回る体重で、子どもの場合は成長を加味し期待される最低体重を下回る。

(b) 疫学

若年層に好発し、臨床症例で男女比がおよそ1:10であることから男性の神経性食欲不振症は稀である。

(2) 病態

気質的な要因として、小児期に不安障害(生活に差し支える強い不安)を発症したり、強迫傾向(不合理な考え方を自分の意に反して繰り返す)を示したりする場合、また環境要因として痩身(そうしん)に価値をみいだす文化や環境が本疾患の発症に関連している。

本疾患は持続的なエネルギー摂取制限を行う**制限型**と、過食に続く自己誘発性嘔吐または緩下剤(かんげざい)や利尿剤の乱用といった排出行動がみられる**排出型**とに分類される。

(3) 症状

統計的に明らかに低い体重であるにもかかわらず、体重増加または肥満になることへの強い恐怖を示す。また体重や体型に対してゆがんだ認識をもつことがある。

白血球減少をはじめ、すべての血球で減少がみられる。自己誘発性嘔吐が代謝性アルカローシスや低カリウム血症を引き起こすことがある。

合併症として徐脈、低血圧、低体温、骨密度の低下などを示すこともある。

(4) 診断

日本における診断基準を**表7.2**に示す。

診断の際には他の体重低下をもたらす疾患(消化器疾患、甲状腺機能亢進症、潜在的な悪性疾患、うつ病など)の有無を確認する必要がある。

(5) 治療方法

患者の物事の捉え方を変えるような認知行動療法を含めた精神療法が、治療の中心となる。

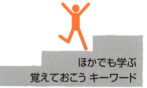

成長曲線
➡応用栄養学

ゆがんだ認識
BMIなどの客観的指標では肥満と判定されないにもかかわらず、自分では肥満であると思い込んでしまう、自己の体型認識のゆがみ。

代謝性アルカローシス
血漿中の重炭酸イオンが増加することで、pHの上昇をきたす病的な過程。Cl⁻を多く含みHCO₃⁻の少ない体液を失うことが成因となるため、嘔吐(胃液の喪失)は代謝性アルカローシスの原因となる。

消化器疾患
第4章参照.

甲状腺機能亢進症
第3章参照.

認知行動療法
自分の考え方の癖を知り、ものごとの捉え方(認知)を変えることによって、それに伴う行動を変容させる治療法。

第7章　神経疾患, 摂食障害の栄養アセスメントと栄養ケア

国家試験ワンポイントアドバイス

神経性食欲不振症の特徴はよく出題される. 疫学, 症状をよく理解しておこう.

表 7.2　神経性やせの診断基準

1. 標準体重の−20％以上のやせ
2. 食行動の異常（不食, 大食, 隠れ食いなど）
3. 体重や体型についてのゆがんだ認識（体重増加に対する極端な恐怖など）
4. 発症年齢：30歳以下
5. （女性ならば）無月経
6. やせの原因と考えられる器質性疾患がない

平成元年, 厚生省・神経性食欲不振症調査研究班.

（6）栄養アセスメントと栄養ケア

（a）栄養ケアの基本方針

医師, 看護師, カウンセラーとよく連携し, 患者の訴えをよく聴いた上で食事提供を行う. 経口摂取が困難な場合, 身体状況を考慮して経静脈栄養法も選択肢に含む.

（b）栄養アセスメント

体重の増減を中心にアセスメントを行う. また必要に応じて血清アルブミン（Alb）, ヘモグロビンなどを確認する. 摂食後, 過剰な運動がないか, 消費エネルギーの動態にも注意を払う.

（c）栄養量の設定

各栄養素とも「日本人の栄養摂取基準（2020年版）」に基づき設定するが, 最初は必要量の半分程度から始める. 絶食もしくは著しいエネルギー制限を行っていた場合は, リフィーディングシンドロームに注意する.

（d）栄養教育のポイント

食品の栄養価, とくにエネルギー量にきわめて詳しく, エネルギーを摂取することに強い恐怖を感じていることがある. そういった気持ちに対しては, カウンセリングマインドをもって傾聴し, 信頼関係を築くことが重要である.

2.2　神経性過食症（神経性大食症）

（1）疾患の概要

（a）定義

多くの人が同様の状況で同様の時間内に食べる量よりも明らかに多く食べ, なおかつ食べる量や種類をコントロールできないという感覚をもつ.

体重の増加を防ぐために, 自己誘発性嘔吐や下剤の乱用など, 不適切な行動がみられる.

（b）疫学

若年層に好発し, 明らかに女性に多い.

（2）病態

過食は体重を減らすためのダイエットの最中, もしくはその後に始まる

リフィーディングシンドローム
第3章参照.

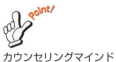

カウンセリングマインド
対象者を肯定的に受容し, 共感的理解を示しながら相手と援助的に関わる心構え.

傾聴
対象者の話をカウンセリングマインドをもって聴くこと.「受容」「共感」「自己一致」の3つの態度を傾聴の基本的態度という.

ことが多い．神経性やせ症への移行を経験する人は，2つの障害の間の行き来を繰り返すことがある．

体重への関心，低い自尊心，抑うつ症状などは，神経性過食症の発症リスクと関連がある．

(3) 症状

神経性やせ症と似ているが，体重は比較的保たれている．

繰り返す自己誘発嘔吐により前歯の舌側表面からエナメル質が損失したり，また蝕歯になる頻度も高い．患者によっては唾液量の分泌が異常に増加するため，唾液腺（とくに耳下腺）が著しく肥大する．

自己誘発性嘔吐は代謝性アルカローシスの，下剤の乱用による下痢は代謝性アシドーシスの原因となることがある．

(4) 診断

DSM-5 の診断基準を示す（表 7.3）．

(5) 治療方法

認知行動療法が用いられることが多い．必要に応じて入院治療を導入する．

(6) 栄養ケア

たとえば，食品の買いだめをしないといった環境整備をする．

代謝性アシドーシス
p.132，220 も参照．

DSM-5
Diagnostic and Statistical Manual of Mental Disorders (DSM) は米国精神医学会が出版した精神障害の診断と統計マニュアルである．第5版は2013（平成25）年に出版された．

表 7.3 神経性過食症の診断基準

1．反復する過食エピソード
　1）他とはっきり区別される時間帯に（例：任意の2時間の中で），ほとんどの人が同様の状況で同様の時間内に食べる量よりも明らかに多い食物を食べる
　2）そのエピソードの間は，食べることが抑制できないという感覚（例：食べるのをやめることができない，または食べるものの種類や量を抑制できないという感覚）
2．体重の増加を防ぐための反復する不適切な代償行動（例：自己誘発性嘔吐・緩下剤，利尿薬，その他の医薬品の乱用・絶食・過剰運動など）
3．過食と不適切な代償行動が，ともに平均して3カ月間にわたって少なくとも週1回は起こっている
4．自己評価が体型および体重の影響を過度に受けている
5．その障害は，神経性やせ症のエピソードの期間にのみ起こるものではない

復習問題を解いてみよう
https://www.kagakudojin.co.jp

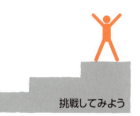

第8章

呼吸器疾患の栄養アセスメントと栄養ケア

この章で学ぶポイント

★慢性閉塞性肺疾患（COPD），気管支喘息，肺炎のそれぞれの原因，病態，症状について理解し，診断，治療の概要を把握しよう．
★対象者（患者）の栄養管理の必要性について理解し，栄養管理プロセスについて学ぼう．

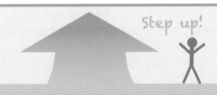

◆ちょっと学ぶ前に復習しておこう◆

呼吸器
鼻（副鼻腔），咽頭，喉頭，気管・気管支，肺などの器官から構成されている．

気管・気管支
喉頭から始まり，左右に分かれる気管支までの管状の器官が気管．気管支は左右に分かれて肺門から肺に入る．

肺
呼吸器の中心をなす器官．気管支が何段階も枝分かれして構成されている．肺は左右に分かれていて，左肺は右肺に比べてやや小さい．

1 慢性閉塞性肺疾患

1.1 疾患の概要

慢性閉塞性肺疾患(chronic obstructive pulmonary disease, **COPD**)は進行性の気流制限を特徴とする．タバコ煙を主とする有害物質を，長期にわたって吸入することで生じる肺の炎症性疾患である．気流閉塞は，末梢気道病変と気腫性病変が複合的に作用することによって起こる．

1.2 病態

COPD は男性に多く，高齢になるほど増加する．喫煙以外にも，職場の化学物質や粉塵，大気汚染がリスクファクターとなる．COPD 患者では気流制限や肺過膨張による呼吸筋の代謝亢進により，エネルギー消費量が増加している．

さらに呼吸困難，体力および食欲の低下からエネルギー摂取量が不足となり，**タンパク質・エネルギー栄養障害**(protein energy malnutrition, **PEM**)を生じやすい．PEM は呼吸機能低下を促進し，免疫能の低下から感染症の合併を助長する．体重減少は，気流制限とは独立した予後因子となり得る．

1.3 症状

徐々に進行する慢性的な咳，痰，体動時の呼吸困難を特徴とする．低栄養による体重減少が生じやすく，無意識に口すぼめ呼吸を行うことが多い．重症化すると，呼吸不全や心不全に至る．また，肺がんの合併頻度が高い．

1.4 診断

気管支拡張薬吸入後に，呼吸機能検査(**スパイロメトリー**)において **1秒率**が 70％未満で，気流制限をきたす他の疾患が除外された場合，COPD と診断する．

1.5 治療方法

禁煙指導を行う．また，インフルエンザワクチンの接種は，COPD 患者の死亡率を 50％減少するという報告があるため，推奨される．

薬物療法として，気管支拡張薬(β2刺激薬，抗コリン薬，テオフィリン薬)や吸入ステロイド，喀痰調整薬を適宜用いる．非薬物療法では，呼吸リハビリテーションや**在宅酸素療法**を行う．

1.6 栄養アセスメントと栄養ケア

COPD 患者で推奨される栄養評価項目を**表 8.1** に示す．とくに体重管

気流制限
呼吸がうまくできないことである．

末梢気道病変
末梢気道の気管支が炎症を起こし，気道壁が肥厚し，粘液分泌物が貯留することで，気道が狭窄する．

気腫性病変
肺胞壁が破壊され，肺胞の弾性収縮力が低下することで肺胞が縮みにくくなる(呼気が出にくくなる)と同時に，末梢気道の虚脱(つぶれること)が生じる．

肺過膨張
肺胞の破壊によって生じる．

PEM
第 3 章参照．

口すぼめ呼吸
口をすぼめた状態でゆっくり息を吐くと，気道内圧が高まることで気道が拡張され，呼気が促される．

スパイロメトリー
肺に出入りする空気の量を測定する．これにより，換気機能異常の有無がわかる．

1 秒 率(forced expiratory volume % in one second, FEV_1％)
1 秒間にどれだけ多く息が吐けるかを示す．ゆっくりと限界まで空気を吸った後，一気に限界まで空気を吐きだしたときの呼出量を**努力肺活量**(forced vital capacity, FVC)という．このとき，空気を吐きだしてから 1 秒間の呼出量を表すのが **1 秒量**(forced expiratory volume in one second, FEV_1)である．努力肺活量と1秒量より，1秒率が求められる．1秒率 = $\dfrac{1秒量}{努力肺活量} \times 100$

表 8.1 推奨される栄養評価項目

必須の評価項目
・体重（% IBW, BMI）
・食習慣
・食事摂取時の臨床症状の有無
行うことが望ましい評価項目
・食事調査（栄養摂取量の解析）
・簡易栄養状態評価表（MNA®-SF）
・%上腕囲（% AC）
・%上腕三頭筋部皮下脂肪厚（% TSF）
・%上腕筋囲（% AMC：AMC=AC−π× TSF）
・体成分分析（LBM, FM など）
・血清アルブミン
・握力
可能であれば行う項目
・安静時エネルギー消費量（REE）
・RTP 測定
・血清アミノ酸分析（BCAA/AAA 比）
・呼吸筋力
・免疫能

IBW：理想体重，BMI：体格指数
LBM：除脂肪体重，FM：脂肪量
RTP：ラピッドターンオーバープロテイン（トランスフェリン，プレアルブミン，レチノール結合タンパク）
BCAA：分岐鎖アミノ酸
AAA：芳香族アミノ酸

IBW
80≦% IBW＜90は軽度低下，
70≦% IBW＜80は中等度低下，
% IBW＜70は高度低下
BMI
＜18.5は低体重，
18.5〜24.9は普通体重，
≧25は過体重

参考：日本呼吸器学会 COPD ガイドライン第5版作成委員会 編，『COPD（慢性閉塞性肺疾患）診断と治療のためのガイドライン　第5版』，メディカルレビュー社（2018）．

国家試験ワンポイントアドバイス

COPD 患者では，代謝が亢進していることを念頭に置こう．エネルギーやたんぱく質（とくに分岐鎖アミノ酸）の十分な摂取が必要である．

ほかでも学ぶ
覚えておこう キーワード

気管，気管支，肺
➡人体の構造と機能及び疾病の成り立ち

呼吸商（respiratory quotient, RQ）
呼吸の際の酸素消費量に対する二酸化炭素生成量の割合のことである．呼吸には肺胞内空気と血液との間で行う外呼吸と，組織細胞間で行う内呼吸がある．内呼吸では，栄養素が酸素によって酸化され，二酸化炭素と水とエネルギーを産生する．炭水化物はたんぱく質や脂質と比べ，酸化に必要な酸素消費量が少ないため，呼吸商は高くなる．

脂質を主体とした栄養剤
ライフロン®-QL，プルモケア®-EX，オキシーパ®などがある．

理が重要であり，% IBW＜80%の場合は積極的な栄養補給が必須となる．必要エネルギーは，安静時エネルギー消費量の1.5〜1.7倍とされている．

　施設に間接熱量計がある場合は，安静時エネルギー消費量を実測するとよい．筋タンパク質保持のために，たんぱく質を十分摂取する必要がある．また，分岐鎖アミノ酸（branched chain amino acid，**BCAA**）にはタンパク質合成促進作用や異化抑制作用があるため，積極的な摂取が推奨される．呼吸商の大きい栄養素はエネルギーとして代謝されるときに，より多くの二酸化炭素を産生する．よって，高炭酸血症を伴う場合は，呼吸商の小さい脂質の割合を全エネルギー摂取量の30〜50%に増やすとよい．COPD患者向けに，脂質を主体とした栄養剤（脂質含有量40〜55%）がある．

2 気管支喘息

2.1 疾患の概要

　気管支喘息とは気道の慢性炎症性疾患である．気道が過敏になり，狭窄を起こしやすくなり，呼吸器症状を呈する．

2.2 病態

　気管支喘息では，ハウスダスト，ダニ，カビ，花粉，食物などがアレルゲンとなり，特異的IgE抗体が産生され，肥満細胞のIgE受容体に結合し，

炎症性メディエーターが放出され，アレルギー反応（Ⅰ型アレルギー）が生じる．

2.3 症状

発作性の咳や喘鳴，呼吸困難が繰り返し起こる．夜間から早朝にかけて生じやすく，とくに季節の変わり目に多い．

2.4 診断

呼吸機能検査（スパイロメトリー）で閉塞性障害（1秒率と1秒量の低下）と，気管支拡張薬による1秒量の改善を確認する．

血液生化学検査では好酸球やIgEの増加を認める．アレルゲンの特定には，RAST法や即時型皮膚反応が用いられる．

2.5 治療方法

原因となるアレルゲンを避ける．薬物療法として，発作時は気管支拡張薬である$\beta 2$刺激薬の吸入を行う．また，抗炎症薬のステロイドの点滴静注を行う．非発作時にはステロイドの吸入を中心に，$\beta 2$刺激薬の吸入，テオフィリン徐放薬内服，抗アレルギー薬内服などが選択される．食物アレルギーでは，アレルゲンとなる食品を除去する．

2.6 栄養アセスメントと栄養ケア

身体計測値，臨床検査値により栄養状態を評価する．必要栄養素量は「日本人の食事摂取基準」に準ずる．食物アレルギーによる食物除去を行う場合は，それに伴って不足しやすい栄養素を代替食品で補う工夫が必要である．

3 肺炎

3.1 疾患の概要

通常は**感染性肺炎**を指し，肺実質に炎症が生じる感染症の総称である．細菌，ウイルス，マイコプラズマなどの病原性微生物の侵入（細菌性肺炎，非定型肺炎）や免疫能低下による**日和見感染**，胃内容物の逆流や飲食物の誤嚥（**誤嚥性肺炎**）により発症する．誤嚥性肺炎は，嚥下障害がある場合に生じやすい．そのほか，特殊な肺炎として**間質性肺炎**がある．

3.2 病態

病変の広がりによる分類では，気管支区域の領域に限定した**気管支肺炎**，各肺葉に病変が広がる**大葉性肺炎**，特殊なものとして間質性肺炎がある．

アレルギー
第11章も参照．

在宅酸素療法
低酸素血症のある重症例に，酸素濃縮器や携帯用酸素ボンベで酸素供給を行うことでQOLや生存率が改善される．

呼吸機能検査（スパイロメトリー）
p.145参照．

RAST法
特異的IgE抗体測定法の1つである．アレルゲンを結合させたペーパーディスクに，患者の血清および^{125}I標識抗IgE抗体を加え，アレルギー反応の有無をみる．アレルゲンを結合させたペーパーディスクには，イネ科植物花粉，樹木花粉，動物上皮，ダニ類，ハウスダスト，真菌類，食物などに対するものがある．

即時型皮膚反応
アレルゲンを含んだ試料を皮膚に付着させ，その皮膚表面にわずかな傷を付け，約15分後にアレルギー反応の有無をみる（プリックテスト，スクラッチテスト）．第11章も参照．

日和見感染
通常は病原性を発揮しない微生物が免疫力の低下した宿主（患者や乳幼児，高齢者）に感染し，発症することである．原因となる微生物に，メシチリン耐性ブドウ球菌（MRSA），緑膿菌，ウイルス，真菌，原虫などがあげられる．

3.3 症状

おもな症状は咳，痰，発熱，胸痛であり，重症例では呼吸困難やチアノーゼなどを呈する．

3.4 診断

症状から肺炎が疑われる場合，胸部X線検査により浸潤陰影(肺の陰影)の有無を確認する．また，細菌学的検査で，原因菌の有無を確認する．血液生化学検査ではC反応性タンパク(CRP)の上昇や赤血球沈降速度(赤沈)の促進を認める．細菌感染では白血球数の増加を認め，ウイルス感染では認めないことが多い．

3.5 治療方法

原因となっている微生物に感受性を有する薬(抗菌薬，抗ウイルス薬，抗真菌薬)を用いる．また，必要に応じて去痰薬や解熱鎮痛薬を用いる．

3.6 栄養アセスメントと栄養ケア

身体計測値，臨床検査値により栄養状態を評価し，食事摂取に影響のある身体症状の有無，食生活習慣とその背景要因についても確認する．経口摂取を基本とし，消化吸収のよいものを中心とする．

発熱による代謝亢進が考えられるため，エネルギー(kcal)は基礎代謝量の1.2～1.8倍とし，たんぱく質(g)は体重(kg)×ストレス係数(肺炎の場合，1.2～1.8)とする．脂質エネルギー比は20～30％とし，ビタミン類は「日本人の食事摂取基準」を参考に不足のないよう十分に摂取する．また，摂食量低下や発熱による脱水に気をつける．

食事摂取が困難な場合や誤嚥性肺炎の場合，一時的に経口摂取をやめ，経腸(経管)栄養または静脈栄養を行う．誤嚥性肺炎の場合，再発予防や嚥下・摂食訓練のために，口腔ケアや間接訓練および直接訓練を行う．また，食事中や食後の姿勢・体位にも気をつける．

チアノーゼ
血液中の酸素が欠乏して皮膚や粘膜が紫藍色になることをいう．四肢末端や口唇などに強く現れる．

C反応性タンパク
炎症や組織細胞の破壊が起こると血清中に増加するタンパク質のことである．細菌やウイルスに感染すると数値が上昇する．

赤血球沈降速度
赤血球が試薬内を沈んでいくスピードのことである．炎症や組織細胞の破壊があると速くなる．

ストレス係数
第2章参照．

間接訓練
摂食・嚥下訓練のうち食べ物を用いないものをいう．空嚥下(口に何も入っていない状態で唾液を飲み込むこと)やアイスマッサージ，上半身のストレッチなどがある．

直接訓練
摂食・嚥下訓練のうち実際に食べ物を用いるものをいう．嚥下訓練食や氷なめなどがある．

食事中や食後の姿勢，体位
食事中は頸部前屈，座位(あるいは30°～60°のギャッジアップ)とし，食後も逆流を防ぐために1～2時間は座位を保つ．第14章も参照．

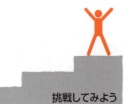
挑戦してみよう

復習問題を解いてみよう
https://www.kagakudojin.co.jp

第9章

血液系の疾患・病態の栄養アセスメントと栄養ケア

この章で学ぶポイント

★ 貧血,白血病(造血器系疾患)のそれぞれの原因,病態,症状について理解し,診断,治療の概要を把握しよう.
★ それぞれの疾患の対象者(患者)の栄養アセスメントと栄養ケアについて学ぼう.

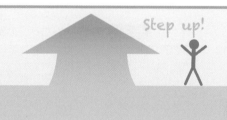

◆ちょっと 学ぶ前に復習しておこう◆

― 血液の成分 ―
血球(細胞成分)と血漿(液体成分)からなる.血球は,赤血球,白血球,血小板からなる.

― ヘモグロビン(血色素) ―
赤血球の中に含まれるタンパク質.鉄を含み,水溶性で,酸素運搬を行う.

― 内因子 ―
胃粘膜の壁細胞から分泌される糖タンパク質.ビタミンB_{12}の吸収には不可欠で,内因子の分泌が低下すると悪性貧血が生じる.

第9章　血液系の疾患・病態の栄養アセスメントと栄養ケア

1 貧血

1.1 疾患の概要

貧血とは，血液中の赤血球量やヘモグロビン濃度が基準値より減少した状態である．世界保健機構（WHO）の貧血診断基準では，ヘモグロビン濃度が成人男性 13.0 g/dL 未満，成人女性 12.0 g/dL 未満と定義されている．ヘモグロビンは赤血球の酸素運搬色素であり，不足すると，血液と組織細胞との間の酸素・二酸化炭素の交換が阻害される．貧血の原因は赤血球の産生量減少および赤血球消失量の増加である（表9.1）．

貧血は，赤血球の大きさおよびヘモグロビン濃度に基づいて分類される（表9.2）．ただし，分類に用いられる**平均赤血球容積**（mean corpuscular volume, **MCV**）と**平均赤血球ヘモグロビン濃度**（mean corpuscular hemoglobin concentration, **MCHC**）は，脱水や体液過剰，出血などの血漿量の変化に影響を受けるため，全身状態を考慮し，みかけの値に注意が必要である．

表9.1　貧血の原因

赤血球の産生量減少	栄養素欠乏	鉄欠乏性貧血（鉄欠乏），巨赤芽球性貧血（ビタミンB_{12}または葉酸欠乏）
	造血機能異常	再生不良性貧血
	二次性	腎性貧血
赤血球の消失量増加	破壊亢進	溶血性貧血
	出血	外傷，食道静脈瘤破裂，消化管潰瘍，子宮筋腫など

表9.2　ウィントローブの赤血球指数による貧血の分類

分類	赤血球指数 MCV（fL）（赤血球の大きさ）	MCHC（g/dL）（赤血球のHb濃度）	おもな貧血
小球性低色素性貧血	≦80	≦30	鉄欠乏性貧血
正球性正色素性貧血	81〜100	31〜35	溶血性貧血，再生不良性貧血，腎性貧血，出血による貧血
大球性正色素性貧血	≧100	31〜35	巨赤芽球性貧血

1.2 病態，症状

貧血に共通する症状は，動悸，息切れ，立ちくらみ，全身倦怠感などである．しかし，貧血が緩やかに進行した場合，自覚症状を伴わないこともある．重症例では，心不全や呼吸困難に至る．

ほかでも学ぶ　覚えておこう　キーワード

赤血球，ヘモグロビン
➡人体の構造と機能及び疾病の成り立ち

平均赤血球容積
10 × Ht/RBC で求める．赤血球1個あたりの平均容積（赤血球の大きさ）を示す指標．単位はfL（フェムトリットル）．

平均赤血球ヘモグロビン濃度
100 × Hb/Ht で求める．赤血球中ヘモグロビンの平均濃度（血色素の濃度）を示す指標．単位はg/dL．**平均赤血球ヘモグロビン量**（mean corpuscular hemoglobin, MCH）は赤血球1個あたりのヘモグロビン量を示す指標だが，実際の臨床では有用性が低い．単位はpg．

ウィントローブ
Maxwell Myer Wintrobe（1901〜1986）．アメリカの血液学者．

国家試験ワンポイントアドバイス
診断に使われる検査項目，赤血球指数による貧血の分類は覚えておこう．また，各疾患と関連して出題されることがあるため，各疾患でどのような貧血が生じやすいかをおさえておこう．胃全摘時の合併症による巨赤芽球性貧血や鉄欠乏症貧血などが重要．

（1） 鉄欠乏性貧血

貧血の中で最も頻度が高く，一般的に女性に多い．赤血球合成に必要な鉄の不足によって生じる．鉄欠乏性貧血に特徴的な症状として，**スプーン状爪**（スプーンネイル）や**異食症**（氷や土を食べる），**プランマー・ヴィンソン症候群**などがある．

（2） 巨赤芽球性貧血

骨髄に巨赤芽球が認められる大球性貧血の総称である．赤血球合成に必要なビタミン B_{12} や葉酸が不足することによって生じる．**悪性貧血**は，ビタミン B_{12} 欠乏により生じる巨赤芽球性の大球性貧血のことをいう．**巨赤芽球性貧血**では一般的な貧血症状に加えて，**ハンター舌炎**などの消化器症状や四肢末端のしびれなどの神経症状（とくにビタミン B_{12} 欠乏症でみられる）が認められる．

1.3 診断

（1） 鉄欠乏性貧血

MCV および MCHC の低下，血清フェリチン値の減少，血清鉄値の低下，**総鉄結合能**（total iron binding capacity, **TIBC**）および**不飽和鉄結合能**（unsaturated iron binding capacity, **UIBC**）の増加にて診断する．

（2） 巨赤芽球性貧血

ビタミン B_{12} や葉酸の欠乏をきたしうる病歴，巨赤芽球性貧血を疑わせる臨床症状，骨髄および末梢血の検査結果により診断する．MCV は増加し，骨髄には巨赤芽球が出現する．ビタミン B_{12} 欠乏症と葉酸欠乏症は，それぞれ血清ビタミン B_{12} 値と血清葉酸値で鑑別できる．悪性貧血では，抗内因子抗体が陽性となる．

1.4 治療方法

（1） 鉄欠乏性貧血

鉄欠乏の原因を明らかにし，不足分の鉄を食事および鉄剤で補充する．基礎疾患がある場合は，その治療も行う．鉄剤は経口で服薬するのが原則であるが，経口薬の副作用が強いときや補充を急ぐときには鉄剤の静注を行う．ヘモグロビン濃度が改善されても，体内の貯蔵鉄（血清フェリチン値を指標とする）が十分に補われるまで継続投与を行う．

（2） 巨赤芽球性貧血

鑑別した原因に応じて，欠乏しているビタミン B_{12} または葉酸を投与する．ビタミン B_{12} 欠乏症では，ビタミン B_{12} を筋肉注射する．悪性貧血や胃全摘術後の患者では，内因子の影響により，ビタミン B_{12} の効率的な吸収が期待できないため，非経口で投与する必要がある．また，体内貯蔵量を補った後も長期にわたって定期的な補充を行う．

鉄欠乏の原因
① 摂取不足（食欲不振，るいそう，偏食など），② 吸収不良（消化管切除後など），③ 需要増加（成長期や妊娠，分娩，授乳など），④ 喪失亢進（月経，子宮筋腫，消化管出血など）があげられる．

プランマー・ヴィンソン（Plummer-Vinson）**症候群**
小球性低色素性貧血に，舌炎，口角炎，嚥下障害の3徴が合併する．

ビタミン B_{12}
体内貯蔵量が多いため，欠乏症状が出るまでには時間がかかる．ビタミン B_{12} は胃細胞壁から分泌される**内因子**と結合し，回腸末端部から吸収される．そのため，胃全摘術後や回腸末端部付近に疾患がある場合，欠乏が生じやすい．

葉酸
葉酸は体内貯蔵量が少ない．通常の食生活では欠乏することはないが，妊娠，悪性腫瘍，アルコール依存症，偏食などで欠乏が生じやすい．

ハンター舌炎
平滑で発赤し，舌の乳頭萎縮がみられる．舌が痛み，食物がしみる．

鉄欠乏の進行
鉄欠乏が生じると，まず貯蔵鉄が減少し，血清フェリチン値が低下する．さらに進行すると，貯蔵鉄が枯渇し，血清鉄が減少する．

総鉄結合能
血清中のトランスフェリンが結合できる鉄の量である．鉄欠乏性貧血では鉄の量が減少するとトランスフェリン量が増加するため，総鉄結合能も増加する．

不飽和鉄結合能
鉄と結合していない血清中のトランスフェリン量である．鉄欠乏性貧血ではトランスフェリン量が増加するため，不飽和鉄結合能も増加する．

第 9 章　血液系の疾患・病態の栄養アセスメントと栄養ケア

摂取量不足もしくは必要量増加による葉酸欠乏症では，葉酸を経口投与する．

1.5　栄養アセスメントと栄養ケア

貧血の鑑別や成因を評価する項目に加え，身体計測値，臨床検査値により栄養状態を評価し，食事摂取に影響のある身体症状の有無，食生活習慣とその背景要因についても確認する．

（1）鉄欠乏性貧血

日本人の食事摂取基準に基づき，性別，年齢，身体活動レベルを考慮した目安量を個別に設定する．鉄を多く含む食品（レバー，赤身魚，卵，小松菜，大豆など）を積極的に摂取するよう指導する．場合によっては，鉄のサプリメントも使用する．

食品中の鉄の吸収率はヘム鉄（動物性食品に多い）で 10～30％，非ヘム鉄（植物性食品に多い）では 1～5％とそれほど高くないため，吸収を促進するものと組み合わせて吸収率を上げるとよい．鉄の吸収を妨げるタンニン（紅茶やコーヒーに多い）やフィチン酸塩（未精製穀物，大豆に多い）の摂り過ぎに注意する．

（2）巨赤芽球性貧血

鉄欠乏性貧血と同じく，日本人の食事摂取基準に基づき，性別，年齢，身体活動レベルを考慮した目安量を個別に設定する．胃全摘や内因子の分泌低下によるビタミン B_{12} 欠乏，薬剤性や吸収不良症候群による葉酸欠乏は，経口による食事摂取では改善はみこめない．

妊婦，菜食主義者，アルコール依存症患者などに対しては，適正な栄養摂取ができるよう，正しい知識の習得と生活改善を指導する．葉酸は加熱に弱いため，非加熱の果物や野菜が優れた供給源となる．

鉄の吸収を促進するもの
ビタミンC（野菜類，果物類），動物性たんぱく質（肉類，魚類，卵類，乳製品），胃酸（香辛料や酢などで胃酸の分泌を高める）がある．

その他，栄養療法で治らない貧血
造血幹細胞障害による再生不良性貧血，基礎疾患に続発する二次性貧血（腎性貧血など），赤血球の破壊亢進による溶血性貧血がある．

2　白血病（造血器系疾患）

2.1　疾患の概要

造血幹細胞の遺伝子異常により，異常な血液細胞が無制限に増殖する疾患を**造血器系腫瘍**という．増殖する細胞の違いにより，骨髄系腫瘍とリンパ系腫瘍に大別される．

2.2　病態

急性白血病と慢性白血病とに分類される．**急性白血病**は未熟な白血球（芽球）が増殖し，正常な造血を障害するもので，骨髄性（**急性骨髄性白血病**）とリンパ性（**急性リンパ性白血病**）に分けられ，さらにFAB分類によって細分される．

FAB分類
フランス・アメリカ・イギリスの研究者からなる研究グループによって提唱された急性白血病の分類法．

慢性白血病では比較的成熟した白血球が増殖し，骨髄の働きを低下させる(骨髄抑制)．増殖する白血球により分類される(**慢性骨髄性白血病，慢性リンパ性白血病**)．遺伝子異常の原因には，ウイルス，細菌，放射能，化学物質などが関連すると考えられている．

2.3 症状

進行期には正常な血球産生が抑制されるため，赤血球減少による貧血症状，好中球減少による感染症，血小板減少による出血傾向がみられる．そのほか，悪性腫瘍に伴う発熱，全身倦怠感，易疲労感などがみられる．

2.4 診断

【急性白血病】 白血病を疑わせる身体症状，末梢血への異常な芽球の出現，骨髄穿刺による骨髄中の芽球比率の増加によって確定する．

【慢性白血病】 慢性骨髄性白血病では，末梢血での白血球増多，幼若顆粒球出現，血小板増多の所見，脾腫，骨髄穿刺による顆粒球系過形成が認められ，染色体遺伝子分析においてフィラデルフィア染色体が検出された場合に確定となる．

2.5 治療方法

抗がん剤による**多剤併用化学療法**を基本とし，場合によっては**放射線療法**や**造血幹細胞移植**も行われる．造血幹細胞移植後には，移植片対宿主病(graft-versus-host disease, GVHD)を生じることがある．化学療法により，腫瘍細胞，正常細胞ともに増殖が抑制されるため汎血球減少の状態となる．

2.6 栄養アセスメントと栄養ケア

抗がん剤の影響で，食欲不振，嘔吐，下痢，便秘，口内炎および味覚異常などの有害事象を生じやすい．それらの症状の有無と程度を把握し，食事提供を工夫する必要がある．それぞれの有害事象にあわせて，患者自身が食事内容の一部を選択できる施設もある．

ステロイド薬を使用している場合は，食欲が増進するので注意が必要である．免疫能が低下している場合は，低菌食が必要となる．原則として経口栄養法を選択するが，長期間の経口摂取が難しい場合(造血幹細胞移植後など)は，経腸栄養法や静脈栄養法も検討する．

フィラデルフィア染色体
9番染色体と22番染色体の相互転座により，異常なBCR/ABL遺伝子をもつフィラデルフィア染色体が生じる．慢性骨髄性白血病患者では，95％以上でフィラデルフィア染色体が認められる．

造血幹細胞移植
正常な造血幹細胞を移植する臓器移植．患者自身の造血幹細胞を使用する場合を自家造血幹細胞移植，ドナーから提供される造血幹細胞を使用する場合を同種造血幹細胞移植という．

移植片対宿主病
同種造血幹細胞移植を受けた患者でみられる合併症である．高熱や皮膚症状，消化器症状などが生じる．重症になると死に至る場合もある．

患者の免疫能が低下している場合
食中毒予防のため，加熱などによりなるべく菌を減らした低菌食(生物禁止食など，施設によって呼び方は異なる)が提供される．

第 9 章　血液系の疾患・病態の栄養アセスメントと栄養ケア

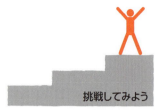

復習問題を解いてみよう
https://www.kagakudojin.co.jp

第10章

筋・骨格疾患の栄養アセスメントと栄養ケア

この章で学ぶポイント

★ 骨粗鬆症，くる病，骨軟化症，変形性関節症，サルコペニア，ロコモティブシンドロームのそれぞれの原因，病態，症状について理解し，診断，治療の概要を把握しよう．
★ 対象者（患者）の栄養管理の必要性について理解し，栄養管理プロセスについて学ぼう．

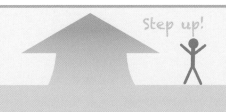

◆学ぶ前にちょっと復習しておこう◆

骨の構造
骨膜で覆われた骨質の表層に皮質（緻密）骨，深層に海綿骨がある．骨幹部の中心は骨髄で満たされ造血を行う．

骨のリモデリング
骨は骨吸収（骨破壊）と骨形成（骨新生）を絶えず繰り返している．これをリモデリング（再構築）という．

骨粗鬆症
リモデリングのバランスが崩れ，骨吸収（骨破壊）が骨形成（骨新生）を上回ると骨粗鬆症を発症する．

第10章 筋・骨格疾患の栄養アセスメントと栄養ケア

1 骨粗鬆症

> **国家試験ワンポイントアドバイス**
> 骨量が低下する骨粗鬆症では血清カルシウム, リン, アルカリホスファターゼ値は正常だが, 骨石灰化障害による骨軟化症では血清カルシウム・リン, 血清アルカリホスファターゼ値とも低下する.

1.1 疾患の概要

骨粗鬆症(osteoporosis)は, 骨強度の低下を特徴とし骨折のリスクが増大しやすくなる基礎疾患と定義されている. 骨強度の低下は, 骨密度の減少と骨質(骨構造や骨代謝)の変化から生じる.

骨密度(bone mineral density, **BMD**)の減少は骨量(g/cm^2)の若年成人平均値(young adult mean, YAM)を基準とした割合(％)で判定され, 腰椎では20〜44歳, 大腿骨近位部では20〜29歳の平均骨量である.

骨粗鬆症は成因によって, 原発性骨粗鬆症と続発性骨粗鬆症に分類される.

【原発性骨粗鬆症】 閉経後(閉経によるエストロゲンの分泌低下), 老人性(加齢).

【続発性骨粗鬆症】 内分泌性(甲状腺機能亢進症, 副甲状腺機能亢進症), 栄養性(カルシウム欠乏), 薬物性(グルココルチコイドの長期投与), 不動性(長期臥床), 遺伝性(ホモシスチン尿症), 慢性腎不全などを原因とする骨粗鬆症.

ほかでも学ぶ 覚えておこう キーワード

パラソルモン, カルシトニン
➡ 人体の構造と機能及び疾病の成り立ち

1.2 病態

骨が破骨細胞による**骨吸収**(骨破壊)と骨芽細胞による**骨形成**(骨新生)を絶えず繰り返すことを, **リモデリング**(再構築)という. 骨吸収と骨形成は均衡(骨吸収＝骨形成)しているが, 骨吸収が骨形成を上回った状態(骨吸収＞骨形成)が長期間続くと骨粗鬆症を発症する.

カルシウムの摂取不足や排泄の増加により血中のカルシウム濃度が低下すると, 肝臓や腎臓で活性化されたビタミンDの作用により**パラソルモン**(parathormone, **PTH**)の分泌が亢進し, 骨吸収によるカルシウム放出, 腸管でのカルシウム吸収, 腎臓でのカルシウム再吸収, 尿中へのカルシウム排泄が抑制されて血中のカルシウム濃度は上昇する.

> **国家試験ワンポイントアドバイス**
> 血中カルシウム濃度の低下により, 副甲状腺ホルモン(パラソルモン)の分泌が亢進されると, 骨吸収により血中カルシウム濃度が上昇するので, 「パラソルモンは上げるモン！」という語呂合わせで覚えるとよい.

血中のカルシウム濃度が上昇すると**カルシトニン**(calcitonin)の分泌が亢進し, 骨形成によるカルシウム放出の抑制, 腎臓でのカルシウムの再吸収が抑制されて血中のカルシウム濃度は低下する.

1.3 症状

> **国家試験ワンポイントアドバイス**
> 骨疾患は, ビタミンD欠乏症, 腎疾患(腎性骨異栄養症, 異所性石灰化, 高リン血症などの慢性腎臓病による骨ミネラル代謝異常), 内分泌疾患(クッシング症候群)などの分野でも出題されるので, 横断的に学習しておこう.

骨は表面を覆う**皮質骨**(緻密骨)と内部のスポンジ状構造である**海綿骨**から成り, 骨粗鬆症では海綿骨から減少する. 背骨などの海綿骨が多い部分では, 骨構造の切断や減少により脆く潰れやすいので圧迫骨折を生じやすい.

骨粗鬆症による骨折の起こりやすい部位は胸椎・腰椎(圧迫骨折による

身長の縮み，背中が曲がるなど），大腿骨頸部〔転倒による脚の付け根（股関節）の骨折〕，橈骨遠位端(転倒時に手をついた際の手首の骨折)である．

1.4 診断
（1） 脆弱性骨折ありの場合
骨密度は YAM の 80％未満，あるいは脊椎 X 線像で骨粗鬆化がある場合で，原則は腰椎骨密度とする(高齢者においては大腿骨頸部骨密度，測定困難な場合は橈骨，第二中手骨，踵骨の骨密度が用いられる)．

（2） 脆弱性骨折なしの場合
骨密度が YAM の 70％未満で，脊椎 X 線像での骨粗鬆化がある場合である．

1.5 治療方法
（1） 薬物療法
① **骨吸収抑制作用**：ビスホスホネート，女性ホルモン製剤，カルシトニン製剤，ラロキシフェン，SERM(選択的エストロゲン受容体調整薬)．
　ビスホスホネートは早朝空腹時にコップ 1 杯の水で服用し，服用後 30 分は飲食を禁止する．キレート(ミネラル分子とアミノ酸の結合体)製剤はカルシウムと結合しやすく薬の作用を阻害するので，硬水や牛乳などで服用しないよう注意する．
② **骨形成促進作用**：ビタミン K_2 製剤．
③ **骨吸収と骨形成の調整**：活性型ビタミン D_3 製剤，イソフラボン系薬剤，カルシウム製剤．

（2） 運動療法
骨折を予防するためには，有酸素運動および下肢の運動による骨密度の上昇と，背筋強化による椎体骨折の予防と筋力やバランス強化による転倒予防が重要である．大腿骨近位部骨折は移動能力や QOL を低下させるだけでなく，死亡リスクを上昇させ生命予後に直結する．

（3） 予防
① 骨密度は成長期に獲得される骨密度(**骨量頂値**, peak bone mass)と成人期以降の骨密度の喪失速度によって決定される．成長期に骨量を増加させて高い骨量頂値を獲得する(図 10.1)．
② エストロゲンは骨形成を促進し骨吸収を抑制する作用がある．閉経後や無月経の女性はエストロゲンの分泌低下により急速に骨量が減少するので，早期にスクリーニングする．
③ 骨量が低下している高齢者は，筋力強化やバランス感覚を維持するトレーニングにより転倒を防止する．
④ 日照により皮膚で合成されたビタミン D は肝臓や腎臓で活性化され，

脆弱性骨折
低骨量が原因で軽微な外力によって発生した非外傷性骨折をいう．

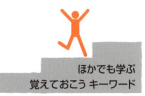

ほかでも学ぶ
覚えておこう キーワード

エストロゲン
➡人体の構造と機能及び疾病の成り立ち

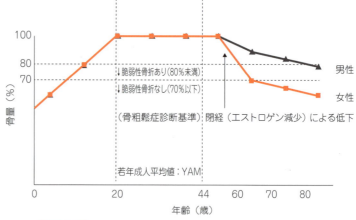

図 10.1 年齢による骨量の変化と骨粗鬆症の診断基準

田中 明, 宮坂 京子, 藤岡 由夫編, 『臨床医学 疾病の成り立ち 改訂第2版』,〈栄養科学イラストレイテッド〉, 羊土社(2015), および骨粗鬆症の予防と治療ガイドライン作成委員会, 『骨粗鬆症の予防と治療ガイドライン 2015年版』, ライフサイエンス出版(2015)より改変.

腸管からのカルシウム吸収や腎臓からの再吸収を促進する. 日照が少ない地域や生活習慣がある場合には1日15分程度の日照時間を確保する.

1.6 栄養アセスメントと栄養ケア

(1) 栄養ケアの基本方針

食事療法だけで骨量の増加や骨折の予防は期待できないが, 骨粗鬆症を予防するには骨のミネラル成分であるカルシウム, 腸管からのカルシウム吸収を促進するビタミンD, **オステオカルシン**という骨基質グラタンパク質(bone gla protein, BGP)の合成に必須なビタミンKなどを含む食品を十分に摂取する.

(2) 栄養アセスメント

DEXA
腰椎や近位大腿骨に2種類のX線を照射し, 骨による吸収の差を利用して骨塩量を測定する.

① **臨床検査**:DEXA(dual energy X-ray absorptiometry, 二重エネルギーX線吸収測定法)により骨粗鬆症の程度や治療の効果判定を行う. 血清カルシウム, 血清リン, 血清アルカリホスファターゼ値は正常の場合が多い.

② **臨床診査**:起立時や重いものをもつと背中や腰が痛む, 背中や腰が曲がる, 身長が縮むなど.

③ **食事調査**:カルシウムやビタミンDを多く含む食品の摂取量や, カルシウムの吸収を阻害する栄養素(たんぱく質, 食塩, リンなど), 食品(嗜好飲料)の摂取状況を確認する.

(3) 栄養量の設定

① カルシウム:700 ～ 800 mg/ 日以上.

② ビタミンD:400 ～ 800 IU(10 ～ 20 μg)/ 日.

③ ビタミン K：250 〜 300 μg/ 日．

その他，エネルギー，たんぱく量などは「日本人の食事摂取基準(2015 年版)」に準じる．

（4） 栄養教育のポイント

① カルシウムは国民栄養調査において毎年不足しているミネラルであるので，乳類(牛乳，ヨーグルト，チーズ)，魚介類(小魚)，豆類(大豆製品)，野菜類(緑黄色野菜)，海藻類(ひじき)，種実類(ごま)などの幅広い食品群や特定保健用食品から，カルシウムを多く含む食品を摂取する．

② サプリメントやカルシウム薬を一度に大量に服用すると，急激に血中カルシウム濃度が上昇する危険があるので，一度に 500 mg 以上を摂取しないよう注意する．

③ 牛乳中の CCP(カゼインホスホペプチド)はカルシウムと結合して吸収を促進する．

④ たんぱく質の過剰摂取はカルシウムの吸収を阻害し，食塩の過剰摂取はカルシウムの尿中排泄を促進するので体内での利用効率が低下しないよう注意する．リンの過剰摂取はカルシウムの吸収を阻害し腎臓のカルシウム沈着(石灰化)による機能低下を引き起こすので，カルシウム(Ca)とリン(P)の摂取比率は１：２を超えないようにする．

⑤ カフェイン飲料(コーヒー，紅茶)，アルコールなどの嗜好飲料もカルシウムの吸収を阻害するので過剰摂取に注意する．

2 くる病，骨軟化症

2.1 疾患の概要

骨組織の石灰化障害により類骨が過剰に形成され，骨端線の閉鎖前に発症した成長障害や骨変形を**くる病**，閉鎖後に発症した骨痛や筋力低下を**骨軟化症**という．

2.2 病態

① カルシウム・リン・副甲状腺ホルモン・ビタミン D 代謝異常．
② 骨(代謝)回転・骨石灰化・骨量の異常(腎性骨異栄養症)，骨長軸成長・骨強度異常．
③ 血管または軟部組織の異所性石灰化．

　日照により皮膚で産生されるビタミン D_3，腸管から吸収されるビタミン D_2 や D_3 は肝臓で 25-水酸化ビタミン D(25-OHD)に，腎臓で $1α, 25$-水酸化ビタミン D($1α, 25$-OHD)に活性化される．活性型ビタミン D は腸管からのカルシウムやリンの吸収と腎尿細管におけるカルシウムの再吸収を促進して副甲状腺ホルモン(パラソルモン，PTH)の血中濃度を低下

骨(代謝)回転
骨の再構築(リモデリング)では，破骨細胞による骨吸収(骨破壊)と骨芽細胞による骨形成(骨新生)の均衡が保持されることで骨量が維持される．この骨(代謝)回転の異常により，骨吸収が相対的に骨形成を上回ると骨量は減少する．

させる．この作用が欠如すると低カルシウム血症，低リン血症となり，PTHの濃度が増加して**骨の石灰化**が障害される．

くる病では先天的なリンの再吸収障害とビタミンDの無反応性による**低リン血症性ビタミンD抵抗性くる病**が多く，骨軟化症では慢性腎臓病に伴うビタミンDの活性化障害による**腎性骨異栄養症**(renal osteodystrophy, ROD)が多い．

腎性骨異栄養症は，慢性腎臓病に伴う骨病変(線維性骨炎)や異所性石灰化(骨以外の組織にカルシウムが沈着することによる関節痛，呼吸不全，皮膚の搔痒感など)による骨ミネラル代謝異常(chronic kidney disease-mineral and bone disorder, CKD-MBD)．副甲状腺ホルモンの分泌亢進による骨(代謝)回転の異常である．

2.3 症状

くる病は下肢O脚変形やX脚変形など骨格の変形が主症状であり，骨軟化症は腰背部痛，筋力低下，歩行障害，膝や足部の疼痛がみられる．

杯状変形(cupping)
長幹骨骨端部の杯状の変形．手首や膝で特徴的に出現する．

2.4 診断

① 骨生検：類骨の増加を確定診断とする．
② X線像：くる病は骨幹端部の不整と拡大，杯状変形，四肢長管骨の彎曲が，骨軟化症では偽骨折(長骨に垂直に走る骨硬化を伴う透明帯)が確認される．
③ 血液検査：ビタミンDの活性化障害による血清カルシウム，血清リンの低下と血清アルカリホスファターゼ，血清パラソルモン(副甲状腺ホルモン)の上昇がみられる．

2.5 治療方法

骨格の変形に対して矯正骨切り術や脚延長術，装具療法などが行われ，活性型ビタミンD，リン酸塩，カルシウム製剤が投与される．

2.6 栄養アセスメントと栄養ケア

骨粗鬆症の食事療法に準ずる．通常の食事で不足する場合は特定保健用食品やサプリメントを利用する．

3 変形性関節症

3.1 疾患の概要

変形性関節症は，関節軟骨の変性・摩耗とその後の軟骨・骨の新生増殖および二次性滑膜炎などに基づく，進行性の変性関節疾患と定義される．

3.2 病態

　何らかの原因で磨耗した関節軟骨が修復する際に異常軟骨や骨棘が増殖して変形するのに伴い，関節内の滑膜が炎症とともに増殖して関節内に水が貯留する．

　とくに体重の負荷がかかる膝関節や股関節に発症しやすく，スポーツ選手や重労働者，中年以降の肥満女性などに多くみられる．日本では，畳や布団という下肢の関節に負担がかかりやすい生活様式も関与している．

骨棘
骨辺縁部に新生する骨性隆起で，棘のように変形したもの．

3.3 症状

【変形性膝関節症】　初期は立ち上がり，歩き始めなど動作開始時に痛みがあり正座や階段の昇降が困難となる．中期以降は安静時にも痛みが持続し，変形(O脚)により膝を伸ばすことができず歩行が困難になる．

【変形性股関節症】　初期は動作開始時に股関節(鼠径部)に痛みがあり，進行すると持続痛により正座やあぐら，和式トイレ，靴下の着脱や足の爪切り，階段の降下や平地歩行にも支障を生じる．

3.4 診断

【変形性膝関節症】　問診，視診，触診によって関節の隙間の圧痛，可動範囲，腫れ，軟骨の磨耗による変形(O脚)などを調べる．X線検査では関節の隙間の狭小化，関節辺縁の骨増殖による骨棘を確認する．MRI検査では軟骨や半月板，靭帯の状態を調べる．

【変形性股関節症】　問診，視診，触診とX線，CT，MRIなどの所見を総合して診断し，跛行，脚長差，痛みや可動域制限を参考にする．

跛行
歩行や歩行速度の異常による歩行障害．

3.5 治療方法

【変形性膝関節症】　症状が軽い場合は，鎮痛薬や外用薬の投与，膝関節内へのヒアルロン酸の注射を行う．また大腿四頭筋を強化し関節可動域を改善するための運動器リハビリテーションや，膝を温める物理療法，足底板や膝装具などが適用される．症状が重い場合は，関節鏡(内視鏡)手術，高位脛骨骨切り術(骨を切断して変形を矯正する)，人工膝関節置換術などが適用される．

【変形性股関節症】　保存(的)療法を行う．激痛時には鎮痛薬を用いるが，痛みを除去する生活様式を検討し過体重の場合は減量する．筋力を維持するために水中歩行や水泳(平泳ぎ以外)を週2，3回行うとよいが，疼痛を誘発しないよう慎重に始める．進行した場合は骨切り術，関節の変形が進行した場合は人工股関節手術が適応となる．

保存(的)療法
手術を行わない治療法の総称．損傷に対して自己修復機能を介助する治療方法．

3.6 栄養アセスメントと栄養ケア

（1） 栄養ケアの基本方針

　肥満の場合は，関節への負担を軽減するために適正体重を維持する．減量の際には，筋肉量や骨量が減ると関節への負担を増すことになるので，急激な食事制限に注意する．

（2） 栄養アセスメント（肥満の場合）

① **臨床検査**：BIA（bioelectrical impedance analysis，生体インピーダンス法）で体脂肪量の割合を，腹部 CT（computed tomography，コンピュータ断層撮影）で内臓脂肪面積（100cm^2 以上で内臓脂肪型肥満）を判定する．血液検査では空腹時血糖，HbA1c，血清脂質（LDL コレステロール，HDL コレステロール，トリグリセリド）を確認し，血圧を評価する．

② **食事調査**：食事摂取量，PFC 比，食物繊維量，食習慣（回数，時間，偏食，間食，夜食，外食，飲酒），食環境（独居，同居）などを評価する．

③ **身体計測**：ウエスト周囲径を測定し内臓脂肪型肥満のスクリーニングを行う（男性 85 cm 以上，女性 90 cm 以上）．BMI は 25 kg/m^2 以上を肥満と判定する．除脂肪体重（筋肉量，骨量，水分量）と脂肪量の推移をモニタリングする．

（3） 栄養量の設定（肥満の場合）

① **エネルギー**：一般的には 25 〜 30 kcal/kg 標準体重 / 日だが，個々に応じて適切に決定する．

② **たんぱく質**：1.0 〜 1.2g /kg 標準体重 / 日

③ **脂質**：20 〜 25％エネルギー比

④ **食物繊維**：25 g 以上

（4） 栄養教育のポイント

　食習慣に異常がみられる場合は食環境に十分留意し，患者の減量に対する意思を確認した上で具体的な方法を指導する．目標や修正については患者が主体的に決定できるようにサポートする．

4 サルコペニア

4.1 疾患の概要

　サルコペニア（sarcopenia）は，sarco（筋肉）の penia（喪失）を語源とした造語で，高齢期にみられる骨格筋量の減少と筋力もしくは身体機能（歩行速度など）の低下により定義される．

　原発性サルコペニアは加齢を原因とする筋肉量の低下をいい，**二次性サルコペニア**は以下の原因による筋肉量の低下をいう．原因となるのは長期臥床，無重力状態による活動性の低下，飢餓や食欲不振，吸収不良による PEM（protein-energy malnutrition，タンパク質・エネルギー低栄養状態），

ほかでも学ぶ 覚えておこう キーワード

PFC 比，ウエスト周囲径
➡ 応用栄養学，栄養教育論

栄養量の設定
「日本人の食事摂取基準（2025 年版）」に準じる．

国家試験ワンポイントアドバイス

サルコペニアは加齢に伴う筋力の低下，老化に伴う筋量の減少と定義されるが，老年症候群のフレイル（フレイルティ）は，加齢に伴う低栄養や筋肉量の低下などの身体的側面だけでなく，精神心理学的（うつ状態や認知機能低下）や社会的要因（独居，閉じこもり，貧困）も含めた概念である．

臓器不全，炎症性疾患，悪性腫瘍などによる外科的侵襲（手術），悪液質，神経筋疾患，内分泌疾患などである．

4.2 病態

サルコペニアの病期については，筋量の減少のみに該当する場合を**前サルコペニア**，筋量の減少に筋力の低下または身体機能の低下が加わった場合を**サルコペニア**，筋量の減少，筋力の低下，身体機能の低下のすべてが該当する場合を**重度サルコペニア**と定義している．

4.3 症状

筋量の減少，筋力の低下，身体機能の低下が重度になるほど**日常生活動作**（activities of daily living，**ADL**）が低下する．転倒などを機に要介護となるリスクもある．

ADLとは日常生活において繰り返す食事，排泄，整容（着脱，洗面，歯磨，整髪），移動，入浴などの基本的な行為や動作をいう．

4.4 診断

握力低下（男性26 kg未満，女性18 kg未満）または歩行速度低下（0.8 m／秒以下）と，筋肉量減少【男性7.0 kg/m^2，女性5.7 kg/m^2（BIA：生体インピーダンス法），5.4 kg/m^2（DEXA：二重X線エネルギー吸収法）】による診断法が推奨されている．

4.5 治療方法

筋力トレーニングが有効であるといわれているが，骨折のリスクが高い患者（脳血管疾患による麻痺，変形性関節症による運動障害，心疾患の合併，運動機能の低下）では慎重に行う．活動性の高い高齢者では運動療法が最も安全で効果のある治療といえる．

4.6 栄養アセスメントと栄養ケア

（1）栄養ケアの基本方針

高齢者では，食事量の低下によりエネルギーやたんぱく摂取量が不足していることが多く必要量の充足に努める．場合によっては栄養補助食品などの利用も検討する．

（2）栄養アセスメント

① **臨床検査**：DEXA，BIAによる筋肉量，握力による筋力，歩行速度を測定する．
② **臨床診査**：ADLを精査する．
③ **食事調査**：食事摂取量とPFC比を評価する．

悪液質
基礎疾患に関連して生ずる複合的代謝異常（食欲不振，炎症反応の亢進，インスリン抵抗性，異化亢進）の症候群．脂肪組織の減少の有無に関わらず，筋肉量の減少を特徴とする．臨床症状として成人では体重減少，小児では成長障害がみられる．

栄養量の設定
日本人の食事摂取基準（2015年版）に準じる．

（3） 栄養量の設定

① エネルギー必要量（カッコ内は身体活動レベル）

50～69歳男性：2,100 kcal（低い），2,450 kcal（ふつう），2,850 kcal（高い）．

50～69歳女性：1,650 kcal（低い），1,900 kcal（ふつう），2,200 kcal（高い）．

② たんぱく質推奨量

50～69歳男性：60g/日，50～69歳女性：50g/日．

③ ビタミンDの目安量：5.5（μg/日）

（4） 栄養教育のポイント

① 筋肉を強くするためには，食事量の不足による異化（体タンパクの崩壊）を予防するためにたんぱく質だけでなく，エネルギー源である炭水化物や脂質を十分に摂取する．摂取エネルギーが不足すると，たんぱく質がエネルギー源として使われ筋肉量が増やせないことに注意する．

② たんぱく質の摂取では必須アミノ酸を多く含む動物性たんぱく質の吸収効率が高い．植物性たんぱく質は食品同士の組合せによりアミノ酸スコアを高めることができる（例：ご飯のアミノ酸スコアは64だが，納豆を加えると85になる）．たんぱく質代謝の補酵素であるビタミンB_6をあわせて摂取する．ビタミンB_6は魚や肉類に多く含まれる．

③ ビタミンDは横紋筋内のビタミンDレセプターを介して筋力や筋量を増加させ，転倒や骨折を予防するという報告がある．

ビタミンDレセプター（受容体）
➡ 人体の構造と機能及び疾病の成り立ち

5 ロコモティブシンドローム

5.1 疾患の概要

ロコモティブシンドローム（locomotive syndrome，**運動器症候群**）は，運動器の障害によって日常生活に制限をきたし，介護・介助が必要な状態，そのリスクが高くなる状態をいう．

2016（平成28）年の国民生活基礎調査によれば，関節疾患は要支援になる原因の第1位，要介護4,5になる原因の第3位であり，ロコモティブシンドロームは脳血管障害や認知症，メタボリックシンドロームと並び，健康寿命の短縮，寝たきりや要介護状態に至る大きな要因の1つとなっている．

5.2 病態

ロコモティブシンドロームの原因は，加齢に伴う運動器自体の疾患と運動器の機能不全である．

（1） 運動器自体の疾患
・骨：骨粗鬆症，脆弱性骨折．
・関節軟骨・脊椎の椎間板：変形性関節症，変形性脊椎症．
・筋肉・神経系：神経障害，サルコペニア．
（2） 運動器の機能不全
　筋力低下，持久力低下，反応時間延長，運動速度の低下，巧緻性低下，深部感覚低下，バランス能力低下，可動域制限など転倒・骨折の原因となるもの．

5.3　症状

　疼痛，可動域の制限，筋力低下，バランス力低下などによる歩行障害，日常生活動作（ADL）の低下，社会参加への制限，QOLの低下が起こり，要介護状態に進展する．

5.4　診断

　スクリーニングでは，「**7つのロコチェック**」があり，1つでも該当するとロコモティブシンドロームの疑いがあるとされる（図10.2）．

　アセスメントでは，身体運動機能の客観的な評価と被験者自身による主観的な評価があり，年代別の基準値を示して被験者の意識改革に繋げることが期待されている．

　客観的な評価では，「**ロコモ度テスト**」と呼ばれる身体の垂直移動機能（下肢筋力）を評価する「**立ち上がりテスト**」（図10.3）と，水平移動（歩幅）を評価する「**2ステップテスト**」（図10.4）がある．

巧緻性
手先の器用さ．巧みに指先を使う能力．

深部感覚
骨膜，筋，腱，靱帯などに強い圧迫や刺激が加わって生じる痛覚をいう．

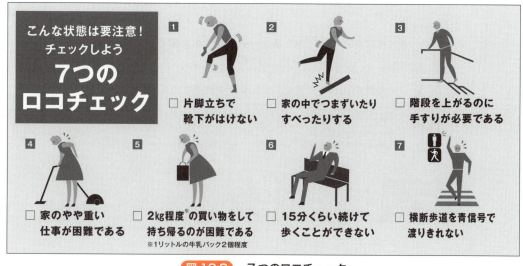

図 10.2　7つのロコチェック

https://locomo.jpa.jp/check/lococheck

第10章 筋・骨格疾患の栄養アセスメントと栄養ケア

　主観的な評価では，疼痛，日常生活動作，社会活動への参加などの質問項目に対して自記式に評価する「**ロコモ25**」（表10.1）により発症のリスクを啓発している．

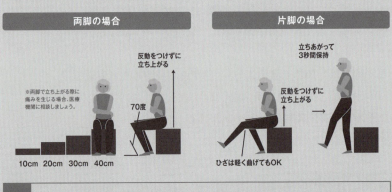

図10.3　ロコモ度テスト「立ち上がりテスト」
https://locomo-jpa.jp/check/test/#guidemovie

3つのロコモ度テストにより移動機能の低下が始まっている状態をロコモ度1といい，ロコモーショントレーニングなどを習慣づける必要がある．移動機能の低下が進行している状態をロコモ度2といい自立した生活ができなくなるリスクが高まっている．

5.5 治療方法

　ロコモティブシンドロームの予防では，歩行機能改善，転倒・骨折予防

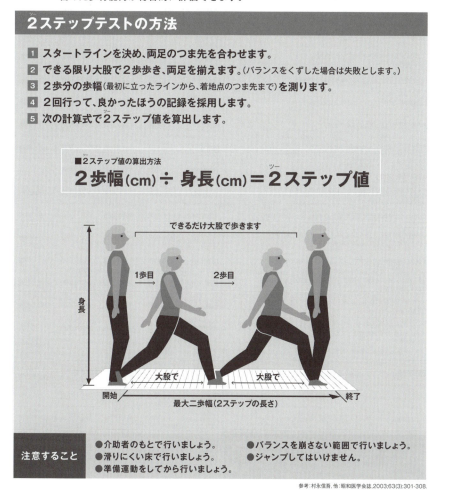

図10.4 ロコモ度テスト「2ステップテスト」

https://locomo-jpa.jp/check/test/#guidemovie

第10章 筋・骨格疾患の栄養アセスメントと栄養ケア

表 10.1 ロコモ度テスト「ロコモ 25」

3 ロコモ25

この1ヵ月の間に、からだの痛みや日常生活で困難なことはありませんでしたか？
次の25の質問に答えて、あなたのロコモ度をしらべましょう。

■この1ヵ月のからだの痛みなどについてお聞きします。

Q1	頚・肩・腕・手のどこかに痛み（しびれも含む）がありますか。	痛くない	少し痛い	中程度痛い	かなり痛い	ひどく痛い
Q2	背中・腰・お尻のどこかに痛みがありますか。	痛くない	少し痛い	中程度痛い	かなり痛い	ひどく痛い
Q3	下肢（脚のつけね、太もも、膝、ふくらはぎ、すね、足首、足）のどこかに痛み（しびれも含む）がありますか。	痛くない	少し痛い	中程度痛い	かなり痛い	ひどく痛い
Q4	ふだんの生活でからだを動かすのはどの程度つらいと感じますか。	つらくない	少しつらい	中程度つらい	かなりつらい	ひどくつらい

■この1ヵ月のふだんの生活についてお聞きします。

Q5	ベッドや寝床から起きたり、横になったりするのはどの程度困難ですか。	困難でない	少し困難	中程度困難	かなり困難	ひどく困難
Q6	腰掛けから立ち上がるのはどの程度困難ですか。	困難でない	少し困難	中程度困難	かなり困難	ひどく困難
Q7	家の中を歩くのはどの程度困難ですか。	困難でない	少し困難	中程度困難	かなり困難	ひどく困難
Q8	シャツを着たり脱いだりするのはどの程度困難ですか。	困難でない	少し困難	中程度困難	かなり困難	ひどく困難
Q9	ズボンやパンツを着たり脱いだりするのはどの程度困難ですか。	困難でない	少し困難	中程度困難	かなり困難	ひどく困難
Q10	トイレで用足しをするのはどの程度困難ですか。	困難でない	少し困難	中程度困難	かなり困難	ひどく困難
Q11	お風呂で身体を洗うのはどの程度困難ですか。	困難でない	少し困難	中程度困難	かなり困難	ひどく困難
Q12	階段の昇り降りはどの程度困難ですか。	困難でない	少し困難	中程度困難	かなり困難	ひどく困難
Q13	急ぎ足で歩くのはどの程度困難ですか。	困難でない	少し困難	中程度困難	かなり困難	ひどく困難
Q14	外に出かけるとき、身だしなみを整えるのはどの程度困難ですか。	困難でない	少し困難	中程度困難	かなり困難	ひどく困難
Q15	休まずにどれくらい歩き続けることができますか（もっとも近いものを選んでください）。	2～3km以上	1km程度	300m程度	100m程度	10m程度
Q16	隣・近所に外出するのはどの程度困難ですか。	困難でない	少し困難	中程度困難	かなり困難	ひどく困難
Q17	2kg程度の買い物（1リットルの牛乳パック2個程度）をして持ち帰ることはどの程度困難ですか。	困難でない	少し困難	中程度困難	かなり困難	ひどく困難
Q18	電車やバスを利用して外出するのはどの程度困難ですか。	困難でない	少し困難	中程度困難	かなり困難	ひどく困難
Q19	家の軽い仕事（食事の準備や後始末、簡単なかたづけなど）は、どの程度困難ですか。	困難でない	少し困難	中程度困難	かなり困難	ひどく困難
Q20	家のやや重い仕事（掃除機の使用、ふとんの上げ下ろしなど）は、どの程度困難ですか。	困難でない	少し困難	中程度困難	かなり困難	ひどく困難
Q21	スポーツや踊り（ジョギング、水泳、ゲートボール、ダンスなど）は、どの程度困難ですか。	困難でない	少し困難	中程度困難	かなり困難	ひどく困難
Q22	親しい人や友人とのおつき合いを控えていますか。	控えていない	少し控えている	中程度控えている	かなり控えている	全く控えている
Q23	地域での活動やイベント、行事への参加を控えていますか。	控えていない	少し控えている	中程度控えている	かなり控えている	全く控えている
Q24	家の中で転ぶのではないかと不安ですか。	不安はない	少し不安	中程度不安	かなり不安	ひどく不安
Q25	先行き歩けなくなるのではないかと不安ですか。	不安はない	少し不安	中程度不安	かなり不安	ひどく不安
	解答数を記入してください →	0点＝	1点＝	2点＝	3点＝	4点＝
	回答結果を加算してください →		合計　　　　点			

ロコモ 25©2009自治医大整形外科学教室All rights reserved:複写 可、改変 禁。学術的な使用、公的な使用以外の無断使用 禁

https://locomo-jpa.jp/check/test/#guidemovie

から足腰の筋力強化，バランス力の向上，膝関節や腰関節への負担の軽減を満たしたロコモーショントレーニングが推奨されている．

「ロコモーショントレーニング」には，立つためのバランス能力をつける訓練である「**片脚立ち**」(図10.5)と大腿四頭筋，大殿筋，ハムストリング，前脛骨筋などの筋力を強化する「**スクワット**」(図10.6)の2つの運動がある．さらに，患者の体力にあわせてふくらはぎの筋力をつけるヒールレイズや下肢の柔軟性，バランス能力，筋力をつけるフロントランジのほか，毎日の生活に＋10(プラステン：今より10分多く身体を動かすこと)が推奨されている．

5.6 栄養アセスメントと栄養ケア
(1) 栄養ケアの基本方針

肥満があると腰や膝の関節に負担がかかり，低栄養があると骨量や筋肉量が減るので，適正体重を維持する．

(2) 栄養アセスメント(「骨粗鬆症」，「サルコペニア」の項を参照)

(3) 栄養量の設定(「骨粗鬆症」，「サルコペニア」の項を参照)

(4) 栄養教育のポイント

① 高齢者の低栄養は要介護になるまでの期間が短い傾向にあるので，食品摂取の多様性得点(表10.2)を用いて10の食品群にある食品をできるだけ毎日食べるようにする．合計得点が高い人ほど低栄養になりにくく，筋肉や骨が維持され歩行速度や握力が高いといわれている．

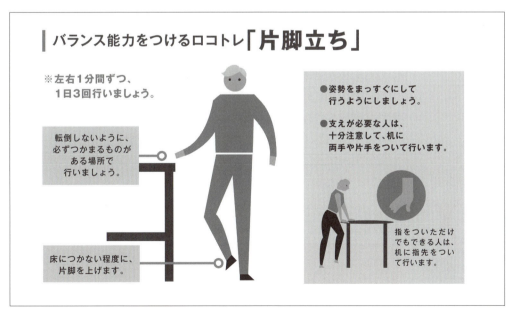

図10.5　ロコモーショントレーニング「片脚立ち」

https://locomo-jpa.jp/check/locotre

第10章 筋・骨格疾患の栄養アセスメントと栄養ケア

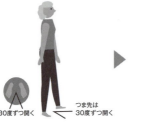
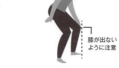
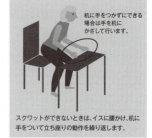

図10.6 ロコモーショントレーニング「スクワット」
https://locomo-jpa.jp/check/locotre

表10.2 食品摂取の多様性得点

番号	食品	得点	番号	食品	得点
1	肉	点	6	緑黄色野菜	点
2	魚介類	点	7	海藻類	点
3	卵	点	8	いも	点
4	大豆・大豆製品	点	9	果物	点
5	牛乳・乳製品	点	10	油を使った料理	点

東京都健康長寿医療センター研究所（東京都老人総合研究所）HPより作成．

② 5大栄養素を1日3回の食事からバランスよくとるために主食・主菜・副菜は毎食，牛乳・乳製品や果物を毎日欠かさないようにする．
③ ロコモティブシンドロームの原因となる骨粗鬆症やサルコペニアを予防するために，各項の栄養アセスメントと栄養ケアを参照する．

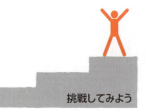
挑戦してみよう

復習問題を解いてみよう
https://www.kagakudojin.co.jp

第11章

免疫・アレルギー疾患の栄養アセスメントと栄養ケア

この章で学ぶポイント

★食物アレルギー，膠原病，自己免疫疾患，免疫不全症のそれぞれの原因，病態，症状について理解し，診断，治療の概要を把握しよう．
★対象者（患者）の栄養管理の必要性について理解し，栄養管理プロセスについて学ぼう．

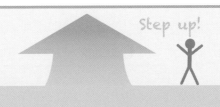

◆ちょっと学ぶ前に復習しておこう◆

―アレルギー―
体内に入ってきた異物（細菌，ウイルスなど）に対する過剰な反応．アレルギーを起こす原因をアレルゲンという．

―ヒスタミン―
近位（中枢）および遠位（末梢）組織に存在する生理活性アミンの一種．抗原刺激によりおもに肥満細胞から遊離して免疫調節の役割を果たす．

―肥満細胞―
粘膜や結合組織に存在する．体内に異物が侵入すると顆粒を放出し，アレルギー反応の引き金の役割をもつ．

第 11 章　免疫・アレルギー疾患の栄養アセスメントと栄養ケア

1 食物アレルギー

ほかでも学ぶ 覚えておこう キーワード

抗体，抗原，自然免疫，獲得免疫

➡人体の構造と機能及び疾病の成り立ち

1.1 疾患の概要

（1）定義

アレルギー（allergy）は，ギリシャ語の allos（変わった，変じた）と ergo（反応）に由来している．通常とは異なる反応として，外来からの異物（抗原）に二度目もしくは連続して曝露された際に示す特異的な反応の変化を指す．

食物アレルギーは，「食物によって引き起こされる抗原特異的な免疫学的機序を介して生体にとって不利益な症状が惹起される現象」と定義されている．経口摂取だけでなく，皮膚接触，吸入（例：吸入薬中の乳糖），注射（例：インフルエンザワクチン中の卵抗原）などによる症状出現についても食物アレルギーとされる．

食物による不利益な反応には食中毒や食物不耐症などがあるが，これらは食物アレルギーには含まれない．

（2）疫学

食物アレルギーの頻度は調査方法，診断基準などによって異なるが，最も患者数が多いのは 0 歳児である．食物アレルギーの頻度は乳児で 5 〜 10 ％，小中学生では 1 〜 3 ％と推測され，年齢とともに減少していく．

わが国における食物アレルギーの原因物質を**表 11.1** に示す．以前は鶏卵，乳製品，大豆が三大アレルゲンといわれていたが，大豆が減少し小麦に置き換わっている．

表 11.1　食物アレルギーの原因物質の推移（％）

	平成 13 〜 14 年度	17 年度	20 年度
鶏卵	38.8	39.5	38.8
乳製品	15.9	18.2	21.0
小麦	8.0	8.7	12.1
そば	4.6	3.2	2.4
エビ	4.1	3.2	3.0
ピーナッツ	2.8	4.1	4.8
イクラ	2.2	4.5	4.0
大豆	2.0	1.7	1.5
キウイフルーツ	1.9	1.8	1.3
バナナ	1.0	1.2	0.7
カニ	1.0	1.4	0.9
クルミ	0.8	1.1	0.8
サバ	0.6	0.1	0.6
ヤマイモ	0.4	0.6	0.6
その他	16.4	10.7	7.5

1.2 病態

体内の免疫の機序を表11.2に示す．生体内の免疫機構は，自然免疫と獲得免疫によってコントロールされている．

獲得免疫は，① 自然免疫で処理できなかった多種の異物に強力に対応できる多様性，② 特定の抗原を厳密に認識したリンパ球のみが反応する特異性，③ 接触した異物を記憶する免疫記憶，といった特徴をもつ．おもにリンパ球(B細胞，T細胞)およびB細胞が産生する抗体(免疫グロブリン：immunoglobulin，略称Ig)がその役割を担う．

抗体は構造の違いにより，IgM，IgD，IgG，IgE，IgAの5つに大別される．食物アレルギーの多くにはIgEが関与しているが，中には新生児・乳児消化管アレルギーのようにIgEが関与しない(非IgE依存性)ものもある．

ある特定の抗原に刺激されたことで，その抗原に特異的なIgEが産生される．この状態を**感作**という．産生されたIgEは肥満(マスト)細胞や好塩基球のレセプターに結合し，免疫応答が引き起こされやすい状態となる．再び同じ抗原が侵入すると，肥満細胞あるいは好塩基球IgEレセプターに結合した抗原特異的IgE抗体に抗原が結合することによって，肥満細胞からヒスタミンやロイコトリエンといったケミカルメディエーター(化学伝達物質)が放出され，さまざまな症状が起こる．この抗原抗体反応によって症状が生じることを**誘発**という(図11.1)．

1.3 症状

アレルギー反応は，作用機序によりⅠ～Ⅳ型に分類される(表11.3)．食物アレルギーは年齢によって，さまざまなタイプがあり，タイプによっ

> **国家試験ワンポイントアドバイス**
>
> 食物アレルギーに関与する細胞や物質(「マスト細胞」「ヒスタミン」「好酸球」など)の動態をしっかり理解しよう．

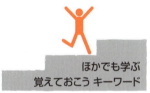

ほかでも学ぶ
覚えておこう キーワード

ヒスタミン，ロイコトリエン
➡人体の構造と機能及び疾病の成り立ち

表11.2 免疫の種類

種類	働く場所	おもな働き
物理的・化学的防御	体表	皮膚：体内の水分喪失や病原体の侵入を防ぐ 粘膜や分泌物：絨毛上皮(気管)による異物の排除，胃酸による殺菌など
自然免疫	体内	体内に侵入した病原菌などの異物を食細胞(白血球の一種)による食作用で排除
獲得免疫	体内	自然免疫で排除しきれなかった異物に対して作用 ・細胞性免疫：特殊細胞(キラーT細胞など)が異物を直接排除 ・体液性免疫：抗体が産生され抗原を排除

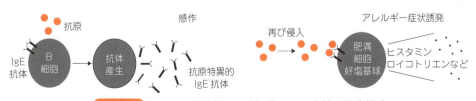

図11.1 IgEと肥満(マスト)細胞による症状の発生機序

第 11 章　免疫・アレルギー疾患の栄養アセスメントと栄養ケア

表 11.3　作用機序によるアレルギー反応の種類

	Ⅰ型	Ⅱ型	Ⅲ型	Ⅳ型
反応	アナフィラキシー型，即時型	細胞溶解型，細胞障害型	免疫複合体反応	細胞性免疫ツベルクリン型，遅延型
抗体	IgE	IgG，IgM	IgG，IgM	感作 T 細胞
関与する細胞	肥満細胞，好塩基球	細胞傷害性 T 細胞，マクロファージ	多核白血球，マクロファージ	マクロファージ
メディエーターサイトカイン	ヒスタミン，ロイコトリエンなど	補体系	補体系，リソソーム酵素	リンホカイン，サイトサイン
標的組織，細胞	皮膚，肺，腸管	皮膚，赤血球，白血球，血小板	皮膚，血管，関節，腎，肺	皮膚，肺，甲状腺，中枢神経など
皮膚反応	即時型(15 〜 20分で最大の発赤と膨疹)	—	遅発型(3 〜 8 時間で最大の紅斑と浮腫)	遅延型(24 〜 72時間で最大の紅斑と硬結)
おもな疾患	じんましん，薬疹，花粉症，気管支喘息，アナフィラキシーショック，アレルギー性鼻炎	不適合輸血による溶血性貧血，血小板減少性紫斑病，TEN 型薬疹	皮膚小血管性血管炎，血清病，糸球体腎炎，ループス腎炎	接触性皮膚炎，硬結性紅斑，移植片対宿主病，アレルギー性脳炎，過敏性肺炎

表 11.4　食物アレルギーの分類と症状

疾患	発症年齢	免疫学的機序	おもな症状	おもな原因食品
新生児・乳児消化管アレルギー	新生児期	おもに非 IgE 依存性	血便，嘔吐，下痢	牛乳(育児用粉乳)
食物アレルギーの関与する乳児アトピー性皮膚炎	乳児期	おもに IgE 依存性	かゆみの強い湿疹	鶏卵，牛乳，小麦，大豆など
即時型症状(じんましん，アナフィラキシーなど)	乳児期〜成人期	IgE 依存性	かゆみ，発赤，じんましん，口腔・咽頭違和感，鼻汁・鼻閉，結膜症状，嘔吐，下痢，腹痛，喉頭浮腫，嗄声，喘鳴，呼吸困難，循環不全	乳児〜幼児：鶏卵，牛乳，小麦，そば，魚類など　学童〜成人：甲殻類，魚類，小麦，果物，そば，ピーナツなど

「食物アレルギー診療の手引き 2014」より抜粋・改変.

て頻度の高い原因食品や症状などが異なる．おもな食物アレルギーのタイプと症状を表 11.4 に示す．症状の中で最も重症なものが**アナフィラキシー**である．アナフィラキシーは複数の重い症状が短時間で同時に発症するもので，血圧低下，呼吸困難など全身状態が急激に悪化し生命予後に関わる．

　　食物依存性運動誘発アナフィラキシーは，特定の食物を摂取した後 2 時間以内に激しい運動をしたときのみ症状が出現する，比較的まれな疾患である．運動頻度の高い中高生になって，はじめて発症することが多い．

　　口腔アレルギー症候群(oral allergy syndrome，**OAS**)は，おもに生の果物や野菜が原因で，口腔内や咽頭に限定したアレルギー症状である．口腔内に違和感を覚えるタイプのアレルギーである．

1.4 診断

　食物アレルギーの診断には複数の方法を用いて行う．**血中抗原特異的IgE抗体検査**の結果が陰性の場合，その食品に対するアレルギーはないと判断されることが多い．しかし，陽性の場合でも必ずしも症状が出るとは限らない．

　血液検査以外に，浅く傷つけた皮膚上にアレルゲン試薬を置いて反応をみる**皮膚プリックテスト**，原因と思われる食品を2〜4週間完全に除去して症状が改善するかをみる**食物除去試験**，目的の食品を少量から摂取して症状をみる**食物経口負荷試験**などがある．

血中抗原特異的IgE抗体検査
アレルゲンと思われる食品に感作を受けているかを調べる検査．

食物経口負荷試験
完全な除去に比べ，極少量でも摂取を行うことは耐性獲得を早めると考えられている．食物経口負荷試験で確認した摂取可能な量を上限に，摂取を積極的に試みる．

アレルゲン除去食の例
表11.5を参照．

1.5 治療方法

　食物アレルギーの治療は薬物と食事で行う．食事療法では，原因食品の摂取回避（**アレルゲン除去食**）を実施する．乳児から幼児早期の即時型食物アレルギーのおもな原因である鶏卵や乳製品，小麦の多くは，その後成長とともに8〜9割が**耐性獲得**（アウトグロー）し食べられるようになる．負担の大きい除去食を無益に継続させないためにも定期的な受診・検査が必要である．アレルゲン除去食の目的は，症状を起こさず食べることで，アレルゲンをいつまでも避けることではない．

　また，あらかじめアドレナリン自己注射薬（エピペン®）が処方されているかどうかを患者に確認し，その保管場所を把握しておく．誤食などから症状が出現した場合，エピペンの筋肉内注射を行う．この場合，ショック状態で用いるのではなく，喘鳴など呼吸器症状の出現の時点で用いることが大切である．

1.6 栄養アセスメントと栄養ケア

（1）栄養ケアの基本方針

　食物アレルギーの症状誘発を避けるために，原因食品を除去することは栄養ケアの基本となる．次の3点が食物除去の際の栄養ケアのポイントとなる．

① 除去すべき食品，食べられる食品など，食物アレルギーに関する正しい情報を提供する．
② 除去食品に関して摂取可能な範囲と，それに応じた食べられる食品を示す．
③ 過剰な除去に陥らないように指導し，食物アレルギーに関する悩みを軽減，解消するよう支援する．

（2）栄養アセスメント

　必要最小限で有効な食物除去と，代替食品による栄養補給が適切に行われているかをアセスメントする．小児における栄養アセスメントの最も重

要な指標は，身長と体重の増加率である．成長曲線を用いて不適切な停滞や減少がないかを確認する．また採血の機会が得られたときは必要に応じてアルブミン，RTPなどの血清タンパクやヘモグロビン，トランスフェリンなどによってたんぱく質の摂取不足，貧血の有無を確認する．

鶏卵，乳・乳製品，肉類を除去している患者については，とくにたんぱく質やミネラルが不足していないかを食事記録から確認する．

（3）栄養量の設定

各栄養素とも「日本人の栄養摂取基準（2025年版）」に基づき設定する．

（4）栄養教育のポイント

食物アレルギーであっても健康的で，かつ楽しく，さらには患者家族の負担感を軽減するような食生活を支援する栄養教育を行うことが大切である．原因食品に代わる代替食品や献立の紹介，アレルゲン減弱を施した低アレルゲン食品，一般食品の低アレルゲン化の方法など，患者の食生活にできるだけ沿った指導を行う（表11.5）

表11.5 鶏卵の場合の対応法

除去または一部除去するもの
・鶏卵と鶏卵を含む加工食品，その他の鳥の卵（うずらなど）
・鶏卵を含む加工食品の例 　マヨネーズ，練り製品（かまぼこ，はんぺんなど），肉類加工品（ハム，ウインナーなど），調理パン，菓子パン，洋菓子類（クッキー，ケーキ，アイスクリームなど）など

鶏卵の調理上の特性と調理の工夫
・肉料理のつなぎ 　→鶏卵を用いない，もしくはでん粉，すりおろしたイモなどで代用
・揚げ物の衣 　→鶏卵を用いず，水とでん粉の衣で揚げる
・洋菓子の材料 　→ゼラチンや寒天，でん粉で代用 　→ケーキなどは重曹やベーキングパウダーでふくらませる

鶏卵のおもな栄養素と代替栄養
鶏卵1個（50 g：たんぱく質6.2 g） →肉　薄切り2枚（30〜40 g），魚1／2切れ（30〜40 g）

低アレルゲンのための調理
卵白に含まれるオボアルブミン，オボムコイドが主要抗原で，オボアルブミンは加熱することで抗原性が低下する．加熱時間が長いほど，加熱温度が高いほど抗原残存率は低下する

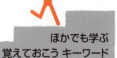

ほかでも学ぶ　覚えておこう　キーワード

Tリンパ球，プロスタグランジン

➡人体の構造と機能及び疾病の成り立ち

2 膠原病，自己免疫疾患

2.1 疾患の概要

自己免疫疾患とは，本来異物に対してのみ産生される抗体が何らかの理由で自己の身体成分に対して抗体を産生したり，自己反応性Tリンパ球

が出現したりすることにより多臓器障害を起こすものである．

膠原病は何らかの自己免疫反応により全身に分布する結合組織などに炎症が起こり，関節，腎臓，肺など多くの臓器にわたって障害が引き起こされる疾患である．

多臓器障害
中枢神経や循環器，呼吸器，消化器，泌尿器などの各臓器，凝固系，免疫系，内分泌系などの生理学的システムが2つ以上並行して悪化する機能障害．

2.2 病態

膠原病は，① 臨床的に多関節炎など関節，骨格，筋などの痛みを呈するリウマチ性疾患，② 病因論的に自己免疫疾患，③ 病理学的に結合組織の炎症などの結合組織疾患，という3要素をもつ．古典的膠原病といわれる全身性エリテマトーデス，リウマチ熱，強皮症，皮膚筋炎および多発性筋炎，結節性多発性動脈周囲炎，関節リウマチの6疾患に加え，ベーチェット病など多数の類縁疾患が広義の膠原病とされる．

2.3 症状

発熱，多臓器障害を示す症状(皮膚，関節症状など)が現れる．

2.4 診断

全身倦怠感などの非特異的症状に加え，炎症所見，自己抗体の検出などから診断される．

2.5 治療方法

基本的に薬物での治療(対症療法)が中心となる．抗炎症・免疫抑制作用をもつステロイドやプロスタグランジン類の産生を抑える非ステロイド性抗炎症薬(NSAIDs)，免疫抑制薬などが用いられる．

2.6 栄養アセスメントと栄養ケア

(1) 栄養ケアの基本方針

基本的に自己免疫疾患に関しては対症的な栄養ケアを実施する．血糖値の上昇，高血圧，腎機能低下などがみられるため，ステロイド剤など処方されている薬剤の影響(食欲増進，肥満など)も考慮しながらケア計画を立てる．

(2) 栄養アセスメント

体重の増減の背景に浮腫の有無などを考慮する必要がある．アルブミンの評価の際にはCRP値も考慮する．

(3) 栄養量の設定

各栄養素とも基本的には「日本人の栄養摂取基準(2025年版)」に基づき設定するが，高血圧の際は減塩，腎機能低下の際はたんぱく質摂取量を減らすなど，患者の症状にあわせて調整する．

CRP値
C反応性タンパクの値により炎症の発生を診断する．

（4） 栄養教育のポイント

完治の困難な疾患のため，食事療法に目的を見失いやすい．症状の進行を防ぐ意味を患者と共有しながら指導を進めていく．

3 免疫不全症

3.1 疾患の概要

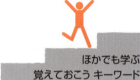

B細胞，T細胞
➡人体の構造と機能及び疾病の成り立ち

免疫を担当するB細胞，抗体，T細胞などに欠陥があり，異物を排除する生体防御機構が破綻した状態を**免疫不全症**という．

先天的に免疫系のいずれかに欠陥がある疾患を**原発性免疫不全症**といい，後天的に免疫力が低下する疾患を**後天性免疫不全症候群**（acquired immunodeficiency syndrome, **AIDS**，**エイズ**）という．**ヒト免疫不全ウイルス**（human immunodeficiency virus, **HIV**）感染によって生じる．

原発性免疫不全症は，さらに次の8つに分類される．

① 複合免疫不全症（T細胞系とB細胞系双方の異常を示す）
② 抗体不全を主とする免疫不全症（主として抗体系の欠陥を示す）
③ 明確に定義された免疫不全症
④ 免疫系の調節異常による疾患
⑤ 貪食細胞の数，機能，あるいは両方の先天的欠陥を示す疾患
⑥ 自然免疫系の欠陥を示すもの
⑦ 自己炎症性疾患
⑧ 補体系の異常を示す疾患

3.2 症状

【**原発性免疫不全症**】　繰り返す肺炎，中耳炎，抗菌薬の薬効が2か月以上たっても得られない場合，乳児では繰り返す呼吸器・消化器感染症，体重増加不良などがみられる．

【**後天性免疫不全症候群**】　自然経過は感染初期（急性期），無症候期，エイズ発症期に分けられる．感染初期には発熱，咽頭痛，筋肉痛などが現れ，感染後抗HIV療法が行われないとHIV感染がさらに進行し，CD 4 陽性T細胞は急激に減少し食欲低下，下痢，低栄養状態，衰弱などが著明となる．

3.3 治療方法

基本的に抗菌薬などの薬物での治療が中心となる．

3.4 栄養アセスメントと栄養ケア

(1) 栄養ケアの基本方針
患者の嗜好，食欲などを考慮しながらケア計画を立てる．

(2) 栄養量の設定
各栄養素とも，原則として「日本人の栄養摂取基準(2025年版)」に基づき設定する

(3) 栄養教育のポイント
著明な好中球減少の場合，カビ(真菌)は避ける．カビの生えた食品(チーズも含む)は控える．また感染のリスクを減らすために生食には注意する．

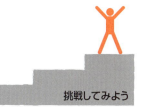
挑戦してみよう

復習問題を解いてみよう
https://www.kagakudojin.co.jp

第12章

がんの栄養アセスメントと栄養ケア

この章で学ぶポイント

★ 消化器(食道,胃,結腸,直腸)のがんのそれぞれの原因,病態,症状について理解し,診断,治療の概要を把握しよう.
★ 緩和ケア,終末期医療(ターミナルケア)について理解しよう.
★ 対象者(患者)の栄養管理の必要性について理解し,栄養管理プロセスについて学ぼう.

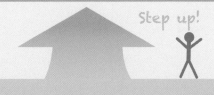

◆ちょっと学ぶ前に復習しておこう◆

― 蠕動運動 ―
消化管が,内側の筋肉の収縮と拡張により,器官内のものを送りだす運動.食道,胃,小腸,大腸内でみられる.

― ヘリコバクターピロリ菌 ―
らせん型のグラム陰性桿菌.ピロリ菌とも呼ばれる.胃潰瘍,十二指腸潰瘍,胃がんの発症にも関連するといわれている.

1 消化器のがん：食道，胃，結腸，直腸

日本における死因の第1位は**悪性腫瘍**であり，全死亡原因の約3分の1を占める．悪性腫瘍の中でも，**消化管がん**は死因の上位を占めている．

消化器のがんの治療は大きく分けて，①内視鏡治療，②外科治療，③化学療法がある．消化管の切除による消化吸収障害，治療の副作用による食欲不振や嘔吐から，食事摂取量の低下を招き，低栄養になることが多い．

1.1 食道がん

（1）疾患の概要

食道は咽頭の下から続く管状の器官である．内側は，嚥下したものが通りやすいように，粘液を分泌する滑らかな粘膜で覆われている．食道の蠕動運動により食塊は胃へ進んでいく．

日本人の食道がんは，食道の内面を覆う粘膜の表面にある上皮から発生することが多く，食道がんの90％以上が扁平上皮がんであるといわれている．食道がんの約半数は食道中央付近から発生し，次いで1/4が食道の下部に発生する．

食道の周囲には，気管・気管支や肺，大動脈，心臓など重要な臓器が近接しているので，がんが大きくなるとこれらの臓器に浸潤する．食道から腹部や頸部リンパ節，さまざまな臓器などに転移することもある．

食道と気道の間を反回神経が通っている．反回神経は声帯を動かす筋肉を調節するため，がんに侵され損傷すると嗄声が起こる．

（2）疫学

罹患率，死亡率ともに男性の方が高く，女性の5倍以上である．食道がんの罹患率や死亡率を年齢別にみると，どちらも40歳代後半以降に増加し始める傾向があり，とくに男性は女性に比べて急激に増加する．食道がんでは，喫煙と飲酒が罹患リスク要因として確立されている．

とくに**扁平上皮がん**では，喫煙と飲酒が相乗的に作用して，リスクが高くなることも指摘されている．熱い飲食物がリスクを上昇させるという研究結果も多く報告されている．

近年，欧米で急増している**腺がん**は，食べ物や胃液などが胃から食道に逆流する**胃食道逆流症**と肥満により，確実にリスクが高くなるとされている．

（3）症状

進行がんでよくみられる症状として，食べ物がつかえることがあげられ，食事量が減り，低栄養となり体重が減少する．3か月間に5～6kgの体重が減少する場合は，注意が必要である．がんがさらに大きくなると，食道をふさぐため，水分も唾液も飲み込めず，嘔吐するようになる．

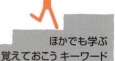

ほかでも学ぶ 覚えておこう キーワード

消化器系（食道，胃，小腸，大腸）
➡人体の構造と機能及び疾病の成り立ち

消化器系
第4章も参照．

扁平上皮がん
体の表面や，食道などの内部が空洞である臓器の内側の粘膜組織（扁平上皮細胞）から発生するがんである．

嗄声
声がかすれ，でにくいこと．

国家試験ワンポイントアドバイス

食道がんは，扁平上皮がんである．食道は漿膜が欠けているため，外への浸潤が多く予後不良となりやすい．アルコール喫煙はリスクファクターであり，食道の狭窄により嚥下障害・通過障害が起こり，通過時の痛みで低栄養となりやすい．

腺がん
身体の各臓器の分泌腺組織に発生するがん．肺腺がん，肝臓腺がん，膵臓腺がん，胃腺がんなど，身体のあらゆる臓器に発生する．

胃食道逆流症，肥満
第4章，第3章参照．

第 12 章　がんの栄養アセスメントと栄養ケア

（4）栄養アセスメントと栄養ケア

問診のポイントとしては，喫煙・飲酒歴・体重減少の割合・消化器症状などがあげられる．

また，経口から十分栄養が摂取できていない場合は，静脈栄養も考慮する．

1.2 胃がん

（1）疾患の概要

胃は食道と小腸の間に位置する袋状の器官である．胃の入り口部分は食道との境目で**噴門部**と呼ばれ，中心部分は**胃体部**といわれている．胃の出口は小腸の一部である**十二指腸**とつながっており，**幽門部**と呼ばれている．

胃がんは粘膜由来の悪性腫瘍で，深達度により分類される．

（2）疫学

胃がんの発生について，いくつかのリスク要因が指摘されている．中でも，喫煙や食生活などの生活習慣や，ヘリコバクターピロリ菌の持続感染などが胃がんの発生リスクを高めるとされている．

食生活については，塩分の多い食品の過剰摂取や，野菜，果物の摂取不足が指摘されている．

（3）症状

胃がんは，早い段階で自覚症状が出ることは少なく，かなり進行しても無症状の場合がある．代表的な症状は，胃の痛み・不快感・違和感，胸やけ，嘔気，食欲不振などであるが，これらは胃がん特有の症状ではなく，胃炎や胃潰瘍の場合でも起こる．

胃がんは，胃壁の最も内側にある粘膜内の細胞が，何らかの原因でがん細胞になって無秩序に増殖を繰り返すことで生じる．がん細胞は成長するに従い胃壁に入り込み，次に胃壁の外側まで侵食し，近くにある大腸や膵臓にも広がる．

胃がんのほとんどを腺がんが占めている．細胞の分化度は，大きく分類すると分化型と未分化型に分けられ，一般に，分化型は進行が緩やかで，未分化型はがん細胞の増殖が速く，進行が速い傾向があるといわれている．

（4）治療方法

胃がんに対する治療法は，表 12.1 と 図 12.1 に示すステージ別分類によって治療方針が決定される．

（5）栄養アセスメントと栄養ケア

胃がん患者の問診のポイントは，体重減少，消化器症状，喫煙，食生活（野菜の摂取量や塩分摂取量）などである．

国家試験ワンポイントアドバイス

胃がんは，大部分が腺がんである．切除後の合併症として，貧血（鉄欠乏性貧血，巨赤芽球性貧血），ダンピング症候群がある．

持続感染
1 人の患者が，ある特定のウイルスに慢性的に感染していること．

1 消化器のがん：食道，胃，結腸，直腸

表 12.1　胃がんの進行度分類（TNM 分類）と病期

	N0 リンパ節転移がない	N1 胃の領域リンパ節※のうち，1〜2 個に転移している	N2 胃の領域リンパ節のうち，3〜6 個に転移している	N3 胃の領域リンパ節のうち，7 個以上に転移している	M1 胃の領域リンパ節以外のリンパ節に転移している
T1a(M) 胃の粘膜に限局している	ⅠA	ⅠB	ⅡA	ⅡB	Ⅳ
T1b(SM) 胃の粘膜下層に達している	ⅠA	ⅠB	ⅡA	ⅡB	Ⅳ
T2(MP) 胃の筋層に達している	ⅠB	ⅡA	ⅡB	ⅢA	Ⅳ
T3(SS) 胃の筋層を越え，漿膜下層に達している	ⅡA	ⅡB	ⅢA	ⅢB	Ⅳ
T4a(SE) がんが漿膜を越え，胃の表面に出ている	ⅡB	ⅢA	ⅢB	ⅢC	Ⅳ
T4b(SI) がんが胃の表面に出たうえに，他臓器にもがんが続いている	ⅢB	ⅢB	ⅢC	ⅢC	Ⅳ

※胃の近くにあって，転移しやすいリンパ節のこと．「胃治療ガイドライン」では，13 個のリンパ節を「領域リンパ節」としている．
「TNM」分類で，T は「がんの深さ（深達度）」，N は「リンパ節転移の有無とその範囲」，M は「遠く離れた臓器への転移（遠隔転移）の有無」．
この進行度分類によって，病期（ステージ）が，ⅠA，ⅠB，ⅡA，ⅡB，ⅢA，ⅢB，ⅢC，Ⅳの 8 段階に分けられている．
日本臨床外科学会 HP，http://www.ringe.jp/civic/igan/igan_03.html より作成．

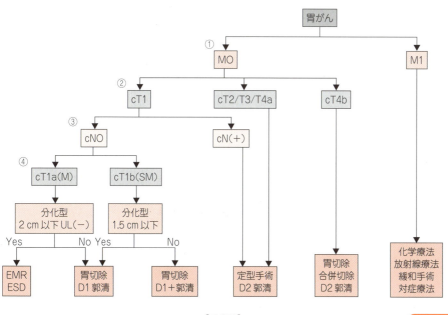

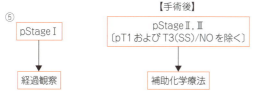

図 12.1　日常診療で推奨される治療法選択のアルゴリズム

M1：領域リンパ節以外の転移がある．
cT1：がんが粘膜または粘膜下層でとどまっている場合．
参考：日本胃癌学会 編，「胃癌治療ガイドライン　第 4 版（医師用）」，2014 年 5 月改訂．

183

第12章 がんの栄養アセスメントと栄養ケア

貧血
第9章参照.

また，術後においては，胃がんの治療方法(手術の種類や再建法)や術後の経過により栄養ケアの内容が異なる．多くの患者では，術後に体重減少が起こる．また，胃酸は三価鉄を二価鉄に還元し吸収を容易にしたり，胃で分泌される内因子はビタミン B_{12} の吸収に必要である．胃切除後は，これらの欠乏症についても注意が必要である．

1.3 大腸がん(結腸，直腸)

(1) 疾患の概要

大腸は食物が消化吸収された残りの腸内容物を貯め，水分を吸収し大便を形成する器官で，肛門に近い器官である．

大腸がんは，長さ約2mの大腸(盲腸，結腸，直腸，肛門)に発生するがんで，日本人ではS状結腸と直腸にがんができやすいといわれている．

(2) 病態

大腸粘膜の細胞から発生し腺腫(せんしゅ)という良性のポリープの一部ががん化して発生したものと，正常な粘膜から直接発生するものがある．粘膜の表面から発生した後，大腸の壁にしだいに深く侵入し，進行するにつれてリンパ節や肝臓，肺など別の臓器に転移する(図12.2，12.3)．

初期の段階からの自覚症状はないが，粘膜を越えて，がんが大腸の壁の外側に向かって広がるにつれて，症状が現れるようになる．

(3) 症状

多い症状としては，血便，下血，下痢と便秘の繰り返し，便が細い，便が残る感じ，腹部が張る，腹痛，貧血，原因不明の体重減少などがある．

大腸がんの発生要因として，生活習慣では飲酒や肥満が，食生活では赤肉(牛，豚，羊の肉)や加工肉(ベーコン，ハム，ソーセージなど)の摂取過

> **国家試験ワンポイントアドバイス**
>
> 大腸がんは，ほとんどが腺がんである．好発部位は，S字結腸，直腸，大腸下部である．食生活の欧米化と関連性が高い．症状は下血・貧血．便潜血検査によるスクリーニング，血中のCEA(がん胎児性抗原)測定などを行う．結腸切除では水分を補給する．

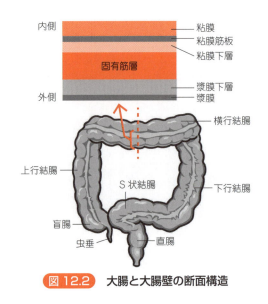

図12.2 大腸と大腸壁の断面構造

1 消化器のがん：食道，胃，結腸，直腸

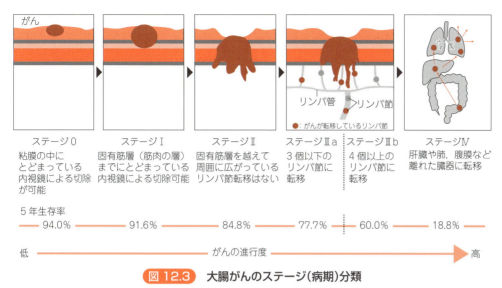

図 12.3 大腸がんのステージ(病期)分類

参考：www.daichougan.info/discover/stage.html, www.jsccr.guideline/2014/document.html/#doc5.

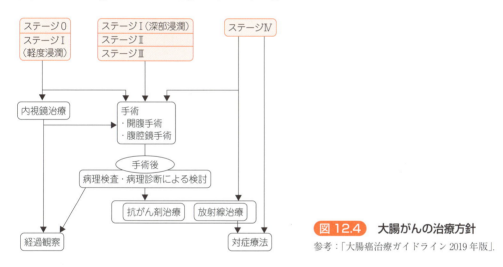

図 12.4 大腸がんの治療方針

参考：「大腸癌治療ガイドライン 2019 年版」.

多が指摘されている．

　大腸がんの診断・治療指針は「大腸癌治療ガイドライン」に沿って行われる(図 12.4)．

(4) 治療方法

　大腸がんの治療には，内視鏡治療，手術(外科的切除)，薬物療法，放射線治療などがある．治療方法は，病期，全身状態，年齢，合併症などを考慮し決定される．内視鏡治療に適応できない場合は，手術による切除が基本的な治療となる．

　結腸がんの手術では，がんのある部位から 10 cm ほど離れた両側の腸管を切除し，縫合する．切除する結腸の量にかかわらず，手術後の機能障害はほとんど起こらない．

　一方，直腸がんの場合，直腸は骨盤内の奥深い箇所にあり，その周囲に

は神経や筋肉，前立腺，膀胱，子宮，卵巣など，排便や排尿，性機能などの役割をもつ重要な器官がある．これらは骨盤内の自律神経によって調節されているため，これらの神経のある箇所は温存する方法がとられることが多い．なお，病状や手術の方法によっては，人工肛門の造設が必要になる場合がある．

人工肛門
第13章も参照．

（5）栄養アセスメントと栄養ケア

大腸がん患者の問診は，排便の状況，腹部症状，食生活（野菜摂取量，加工肉の摂取頻度，飲酒歴）が中心となる．肥満が存在する場合には，体脂肪が減少し，低栄養にならないよう，適切な栄養指導が重要となる．栄養ケアについては，手術部位，治療法によって異なるので，後述する．

2 緩和ケアと終末期医療（ターミナルケア）

回復の見込みのない疾患の末期では，患者は病気自体の症状のほかに，痛み，倦怠感などのさまざまな身体的な症状や落ち込み，悲しみなどの精神的な苦痛を経験する．

緩和ケアとは，生命を脅かす疾患による問題に直面している患者とその家族に対して，痛みやそのほかの身体的問題，心理的・社会的問題，スピリチュアルな問題を早期に発見し，的確なアセスメントと対処（治療・処置）を行うことによって，苦しみを軽減し，和らげることで，QOL（生活の質）を改善するアプローチである．疾患が進行してからだけでなく，診断時より必要に応じて行う．

緩和ケアの定義
WHO（世界保健機関）による（2002年）．次ページコラム参照．

緩和ケアで行われる医療やケアの内容には，次のようなものがある．
1．患者が自分の病気を知り，治療法が選択できるように助ける．
2．痛みなどのつらい症状を取り除くケアを行う．
　①痛みを取り除く．
　②痛み以外のさまざまな症状を取り除く．
3．日常生活を取り戻すケア
　①食事を楽しむケア．
　②苦痛や不快感を最低限にするための排泄のケア．
　③夜間にぐっすり眠れるようにするケア．
　④好きな姿勢や自然な体位をとり，寝返りをうつケア．
　⑤体を清潔に保つケア．
　⑥患者にとって心地よい環境を提供するケア．
4．心のふれあいを大切にし，元気になるケア．
5．家族へのケア．
6．自宅でも，緩和ケアを受けられるようにする．

国家試験ワンポイントアドバイス
・緩和ケアはがん診断初期から始まる．
・がん悪液質では，除脂肪量が減少する．
・ホスピスとは，末期患者に対して痛みをはじめとするさまざまな苦痛を緩和し，QOLの向上を目指す医療を行う施設や活動のことをいう．

2 緩和ケアと終末期医療（ターミナルケア）

（1） 食に関するケア

（a） 食事全体についての注意

① 少量ずつ食べられそうな量を用意する.

② 一人ではなく，親しい人と一緒に楽しく食事をする.

③ 食べ慣れているものを用意する（過去の患者の好物を聞く，など）.

④ 塩分のあるもの，香辛料など刺激のある食品の方がとりやすいことも
ある. たとえば，七味，こしょう，ソース味など.

⑤ 嗜好品（コーヒー等）など試してみる.

（b） 食事の時間，回数などについての注意

① 食べたいときに食べたい量を食べる. 入院中は難しい場合もあるが，
家族との連携や協力も必要である.

② 栄養価にとらわれない.

③ 嘔気がある場合は，少量を分食とするが，無理に食べることを強いない.

④ 間食をとる（パン，カステラ，ゼリー，アイスクリーム，フルーツなど）.
手軽に栄養補給できるよう，好みに応じて数種類の栄養補助食品を用
意しておく. 患者の好みは常時変化するため，聞き取りが必要である.

⑤ 消化がよい食品：粥，麺類，雑炊など，炭水化物は受け入れやすい.

⑥ 食べやすい料理：豆腐，卵豆腐，温泉卵，茶碗蒸し，プリン，ゼリー，
アイスクリーム，シャーベット，かき氷，乳酸菌飲料など.

⑦ 香りへの配慮：食事のにおいが嘔気を強めることがある. においが気
になる場合は冷たくして食べるような配慮が必要である. 魚より肉料
理が好まれる場合もある.

Column

WHO（世界保健機関）による緩和ケアの定義（2002 年）

- 痛みやその他の苦痛な症状を和らげる.
- 生命を尊重し，死を自然の過程と認める.
- 死を早めたり，引き延ばしたりしない.
- 患者ケアの心理的側面とスピリチュアルな側面を統合する.
- 死を迎えるまで患者が人生を積極的に生きてゆけるように支える.
- 家族が患者の闘病経過や自分自身の死別悲嘆に対処できるように支える.
- チームアプローチを用いて患者と家族のニーズに取り組む. 必要に応じて死別後のカウンセリングの提供も含まれる.
- QOL を高め，病気の経過に対してよい影響を与える.
- 疾患の早期から適用することが可能であり，化学療法や放射線治療など延命を目指す他の治療と並行して行われる. また，不快な合併症をよりよく理解しマネジメントするために必要な検査も含まれる.

第 12 章 がんの栄養アセスメントと栄養ケア

（2） 緩和ケア食

前項までで述べたことに注意して，食事を楽しめる献立を立てる．例を図 12.5 に示す．食事の量や栄養価にはとらわれず，患者に負担を与えない食事を準備するようにする．

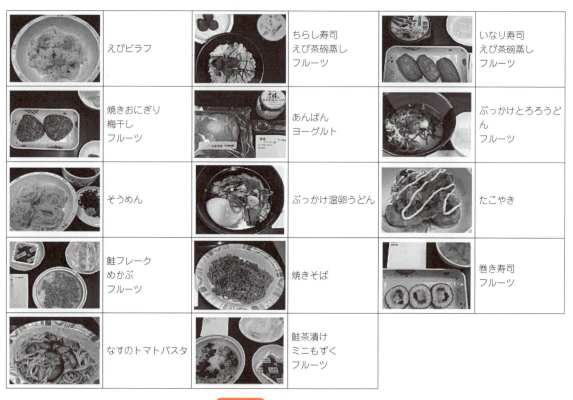

図 12.5　緩和ケア食（例）

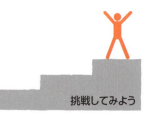

挑戦してみよう

復習問題を解いてみよう
https://www.kagakudojin.co.jp

第 13 章

外科分野, 感染症の栄養アセスメントと栄養ケア

この章で学ぶポイント

★ 術前・術後の栄養アセスメントと栄養ケアについて理解しよう.
★ 胃の術後, 食道術後, 消化管以外の術前・術後, それぞれの栄養アセスメントと栄養ケアについて理解しよう.
★ クリティカルケアにおける栄養アセスメントと栄養ケアについて理解しよう.

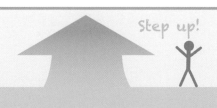

◆学ぶ前に復習しておこう◆

― 胃の働き ―
たんぱく質が胃液に含まれるペプシンによって消化・分解される. 胃液分泌のしくみ(脳相, 胃相, 腸相)を思いだしておこう.

― 小腸の働き ―
膵液や胆汁, 小腸粘膜からの腸液により, 炭水化物, たんぱく質, 脂肪は分解され吸収される. 膜消化のしくみを思いだしておこう.

― 大腸の働き ―
消化作用はほとんどなく, 水分の吸収と糞便の形成がおもな役割である. 腸内細菌叢が最も多いのは大腸である.

第13章 外科分野，感染症の栄養アセスメントと栄養ケア

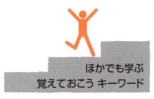

**ほかでも学ぶ
覚えておこう キーワード**

消化器系の構造と機能
➡人体の構造と機能及び疾病の成り立ち

国家試験ワンポイントアドバイス

手術により異化が亢進し，糖新生が行われ，尿素窒素産生も上昇する．術前の低栄養状態は手術後の栄養状態に影響を与え，手術後の感染症の発症率を低下させる．

1 │ 術前・術後の栄養アセスメントと栄養ケア

　手術を受ける患者の多くは，低栄養状態である．とくに消化器疾患の患者においては，通過障害や食欲不振など，また消化吸収障害からの体重減少など，低栄養状態が高頻度で存在する．

　低栄養状態での手術施行は，術後の合併症（縫合不全）を引き起こすことがあるため，術前には，適切な栄養アセスメントおよびケアプランを行う．すなわち術前の栄養管理では，患者の状態を早期に把握し，静脈栄養・経腸栄養を含めた栄養ケアが必要となる．手術の緊急度にもよるが，おおむね2週間をめどに栄養状態の改善を目指す．また，長期において経口摂取不良の患者では，いきなり高栄養を与えることによる合併症（リフィーディング・シンドローム）に注意する．

　術後においては，図13.1のように4相に分けて説明される．

① 傷害期

　干潮期：手術後の数時間は，エネルギー消費量が低下する．心拍出量の低下や血圧低下から生体のホメオスタシスを守るため，代謝が低下する．

　満潮期：侵襲後2～4日．生体侵襲後の高カテコールアミン期で，代謝が亢進し，異化が進む．

② 転換期：侵襲後4～7日．副腎皮質ホルモン分泌レベルが正常化し，尿中への窒素排泄量が正常化し，筋タンパク合成が開始される時期である．

③ 同化・筋力回復期：侵襲後1～数週間．タンパク異化亢進が収まり，窒素バランスが負から正に戻り，筋力回復が起こり始める．

④ 脂肪蓄積期：侵襲後数週間から数か月．侵襲後のホルモン変動が消失し，脂肪が蓄積し体重が増加してくる時期である．

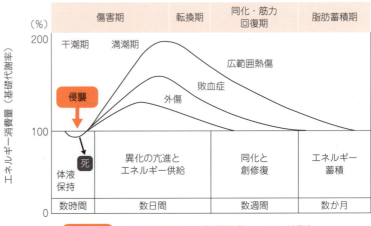

図13.1　術後の生体の回復過程（ムーアの分類）

F. D. Moore（1959）．

2 胃の術後の栄養アセスメントと栄養ケア

胃の手術は，切除する部位により①胃全摘出術，②幽門側胃切除術，③幽門保存胃切除術，④噴門側胃切除術，⑤内視鏡的切除，などがある．

内視鏡的切除には，内視鏡的粘膜切除術(EMR)や内視鏡的粘膜下層剥離術(ESD)がある．適応できるのは早期の胃がんで，がんの深さ(深達度)が粘膜にとどまっていて，リンパ節に転移している可能性がない場合である．

近年は，内視鏡的粘膜下層剥離術が普及している．この場合は胃が温存されるため，処置後は通常の胃潰瘍に準じた食事療法となる．

胃がんの薬物療法(化学療法)には，手術と組み合わせて行われる**補助化学療法**と，手術による治癒が難しい状況で延命や症状コントロールの目的で行われる**緩和的化学療法**がある．緩和的化学療法は，胃がんを完全に治すことが難しい場合でも，がん自体の進行を抑え，延命および症状を軽減することを目標として行われる．ただし，化学療法の副作用の程度は人によって差があるため，効果と副作用を確認しながら行う．

胃術後の合併症には，つなぎ目から食物や消化液がもれて(膵液漏)，痛みや発熱，膿がたまったりすることによる腹膜炎などがある．また，通過障害，腸閉塞などに注意が必要である．術後に，欠食になったり食事が開始になるのは上記のような術後合併症のためである．次に，術式と合併症について述べる．

胃がん
第12章参照．

2.1 胃全摘術

噴門(胃の入り口)と幽門(胃の出口)を含めて，胃を全部切除する．病変がある場所が胃の中部から上部付近で，噴門を残す余裕がない場合に行われる．胃と食道の接合部(境目付近)にできたがんが，食道の方にも広がっている場合は，食道(下部食道)も切除する．

【合併症】
食物が食道から小腸に流れ込むことから，ダンピング症候群(後述)が起こりやすくなる．また，食物を貯める機能がなくなるため，少量・頻回食が重要であるが，逆流性食道炎や下痢を起こしやすい．

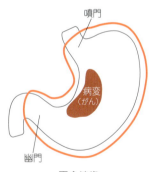

胃全摘術

2.2 幽門側胃切除術

胃がんのある場所が，胃の中部から下部で，噴門と胃がんの距離が十分離れている場合に行われる．噴門側を約1/3を残して，幽門側を約2/3切除する．胃周囲のリンパ節は，噴門側の約1/3のところで境界があるため，リンパ節郭清も胃の切除範囲と同様の範囲で切除する必要がある．胃の半分程度が残せるような場合でも，リンパ節郭清を正確に行うため，

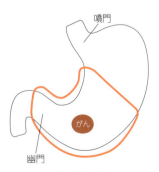

幽門側胃切除術

第 13 章　外科分野，感染症の栄養アセスメントと栄養ケア

リンパ節郭清
悪性腫瘍のリンパ行性転移に対する処置として，リンパ節を切除する外科的治療法である．

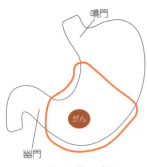

幽門保存胃切除術

幽門側を約 2/3 切除する．
【合併症】
　幽門も摘出することから，胃で消化された食物が，直接小腸に流れ込みダンピング症候群が起こりやすい．腹痛や下痢などの症状にも注意する．

2.3　幽門保存胃切除術

　早期胃がんで，がんのある場所が胃の中部で，幽門側胃切除術の適応の場合，幽門と胃がんの距離が約 4 cm 以上離れていれば，検討される手術の方法である．通常は，胃の上部の約 1/3 と幽門を残して胃を切除する．早期胃がんの場合，がんを治すのに十分な範囲で胃の機能を温存し，手術を縮小する．

【合併症】
　幽門を残すことで，消化吸収がよく，血糖値の急激な上下を起こしにくい．ただし，術後幽門の働きが十分ではなく，十二指腸に食物を送り込めないことがあり，胃の膨満感などが起こりやすくなる．

2.4　噴門側胃切除術

　早期胃がんで，がんのある場所が噴門側から約 1/3 の範囲内にあり，噴門を残す余裕がない場合に，検討される手術の方法である．

【合併症】
　食物や胃液が食道に逆流しやすくなり，逆流性食道炎が起こりやすくなる．胃液や胆汁など消化液が逆流することにより，胸焼けなどが出現する．対策としては，食後はすぐ横になるのではなく，上半身を少し高くし，夕食は就寝時刻の 2 時間から 4 時間前までにすませておくようにする．

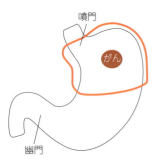

噴門側胃切除術

逆流性食道炎
胃食道逆流症のこと．第 4 章参照．

国家試験ワンポイントアドバイス
胃切除後症候群として，ダンピング症候群，逆流性食道炎（下部食道括約筋が失われるため）が起こりやすくなる．小胃症により，すぐに満腹感を覚えやすく，栄養不良になりやすい．貧血や骨粗鬆症（Ca やビタミン D の吸収低下），骨障害が起こりやすい．

2.5　胃切除術後の合併症

（1）　早期ダンピング症候群
　胃が切除された結果，浸透圧の高い未消化の食物が十二指腸あるいは上部空腸内へ急速に排出されることが引き金となり，食後すぐから 30 分以内に出現する．小腸内が高浸透圧になると，腸管の外から水を引っ張る力が働き，細胞外液が減少し，循環血流量の減少が起こる．冷や汗，動悸やめまい，眠気，腹鳴，顔面紅潮や蒼白，下痢などの症状がある．

【対策】
・1 回の食事量を少なめに，何回かに分けて，ゆっくり時間をかけて食べるように指導する．急激に血糖値が上がるような甘味の強い流動食は控える．
・食事中の水分を控えるようにし，流し込むような食べ方は控える．

（2） 後期ダンピング症候群

胃の出口の幽門を切除する術式の場合，食物がそのまま小腸に流れ込む．腸管からの糖質の吸収によって急に血糖値が高くなると，血糖値を下げるホルモンであるインスリンが大量に分泌されて，逆に血糖値が下がり過ぎてしまう．低血糖状態となると，通常食後2時間から3時間頃に目まい，脱力感，発汗，震えなどがみられ，症状が悪化した場合は意識を失うような場合もある．

【対策】
- 症状は予兆があることが多く，血糖値が下がることで起こるため，糖分を補うことで改善できる．予兆があるときは糖分を含む間食や菓子類を持参すると，外出先で症状が起こったときにも役に立つ．
- 糖質を多く含んだ食事の摂取を控えるようにし，反応性の低血糖を防ぐ．

（3） 貧血

正常な赤血球をつくるために欠かせないビタミン B_{12} の吸収不全により起こる．

胃が切除されると内因子の分泌が減少するため，食品を摂取しても，ビタミン B_{12} を十分に吸収することができない（**巨赤芽球性貧血**）．また，胃酸の分泌量も減るため鉄分の吸収も悪くなる（**鉄欠乏性貧血**）．予防や改善のためには，ビタミン B_{12} 注射液の投与や鉄剤の服用などが必要である．

貧血
第9章参照．

内因子
胃壁細胞から分泌される糖タンパク質．

（4） 骨粗鬆症

胃の術後は，カルシウムの吸収が悪くなるため（カルシウム吸収障害），骨密度が低下し，骨粗鬆症にかかりやすくなる．定期的に骨のカルシウム濃度（骨塩量）を測定し，カルシウムや，ビタミンDの投与が望ましいとされている．

3 食道術後の栄養アセスメントと栄養ケア

食道がんの手術では，がんを含め食道を切除する．同時に，リンパ節周囲の組織を切除する．声帯（喉仏の奥にあり，声を出す機能を司る）に向かう反回神経沿いのリンパ節を取り去るため，術後反回神経麻痺が起こることがある．

胃や腸を使用して，食物の新しい通路をつくる再建手術を行う（図13.2）．食道は頸部，胸部，腹部にわたり，それぞれの部位によりがんの進行状況が異なる．がんの発生部位によって選択される手術術式は異なる．

【手術（外科治療）に伴うおもな合併症と対策】

術後に発生する合併症は，反回神経麻痺による誤嚥性肺炎，縫合不全である．つなぎ合わされた胃や腸の状態が落ち着き，食べ物を摂取できるようになるまでに，数週間かかる．術後の低栄養防止のために，術中に，空

第13章 外科分野，感染症の栄養アセスメントと栄養ケア

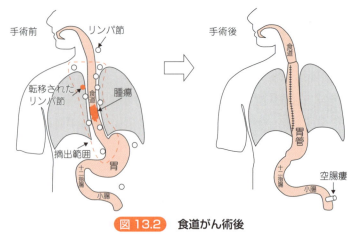

図13.2　食道がん術後

東京慈恵会医科大学外科学講座，外科の病気，食道癌
http://www.jikeisurgery.jp/diseasegroup/upper-dig/esophagus/esophageal-ca/index.html
より改変．

腸から栄養が補給できるような空腸瘻を増設することが多い．

　術後の食事は流動食から始め，徐々に通常の食事に戻していくが，食べ物を消化する部分の状態が今までとは異なるため，食事にゆっくり時間をかける，消化のよい食べ物にする，1回の食事量を減らし回数を増やすなどを心がける．また，誤嚥を防ぐために，嚥下評価を行い，食形態に考慮する．

大腸憩室炎

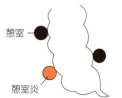

憩室は大腸の壁の一部が飛びだしたもので，ふつうは無症状である．便が詰まったり炎症を起こすと，憩室炎となる．

家族性大腸腺腫症

遺伝性の疾患で大腸に数百から数万個のポリープが発生する．ポリープが発生し始めるのは10歳前後であり，時間の経過とともに数と大きさが増大し，ポリープから大腸がんが発生する．60歳ではほぼ100％の患者に大腸がんが発生する．

クローン病

第4章参照．

4　大腸・小腸の術後の栄養アセスメントと栄養ケア

　外科治療（手術）の対象となることが最も多いのは，**大腸がん**である．良性疾患では，炎症の反復・膿瘍形成・狭窄を来した大腸憩室炎，家族性大腸腺腫症および炎症性腸疾患（潰瘍性大腸炎，クローン病）などが手術対象となる．

　私たちが摂取した食べ物の栄養分の多くは，先に消化活動を行う小腸で吸収される．大腸のおもな役割は，水分を吸収し，糞便を形成し肛門へと運ぶことである．したがって，大腸で栄養障害は起こらない．

　大腸や肛門の病気を治療するために，大腸から肛門まで全部，あるいは直腸から肛門までを切除しなければならない場合には，腹壁に孔を開け，切除する場所の手前の腸管を孔から引きだし，便を体外へ排泄できる人工肛門（ストーマ）を増設することもある．

　小腸は長さ6mを超える筋肉の管で，消化管の約80％を占めている．小腸は，上から十二指腸，空腸，回腸の3つに区分される．小腸の働きは栄養分の吸収と輸送であり，胃で消化され，粥状になった食物を少しずつ

194

十二指腸に送り込む．十二指腸は太さ約 5 cm，長さは約 25〜30 cm でヒトの指を 12 本横に並べたくらいの長さであることから，名付けられた．十二指腸には胆管からの胆汁と，膵管からの膵液が一緒に流れ込み，消化を助けている．

空腸，回腸へと進むにつれて小腸はしだいに細くなり，最終的には直径 3 cm くらいの太さになる．小腸内では，蠕動運動により移動させながら吸収する．小腸の粘膜層からは消化酵素が分泌され，炭水化物，たんぱく質，脂肪は消化され，吸収される．それぞれブドウ糖，アミノ酸，カイロミクロンなどの最終段階にまで分解され，管内消化と膜消化を経て吸収される．

小腸の病気には，小腸腫瘍，腸重積，腸閉塞（イレウス），クローン病があり，病状によっては，切除手術をすることになる．

ビタミン B_{12} および胆汁酸は回腸で吸収される．回腸を 100 cm 以上切除した場合に，重度の下痢および吸収不良が起こる．残った空腸部分が代わりに吸収することはない．その結果として，脂肪，脂溶性ビタミン，ビタミン B_{12} の吸収不良が起こる．さらに，結腸内に胆汁酸が残ると，消化管粘膜からの分泌が亢進する分泌性下痢が起こる．結腸温存によって，水分および電解質喪失が有意に減少する．回腸末端および回盲弁の切除は，腸内細菌異常増殖の素因となることがある．

手術直後に，典型的に激しい下痢症状を呈し，著明な電解質喪失を伴う．患者は通常，中心静脈栄養（TPN），ならびに水分および電解質（カルシウムおよびマグネシウムなど）の集中モニタリングを必要とする．術後，患者の状態が安定し，排便量が 2 L／日未満になった時点で，ナトリウムおよびブドウ糖の経口糖浸透圧溶液を徐々に開始する．広範切除（残存空腸 100 cm 未満）患者および水分および電解質の過剰喪失患者は，中心静脈栄養を必要とする．残存空腸 100 cm 以上の患者は経口摂取で十分な栄養をとることができる．

国家試験ワンポイントアドバイス

人工肛門（ストーマ）は，大腸がんの摘出手術を受けた後で，肛門からの便の排泄が障害されることが予想される場合に造設される．大腸がんの部位にもよるが，直腸がんや，骨盤内への浸潤がある場合に適応となる．人工肛門は，摘出した大腸の口側を腹壁に出すことによって造設する．

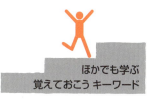

ほかでも学ぶ
覚えておこう キーワード

膜消化
➡ 人体の構造と機能及び疾病の成り立ち

5 消化管以外の術前術後の栄養アセスメントと栄養ケア

消化管以外の手術後では，循環動態（全身の血液循環状態）が安定した後は経口摂取が可能となる．開腹するような子宮がん，卵巣がん，前立腺がんなどの場合には，消化管の働きを妨げる場合もあるので，消化管術後食に準じて栄養ケアを行う．また，術後補助化学療法などが開始される場合もあるため，引き続き経口摂取状況を確認しながら，栄養ケアを行うことが重要である．

第13章 外科分野，感染症の栄養アセスメントと栄養ケア

ICU
クリティカルケアは一般にICU (intensive care unit) で行われることが多い．同様の意味で「集中ケア」という言葉も使われる．

チーム医療による外傷の治療
外傷の治療には複数の診療科が関与することが多い．初期の蘇生輸液から始まる輸液管理，生命機能維持，合併症予防，早期離床および社会復帰のために，治療にあたっては感染対策（ICT），栄養サポート（NST）などのチーム医療が必要である．救急科医師が中心になる場所でも各診療科間で調整し，病期病態にあわせた治療法，その一環としての栄養療法の選択と実施が重要である．

活動係数
第2章参照．

ストレス係数
第2章参照．

6 クリティカルケア

クリティカルケアとは，重篤な疾患や外傷などによって生体機能に重大な障害がもたらされている重症の患者に対し，診断や集中治療を意味する言葉である．

6.1 外傷
(1) 疾患の概要

外傷の多くは，さまざまな外力による生体の損傷である．損傷が複数の部位に存在すると病態が複雑となり重症度が高くなる．受傷早期から適切な全身管理を行うとともに，栄養療法もあわせて行う．

早期から適切に経腸栄養を行うことにより，バクテリアルトランスロケーションをはじめとする，さまざまな合併症を予防し，さらに生命予後と機能予後も改善できる．循環・呼吸・消化器機能を評価した上で，損傷が回復するまで栄養療法を継続することが大切である．

(2) 病態

重症敗血症や広範囲の熱傷，重症外傷などの過大侵襲では，視床下部－脳下垂体－副腎皮質よりコルチゾールが分泌され，ストレスに対処する反応が起こる．また，サイトカインを中心とした免疫応答によって，代謝反応や異化亢進状態が急速に進展し，重度の栄養障害をもたらす．これらの急性反応は，互いに複雑に干渉しあって増悪の原因となる．

栄養障害（タンパク異化亢進）が進展すると，感染性合併症や死亡率の増加，在院期間の延長などにより予後を悪化させ，これが繰り返されると，免疫力を低下させ，コルチゾールは血糖値を上昇させる．また，交感神経の興奮は，副腎髄質からカテコールアミンを放出させ，血管収縮，心拍数増加，血圧上昇，血小板の凝集能増加，胃の粘膜血流の低下，肝臓からブドウ糖を血中に放出する，などの反応を起こす．このため，原因となる病態や臓器の傷害度を把握し，適切なエネルギー必要量や必要な栄養素を早期に投与する．

(3) 診断

外傷により侵襲が加わると，全身性の炎症が引き起こされることがあり，**全身性炎症反応症候群** (systemic inflammatory response syndrome, **SIRS**) という．SIRS の診断基準を**表13.1**に示す．侵襲を受けた箇所でサイトカインが産生され，血中濃度が増加するためである．

(4) 栄養アセスメントと栄養ケア
(a) 総エネルギー消費量

代謝亢進状態にある患者のエネルギー消費量の推定には，一般に**ハリス・ベネディクト**(Harris-Benedict)**の式**が用いられる．基礎代謝エネル

表 13.1　SIRS の診断基準（成人）

体温	38℃以上または36℃以下
心拍数	90/分以上
呼吸数	20/分以上または$PaCO_2$ 32 torr 以下
白血球数	12,000/mm^3以上または4,000/mm^3以下あるいは幼若（桿状核）好中球10％以上

American College of Chest Physicians/Society of Critical Care Medicine Consensus Conference, *Critical Care Medicine*, **20**(6), 864 (1992).

ギー消費量（basal energy expenditure，BEE）を求め，患者の侵襲度を考慮した係数（活動係数やストレス係数．1.2〜1.5）を乗じて求める．ただし，急性期には高血糖が認められるため，必要量より少なく投与することが望ましい．

（b）たんぱく質

異化亢進が起こり体タンパクが崩壊している状態に対して，とくにたんぱく質投与量の割合を増やす必要があり，侵襲の程度にもよるが，1.2〜1.5 g/実測体重 kg/日のたんぱく質投与が勧められている．

非タンパクエネルギー／窒素比（NPC/N）で表すと，高度侵襲期では100 ± 20 程度である．高度侵襲期を脱すれば 130〜150 程度にする．

（c）糖質，脂肪

非タンパクエネルギーは糖質と脂肪から摂取するが，栄養療法の開始時は糖質中心の組成（全エネルギーの 50〜60％）となる．侵襲下の患者では耐糖能は低下しやすい．炭水化物（経静脈ではグルコース）投与により血糖値が上昇するが，積極的な血糖値管理を行い，血糖管理目標値は 120〜160 mg/dL とする．

（5）栄養管理

栄養療法が必要な重症患者では，原則として 48 時間以内に経腸栄養を施行する．小腸では経腸栄養，大腸ではストーマ造設による経腸栄養が可能である．

（a）経腸（管）栄養

経腸栄養（enteral nutrition，**EN**）は，侵襲後 24〜48 時間以内の開始が望ましいと考えられる．

急性期重症患者の栄養開始時，栄養チューブの先端は胃内，幽門後（その中でも十二指腸あるいは空腸まで）で，両投与法とも選択可能な投与経路である．

誤嚥の危険性が高い場合には，小腸にチューブを留置して経腸栄養を行うことを考える．長期間にわたって栄養管理が必要な遷延性意識障害などでは，**PEG**（percutaneous endoscopic gastrostomy，経皮内視鏡的胃瘻造設術）による投与を考える．

国家試験ワンポイントアドバイス

重症感染症では，体脂肪の減少，エネルギー消費は増加，ビタミン B_1 の必要量が増大する．また，不感蒸泄が増加し，窒素出納が負となる．

鈍的腹部外傷を含む多発外傷
腸管損傷（とくに十二指腸後腹膜付着部近傍）の評価が重要である．

経腸栄養，静脈栄養
詳しくは第 16 章参照．

投与経路
図 16.1 参照．

（b）静脈栄養

静脈内に栄養を投与する方法で，**末梢静脈栄養法**(peropheral parenteral nutrition, **PPN**)と**中心静脈栄養法**(total parenteral nutrition, **TPN**)がある．経腸栄養が施行できない場合などに実施する．

中心静脈栄養は，重症患者の場合，栄養投与以外に，輸液や薬剤を投与する場合に用いられる．静脈から栄養を投与するのは非生理的であるため，ほかの栄養方法が選択できるようになれば，より生理的な方法に移行する．

6.2 熱傷

（1） 疾患の概要

熱傷は，熱による皮膚障害で，一般にやけどといわれる．熱傷は，その深度により**表 13.2**のように分類されている．

表 13.2　熱傷の深度分類

	分類	外見	治癒期間の目安
表層熱傷	第1度（ED）	赤くなる 損傷は表皮内	1～2週
	浅第2度（SDB）	水疱 びらん 損傷は真皮	
	深第2度（DDB）		1～2か月
全層熱傷	第3度（DB）	壊死 損傷は皮膚全層	2か月以上

ED：epidermal burn, SDB：superficial dermal burn, DDB：deep dermal burn, DB：deep burn.

手掌法
本人の全指腹と手掌の面積が，体表面積の約1％と推定する方法．

（2） 診断

熱傷面積は，治癒や全身の状態にも大きく影響を与える．緊急時には面積を適切に判定するために，**9の法則**，**5の法則**がある（**図 13.3**）．緊急処置後には，Lund and Browderの法則（体幹が9の法則より，さらに細かく分けられている）を用いて計算する．局所的に推定する際には，手掌法が用いられる．

全表面積に対して，第2度で10％以下，第3度で2％以下を軽傷として，第2度で30％以下，第3度で10％以下を重症とする．

（3） 栄養アセスメントと栄養ケア

必要エネルギー量の算出には，一般にハリス・ベネディクトの式が用いられる（第2章参照）．以下の**キュレリの式**もよく用いられ，熱傷面積50％まではよく相関するが，それ以上では，過剰となるので注意する．

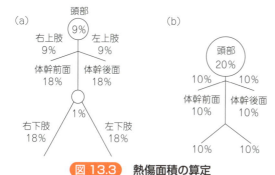

図 13.3 熱傷面積の算定

(a) 9の法則：体表面積を11等分し，各部分を9％とする．成人に用いる．
(b) 5の法則：体表面積を5の倍数に分けて計算する．小児に用いる．

> **キュレリの式**
> 成人の必要エネルギー量　20 kcal ×体重 + 65 kcal ×熱傷面積(％)
> 小児の必要エネルギー量　60 kcal ×体重 + 35 kcal ×熱傷面積(％)

7　感染症の栄養アセスメントと栄養ケア

7.1　疾患の概要

　大気，水，土壌，動物など環境中に存在する病原性の微生物(**病原微生物**)が，体内に侵入し定着，増殖することで引き起こされる疾患をいう．

　感染の結果として症状が現れることを**顕性感染**，症状が現れないことを**不顕性感染**という．おもな感染症として肺炎，腸管感染症，腹膜炎，尿路感染症，敗血症，結核，感冒，インフルエンザなどがある．

　また，医療施設に入院したのち患者，家族，医療機器などを通して感染するものを**院内感染症**という．

7.2　病態

　感染症を引き起こす微生物として，細菌，ウィルス，真菌，原虫，寄生虫などがある．これらの病原体に感染した感染者(嘔吐物，排泄物，血液，体液など)や病原体をもつ動物・昆虫，病原体で汚染された物や食品が感染源となる．おもな感染経路は接触(経口)感染，飛沫感染，空気感染(飛沫核感染)の3つである．

　細菌感染症のおもな原因菌は，ブドウ球菌や連鎖球菌などである．ウィルス感染症にはインフルエンザ，麻疹，風疹などがある．中にはがんを引き起こすウィルス(子宮頸がんの原因となるヒトパピローマウィルス，肝がんの原因となるB型・C型肝炎ウィルスなど)もある．

　薬剤耐性菌は院内感染症の原因となり得る．代表的な耐性菌として**メチ**

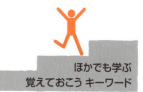

ほかでも学ぶ
覚えておこう キーワード

細菌，ウイルス，真菌，原虫，寄生虫
➡人体の構造と機能及び疾病の成り立ち

第 13 章　外科分野，感染症の栄養アセスメントと栄養ケア

シリン耐性黄色ブドウ球菌（methicillin-resistant *Staphylococcus aureus*，MRSA）がある.

7.3　症状

多くの場合，発熱や全身倦怠感などの全身症状がみられる. またインフルエンザの場合，数日間の潜伏期間を経て，悪寒，関節痛，急激な発熱，倦怠感が現れる.

7.4　診断

喀痰や膿などを用いた塗抹検査，血液培養による微生物の検出などから診断を行う. 血液検査においては，一般的に細菌感染症では白血球が増加し，ウイルス感染症では横ばいであることが多い. インフルエンザの場合，ペーパークロマトグラフィーを用いた簡易迅速検査を行うこともある.

7.5　治療方法

原因菌に対する抗菌薬，抗ウイルス薬の投与を行う. インフルエンザ，ポリオ，日本脳炎，麻疹，風疹などのウイルスに対して，ワクチンを接種し予防する.

7.6　栄養アセスメントと栄養ケア

（1）　栄養ケアの基本方針

食欲不振，嘔吐，下痢など消化器症状による脱水の回避，また発熱によるエネルギー消耗を補う栄養ケアを考える.

（2）　栄養アセスメント

体重の増減，食欲，消化器症状などを総合的に判断する.

（3）　栄養量の設定

エネルギー量については，発熱の有無を考慮する. 体温が 1℃ 上昇するに伴い消費エネルギー量は 13％ 増加する. およそ 30 〜 35 kcal/kg 標準体重を目安とする.

たんぱく質は 1.5 〜 2.0 g/kg 標準体重とする.

経口摂取不可の状態が長期化する場合は，静脈栄養を考慮する. 脱水に対しては水分と電解質の補給を経口もしくは経静脈的に行う.

静脈栄養
第 16 章参照.

7　感染症の栄養アセスメントと栄養ケア

復習問題を解いてみよう
https://www.kagakudojin.co.jp

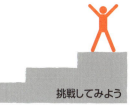

挑戦してみよう

第14章

摂食機能障害，要介護者の栄養アセスメントと栄養ケア

この章で学ぶポイント

★摂食機能障害，それぞれの概要，病態，症状について理解し，診断，治療の概要を把握しよう．
★身体障害，知的障害，精神障害について理解し，栄養アセスメントと栄養ケアについて把握しよう．
★誤嚥，転倒，失禁，褥瘡，フレイル（虚弱）について理解し，栄養アセスメントと栄養ケアについて把握しよう．

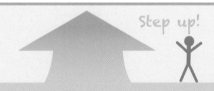

◆学ぶ前にちょっと復習しておこう◆

―咀嚼―
摂取した食品を口腔内でよく噛み，粉砕すること．

―嚥下―
口中の食べ物を飲みこむこと．病気や加齢により嚥下障害が起こることがあり，食べ物が食道ではなく，気管に入ることを誤嚥という．

1 摂食機能障害の栄養アセスメントと栄養ケア

1.1 咀嚼・嚥下障害

(1) 疾患の概要

食物を食べるということは，食べ物を「認識し」「口に入れ」「噛み(咀嚼)」「飲み込む(嚥下)」という一連の動作によって構成されている．**咀嚼・嚥下障害**とは，このうちの「噛む」「飲み込む」ことに障害を生じることと定義される．

脳梗塞・脳出血などの脳血管障害，パーキンソン病などの神経・筋疾患などが原因疾患となり得る．

また加齢による歯の欠損，舌運動機能の低下，唾液分泌量の減少，口腔感覚の鈍化，喉頭閉鎖不全なども咀嚼・嚥下障害や誤嚥の原因となる．認知症の多くも咀嚼・嚥下障害を合併する．

> **脳血管障害**
> 第5章参照．
>
> **神経疾患**
> 第7章参照．

(2) 病態

摂食行動は大きく5相によって構成されている(表14.1)．

咀嚼は「準備期」にあたり，舌と顎の運動により食物を口腔内で移動させながらよく噛み，唾液と十分に混ぜあわせることで食塊(飲み込みやすい形にした食べ物の塊)を形成する．咀嚼障害は大きく① 器質性咀嚼障害，② 運動障害性咀嚼障害に分類される．

器質性咀嚼障害は歯などの器官の欠損に起因し，**運動障害性咀嚼障害**は顎，舌，口唇などの器官の運動障害や脳血管疾患や神経筋疾患，加齢などによる咀嚼機能の制御不全などによって起こる．

嚥下は「口腔期」「咽頭期」「食道期」にあたり，形成された食塊が咽頭へ移送され，咽頭・食道を通過し胃に送り込まれるまでをいう．嚥下障害は，① 器質的障害(構造的異常)，② 機能的障害に大別される．

器質的障害として腫瘍(咽頭がん，食道がん，噴門部胃がんなど)，食道憩室，食道裂孔ヘルニア，外部圧迫(大動脈瘤，右側大動脈弓など)などが起因し，**機能的障害**には脳血管障害，パーキンソン病，脳幹部腫瘍など

> **食道がん，胃がん**
> 第12章参照．

> **右側大動脈弓**
> 本来，心臓の左側に出る大動脈弓が右側に出ている先天異常．

表14.1 摂食嚥下の5相

*図14.1も参照．

先行期	準備期	口腔期	咽頭期	食道期
飲食物の認識	咀嚼と食塊形成(食物の塊)	奥舌への移送，咽頭への送り込み	食塊を食道へ送り込む	食塊が食道を通過し胃へ送り込まれる
飲食物の形や量，質(硬さ)などを認識して，食べ物を「食べ物」と認識する．過去の記憶をたどりながら食べ方を判断したり，唾液の分泌を促したりする	歯や顎，舌などを使いながら噛み切ったり噛み砕いたり押しつぶしたりして，唾液と混合して飲み込みやすい形状(食塊)にする	食塊が，複雑な舌の運動により口腔から咽頭へ送られる期．軟口蓋がもち上がり，鼻腔との間が閉じられる	食塊を嚥下反射によって食道まで送る．呼吸は一時的に停止(嚥下性無呼吸)し，喉頭があがり，鼻咽腔は閉鎖する	食道蠕動運動が誘発されて，食塊が胃に送り込まれる

第14章 摂食機能障害，要介護者の栄養アセスメントと栄養ケア

筋ジストロフィー
骨格筋細胞の変性により機能低下を起こす遺伝性疾患．筋委縮や脂肪・線維化によって筋力低下が起こる．

アミロイドーシス
不溶性の線維状のタンパク質であるアミロイドが組織に沈着し，臓器機能に障害をもたらす疾患．

食道アカラシア(esophageal achalasia)
食道の蠕動運動の障害と食道と胃のつなぎ目の食道下端部開大不全により，食道の下端が狭窄し，食物の通過が困難となって食道の拡張を生じるものをいう．原因は不明である．

誤嚥性肺炎
第8章も参照．

清明
意識がはっきりしていること．

構音
第5章参照．

の中枢神経障害や筋ジストロフィー，筋炎，アミロイドーシスなどの筋疾患，食道アカラシア，強皮症などが原因となる．

（3）症状

摂食嚥下障害の徴候として，食事時間の延長，口腔内保持時間の延長，食後の食べ残しの増加，口からのこぼれの増加，食後の声の変化，むせ，咳，痰の増加などがある．

誤嚥とは，本来食道に送られるべき食塊や唾液などの分泌物が声門以下の気道に流入することをいう．誤嚥にはむせや咳き込みなど，症状が著明に現れる**顕性誤嚥**と，症状が顕れない**不顕性誤嚥**とがある．不顕性誤嚥は，就寝中などに唾液が気道に流入することが原因になっていることが多い．誤嚥によって引き起こされる肺炎を**誤嚥性肺炎**という．

（4）診断

嚥下機能を診断するために**嚥下造影検査**(video fluoroscopic examination of swallowing, VF)や**嚥下内視鏡検査**(video endoscopic examination of swallowing, VE)など，機器による方法が用いられる．しかし，これらを施行するには専門の技術者，機器などの設備が必要である．

そこで，簡便に嚥下機能評価を行い障害の程度を診断するために，さまざまなスクリーニングテストがある（**表14.2**）．これらの評価は医師，看護師，歯科医師，言語聴覚士，管理栄養士など多職種で行う．

スクリーニングテストは1つの方法だけでなく複数を行い，かつ，患者の嚥下状態のプロフィール，全身状態などから総合的に判断する．

スクリーニングと並行して，患者の基礎状態を確認する．確認項目として① 認知（意識レベル：清明・不清明，意思表示：口頭・筆談・ジェスチャーなど），② 頸部可動域（咀嚼や嚥下運動に影響する），③ 口腔状況（義歯の有無，衛生状況：食物残渣の付着・著明な歯垢や歯石など），④ 口腔咽頭機能（口の開きやすさ，舌の運動機能など），⑤ 発声・構音，⑥ 呼吸状態，などがある．

（5）治療方法（摂食・嚥下訓練）

咀嚼・嚥下障害の治療は摂食・嚥下機能の訓練であり，機能の回復，障害進行の阻止を目的に行う．摂食・嚥下訓練には大別して**間接訓練**（食べ物を使わない訓練：口唇のマッサージ，構音訓練など）と**直接訓練**（実際の食品による段階別嚥下食を用いた訓練）の2つがあり，いずれも患者の状態に即して医師，看護師，歯科医師，言語聴覚士，理学療法士など多職種とともに取り組む．

咀嚼・嚥下障害の患者は低栄養に陥りやすいことを念頭に置き，食物の形態を工夫し栄養を確保する（次項「（6）栄養アセスメントと栄養ケア」参照）．

1 摂食機能障害の栄養アセスメントと栄養ケア

表14.2 おもな嚥下機能検査（スクリーニングテスト）

テスト名	方法	判定
反復唾液嚥下テスト（repetitive saliva swallowing test, RSST）	口腔内を湿らせた後に，人差し指で舌骨，中指で甲状軟骨を触知した状態で空嚥下（口腔内に食べ物のない状態で嚥下すること）を指示し，30秒間に何回空嚥下が行えるかを数える．喉頭の隆起が完全に中指を乗り越えた場合に1回と数える	30秒間に3回未満は問題あり．3回以上は誤嚥の確率はかなり低い
水飲みテスト（原法）	常温水30mLをコップで飲水を指示する．飲み切るのにかかった時間，飲み方によって評価する	5秒以内にむせず，1回で飲み切ることができれば正常．それ以外は異常の疑いもしくは異常
改訂水飲みテスト*（modified water swallow test, MWST）	冷水3mLをシリンジで口腔底に注ぎ，嚥下を指示する	1 a：嚥下なし，むせなし，湿性嗄声または呼吸変化あり 　b：嚥下なし，むせあり 2：嚥下あり，むせなし，呼吸変化あり 3 a：嚥下あり，むせなし，湿性嗄声あり 　b：嚥下あり，むせあり，湿性嗄声あり 　c：嚥下あり，むせなし，湿性嗄声なし，呼吸変化なし，口腔内残留あり 4：嚥下あり，むせなし，湿性嗄声なし，呼吸変化なし 5：嚥下あり，むせなし，湿性嗄声なし，呼吸変化なし　追加空嚥下が30秒間以内で2回可能 判定不能：口から出す，無反応

＊改訂水飲みテスト：30mLで施行する水飲みテスト（原法）では誤嚥リスクの高い患者（全身状態が不良など）がいることから開発された．

（6）栄養アセスメントと栄養ケア

（a）栄養ケアの基本方針

咀嚼・嚥下障害による① 低栄養，② 誤嚥や窒息，③ QOL（quality of life）の低下を防ぐために，患者の摂食能力と必要栄養量にあった形態・内容の食事を負担の軽減をはかりながら確保する．

現状の維持のみならず，食べる力を引きだすためのリハビリテーションと食事内容・食事介助の工夫が重要である．

（b）栄養アセスメント

体重の変化，血清タンパク値（アルブミン，トランスサイレチンなど）などを用い，摂食障害によって長期間にわたり栄養量が確保できないことによる栄養状態の悪化を回避するよう留意する．

意識は咀嚼・嚥下機能に大きく影響するため，意識レベルをアセスメントする必要がある．意識レベルの判定に**ジャパンコーマスケール**（Japan Coma Scale, **JCS**）がよく用いられる．経口摂取は患者の意識が清明，あるいは覚醒している状態で行う．

（c）栄養量の設定

各栄養素とも体重変化などの栄養アセスメントに基づき設定する．必要

国家試験ワンポイントアドバイス

摂食・嚥下の5期に関する出題は多い．各期にはどのような動作が含まれるかをしっかり確認しておこう．

食べる力を引き出すためのリハビリテーション
p.206 参照．

に応じて経腸栄養剤あるいは静脈栄養法を併用する．

咀嚼・嚥下能力を客観的に把握し，患者の能力にみあった食形態の嚥下調整食を準備する．日本摂食嚥下リハビリテーション学会は「**日本摂食・嚥下リハビリテーション学会嚥下調整食分類 2021**（学会分類 2021）」を発表しており，国内のさまざまな医療・福祉関係者が嚥下調整食を共通の言語で表現する基準となっている（表 4.1，図 4.1 参照）．

料理のとろみを客観的かつ簡易に測定・評価するために（Line Spread Test，**LST**）や，シリンジ法による残留量などが用いられる．LST とは，同心円の目盛が付いた測定板の上に直径 30 mm のリングを乗せ，リング中に測定したい溶液を 20 mL 入れて 30 秒待った後リングを外し，溶液の広がりをみるものである．粘度が低いほど LST 値は高くなる．

凍結酵素含浸法，酵素均浸法などを用い，食品の形を残したまま軟らかく加工された製品も開発されている．

咀嚼・嚥下障害に適さない食品として，① 粘度の低い水分（水，お茶など．誤嚥の原因となる），② パサパサしたもの（固ゆで卵，いも類，脂肪の少ない魚や肉など），③ 咀嚼しても口の中でまとまらないもの（こんにゃく，かまぼこなど），④ 上顎や喉にはり付くもの（海苔，バターロールの表面部分，わかめなど），⑤ 常温のもの（ある程度冷熱のあるものは刺激を感じやすく誤嚥しにくい），⑥ 均質でないもの（お茶漬けなど液体と固体が混合されているもの）などがある．

（d）栄養教育のポイント

栄養教育は患者自身あるいは介護（調理）者である家族などに行う．調理者の負担が軽減されるような調理の工夫などを効果的に行う．また，患者の嗜好や意思を尊重し，楽しいと思える食事時間をつくりだせるよう支援することが重要である．

1.2 口腔・食道障害

（1）疾患の概要

口腔の障害は，おもにう歯および歯周病ならびに口内炎や口角炎，舌炎などを指す．また上皮組織に発生する悪性腫瘍（舌がんなど）も含まれる．

食道障害としては，**胃食道逆流症**（gastroesophageal reflux disease, GERD）が代表的な疾患である．

（2）病態

う歯は，口腔内の細菌（ミュータンス菌など）が糖質からつくる酸によって，歯質が脱灰されて欠損した歯のことである．歯の表面を覆うエナメル質部分のみにう蝕がとどまっている場合は無痛であり，歯の表面を修復する「再石灰化」も可能である．しかし，エナメル質より深部の象牙質まで進行すると痛みを生じるようになる．

シリンジ法による残留量
10 mL のシリンジ筒を用いて，測定したい液体を 10 mL まで入れ 10 秒間自然落下させた後のシリンジ内の残留量から客観的に測定できる．

凍結酵素含浸法，酵素均浸法
凍結酵素含浸法は，凍結解凍した食品素材を酵素液に漬けたまま減圧することで，酵素を食品素材の内部まで急速に浸み込ませる方法．酵素均浸法は，圧力を調整しながら食品内部まで酵素を浸み込ませる方法．

胃食道逆流症
第 4 章参照．

歯周病は，歯と歯肉の境目（歯肉溝）に細菌が停滞し（歯垢：プラーク），炎症を起こす疾患である．

う歯は唾液分泌量の低下や砂糖の大量摂取，歯周病は義歯の不適合などにより起こるが，双方ともに口腔内の不十分な清掃，不規則な食習慣などがおもな原因となる．

また，脂肪分解のための膵液分泌を促すホルモンであるコレシストキニンは，一過性にLESを弛緩させる働きがあるため，高脂肪食は胃食道逆流症の一因となる．また食道裂孔ヘルニアも原因となる．

（3）症状

胃食道逆流症の代表的な症状は**胸焼け**である．また胃酸の逆流が口腔まで達すると苦味や酸味を感じる（呑酸）．食道症状として，つかえ感や胸痛などがある．

（4）診断

胸焼けと呑酸があれば胃食道逆流症と診断する．食道のただれを確認するために内視鏡検査を用いたり，食道内への酸の流入を確認するために食道内のpHを調べる24時間pHモニタリング検査などを行うことがある．

（5）治療方法

胃食道逆流症の場合，胃酸分泌の抑制（プロトンポンプ阻害薬の投与），胃粘膜保護剤の投与などを行う．また高脂肪食を避ける，食後すぐに横になることを避けるといった生活習慣についても留意する．内科的治療では効果が現れない場合は，外科的に噴門形成術などが行われることもある．

（6）栄養アセスメントと栄養ケア

う歯，歯周病の場合，口腔内の清潔保持に加えて酸産生の原因となるグルコースやフルクトースなどの摂取を控えること，あるいはキシリトールなどの糖質を代替として利用することなどが有効である．

口内炎はビタミンB群など不足する栄養素を十分に摂取することに加え，規則正しい生活を心がけて疲労や睡眠不足を解消することが大切である．

胃食道逆流症は，高脂肪食を避けること，また一気に大量の食物が胃内に流入しないよう少量頻回に食事を摂ることも有効である．アルコール飲料は胃酸の分泌を増やし，炭酸飲料やチョコレートは一過性のLES弛緩を引き起こすことがあるので控える．

1.3 消化管通過障害

（1）疾患の概要

食道，胃，十二指腸を含む小腸，大腸などの消化管内に生じた腫瘍や疾患に伴い，消化管に圧迫・狭窄が生じ，経口摂取した食物が通過しにくくなる状態のことである．加齢や，消化管周囲の筋力の低下などによって

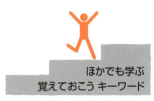
ほかでも学ぶ
覚えておこう キーワード

コレシストキニン
➡人体の構造と機能及び疾病の成り立ち

LES
下部食道括約筋のこと．lower esophageal sphincter の略．

食道裂孔ヘルニア
横隔膜に開いている，食道や大動脈・大静脈が通るための穴（食道裂孔）から，胃の一部が上部に飛びだしている状態．

口内炎
第4章参照．

生じる場合がある．

（2） 病態

　消化管通過障害の原因疾患としては，腫瘍（口腔，咽頭，喉頭，食道など），頸部リンパ腫，腸閉塞，重症筋無力症，進行性筋ジストロフィー，先天性食道狭窄，逆流性食道炎，食道アカラシアなどがある．

　腸閉塞の原因として癒着がある．手術の開腹により腸と腸，あるいは腸と腹壁が癒着し，癒着の場所と程度によっては腸に狭窄が生じ，食物の通過障害を起こすことがある．

（3） 症状

　食道アカラシアは食道内に食物の停滞や逆流がみられ，胸痛が生じる．

　腫瘍などによる通過障害では悪心，腹痛，腹部膨満，食欲不振などがある．

（4） 診断

　消化管内視鏡検査，食道胃 X 線造影検査，胸腹部 X 線検査，CT 検査などを施行し診断する．

（5） 治療・栄養ケア

経腸栄養，静脈栄養
第 2 章，第 16 章参照．

　原因疾患がある場合は，その疾患の治療を優先する．経口摂取が進まない場合は経腸栄養剤や静脈栄養も検討する．

2　身体・知的障害の栄養アセスメントと栄養ケア

2.1　身体障害

（1） 概要

（a） 定義

　身体障害とは先天的，後天的に身体に障害のある状態をいい，法的（身体障害者福祉法）に定められた身体障害者とは，① 視覚障害，② 聴覚または平衡機能の障害，③ 音声機能，言語機能または咀嚼機能の障害，④ 肢体不自由，⑤ 内部障害により，都道府県知事より身体障害者手帳の交付を受けたものをいう．

（b） 疫学

　身体障害の種類では肢体不自由が最も多く，全体の約 55％を占める．身体障害者の割合を人口 1,000 人あたりの人数でみると，60 歳代後半で 58.3 人，70 歳以上では 94.9 人である．高齢になるほど身体障害者の割合が高いことから，人口の高齢化により身体障害者数はさらに増加することが予想される．

（2） 病態

　身体障害の原因は先天的なもの，疾病や外傷など後天的なもの，などさまざまである．視覚障害の場合，日本人の後天的な失明の原因として緑内

障，糖尿病性網膜症，網膜色素変性症などがある．

（3） 症状

内部障害には心臓，腎臓，呼吸器の機能障害，膀胱，直腸または小腸の機能障害，ヒト免疫不全ウイルスによる免疫機能障害などがある．

（4） 栄養アセスメントと栄養ケア

（a） 栄養ケアの基本方針

肥満やるいそうなど栄養状態低下に陥らないようケアを考慮する．身体障害者では身体活動の制限による消費エネルギーの減少，さらには筋量の減少による基礎代謝の低下から肥満や生活習慣病罹患のリスクに留意する必要がある．また逆に摂食能力の低下から栄養不良状態を招くこともあり，適切な評価と対応が必要である．

（b） 栄養アセスメント

体重の増減を中心にアセスメントを行う．また必要に応じてアルブミン，RTPなどの血清タンパクやヘモグロビン，トランスフェリンなどによってたんぱく質不足，貧血の有無を確認する．

（c） 栄養量の設定

各栄養素とも「日本人の食事摂取基準（2025年版）」に基づき設定する．身体の一部を失っている障害者は失った部位が占める体重比を考慮し，体重を推定して栄養量を設定する（表14.3）．

（d） 栄養教育のポイント

① 摂食能力を適切に評価する．
② 代謝量に影響する因子を考慮する（発熱や努力呼吸で代謝量は増加する）．

2.2 知的障害

（1） 概要

（a） 定義

知的障害児（者）基礎調査では「知的機能の障害が発達期（おおむね18歳まで）に現れ，日常生活に支障が生じているため，何らかの特別の援助を必要とする状態にあるもの」と定義されている．

（b） 疫学

内閣府の「令和6年版障害者白書」によると，知的障害者（児）は約109万人（人口1,000人あたり9人）である．

（2） 病態

感染（風疹症候群など）や先天性代謝異常，染色体異常（ダウン症候群など），周産期異常などが原因となり得る．

（3） 症状

診断基準に準ずる．

緑内障
視神経の異常により視野が狭くなる疾患．

糖尿病性網膜症
第3章も参照．

網膜色素変性症
網膜の異常による夜盲，視野狭窄，視力低下の3つの症状を特徴とする遺伝性疾患．

表14.3 身体部位別の体重比

身体部位		%
上肢	上腕	3.5
	前腕	2.3
	掌・手指	0.8
下肢	大腿	11.6
	下腿	5.3
	足	1.8

努力呼吸
安静時呼吸では使用されない呼吸筋（胸鎖乳突筋など）を使って行う呼吸のこと．

ダウン症候群
21番染色体が3本あること（トリソミー症）により，精神発達の遅れ，特徴的な顔貌などを示す症候群．

周産期異常
出産前後に起こる異常のこと．妊娠22週から産後7日頃を指す．

知能検査
ウェクスラーによるもの，ビネーによるものなどがある．

ソーシャルスキルトレーニング
人間関係を含め，社会に適応して生きていくための技術を身に付ける訓練．

（4） 診断
　標準化された知能検査によって測定された結果，知能指数（IQ）がおおむね70までのものであり，日常生活能力（自立機能，運動機能，意思交換，探索操作，移動，生活文化，職業など）の到達水準が総合的に同年齢の日常生活能力水準に満たない，といった状況から診断する．

（5） 治療方法
　原因となる疾患に対する薬物療法や，ソーシャルスキルトレーニングなど療育を行う．

（6） 栄養アセスメントと栄養ケア
（a） 栄養ケアの基本方針
　基本的には「日本人の食事摂取基準（2025年版）」に準ずる．
　知的障害者は肥満の頻度が高いという報告もある．また原疾患（たとえば先天性代謝異常症）によっては制限すべき栄養素をコントロールする．

（b） 栄養アセスメント
　体重の増減，アルブミン値などで評価する．

（c） 栄養量の設定
　各栄養素とも原則「日本人の食事摂取基準（2025年版）」に基づき設定する．

（d） 栄養教育のポイント
　疾患によっては強い偏食（白いものだけしか食べない，など）がみられることがある．家族の訴えを傾聴し，食べられる料理で栄養価を高められるよう助言する．

2.3 精神障害

（1） 概要
　精神保健及び精神障害者福祉に関する法律第5条では，**精神障害者**とは統合失調症，精神作用物質による急性中毒またはその依存症，知的障害，精神病質，その他の疾患を有するものと定義されている．

（2） 病態
　原因は大きく① 内因性，② 心因性，③ 身体性に分類される．③の身体性精神障害は脳器質性疾患や一般性の身体疾患を原因とし（例：アルツハイマー病，脳梗塞など），その結果の精神障害をいう．

（3） 症状
　意識障害，思考障害（強迫思考，被害妄想など），気分や感情の障害（抑うつ，不安など），行動の障害，睡眠障害，知覚障害（幻覚，幻聴など）などがある．

（4） 診断
　DSM-5（アメリカ精神医学会，「精神疾患の診断・統計マニュアル」）な

統合失調症
幻覚や妄想を特徴とする精神疾患．

どによる．

(5) 治療方法

カウンセリング，認知行動療法などの非薬物療法や，向精神薬を用いる薬物療法などがある．

(6) 栄養アセスメントと栄養ケア

(a) 栄養ケアの基本方針

患者の嗜好，食欲などを考慮しながら栄養ケア計画を立てる．状態により運動量や食欲は大きく影響を受けるため，体重の増減に留意する．

(b) 栄養量の設定

各栄養素とも原則「日本人の食事摂取基準(2025年版)」に基づき設定する．

(c) 栄養教育のポイント

うつ病患者において過食により肥満を認めることがある一方で，食欲低下による低栄養がみられることがある．できるだけ一人ではなく家族など複数で食事をとるよう，生活リズム全体の見直しも含め家族とともに改善に取り組む．

3 老年症候群の栄養アセスメントと栄養ケア

3.1 誤嚥

(1) 概要

(a) 定義

誤嚥（ごえん）とは，飲食物などが，声門(左右の声帯の間)を越えて気管の中に入り込むことである．

(b) 疫学

高齢者の肺炎では誤嚥性肺炎が年々増加している．

(2) 病態

摂食については，表14.1を参照．この5相のうち，口腔期から食道期が嚥下の段階である．摂食・嚥下に関わる器官と摂食・嚥下運動を図14.1に示す．

(3) 症状

むせ，咳，呼吸困難などがみられる．

(4) 診断

病歴，問診，スクリーニングテスト(表14.2参照)，頸部聴診，摂食場面の観察，嚥下造影検査，嚥下内視鏡検査，血液生化学検査などがある．

(5) 治療方法

(a) 非薬物療法

原因疾患の治療や薬剤の見直し．誤嚥の予防には，頬や舌のマッサージ

第14章 摂食機能障害，要介護者の栄養アセスメントと栄養ケア

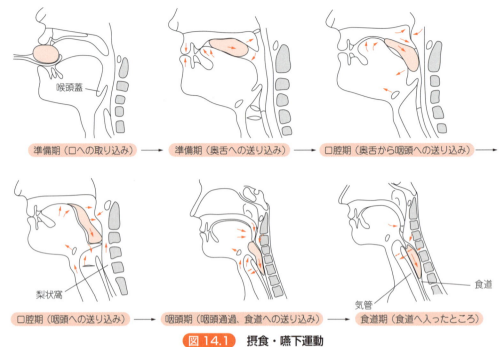

図 14.1 摂食・嚥下運動
赤い矢印は食物の移送に関わる各器官の動きを示す．
参考：藤島一郎，『脳卒中の摂食・嚥下障害 第2版』，医歯薬出版(1998)，p.19〜29．

などの口腔ケア，栄養状態の改善，食形態の工夫や摂食訓練，摂食体位の調整などが重要となる．

（b）薬物療法

誤嚥性肺炎などでは，抗生物質を使用する．

（6）栄養アセスメントと栄養ケア

① 食事摂取量低下による低栄養を防ぐために的確な嚥下評価を行う．
② 嚥下および消化管機能など，病態にあわせた食形態，テクスチャーなどを調整し，経口摂取量が低下しないように工夫する．
③ 経口摂取で必要栄養量の充足が困難な場合には経腸栄養，静脈栄養も考慮する．

3.2 転倒

（1）概要

（a）定義

転倒とは，身体のバランスを崩して倒れることである．骨折や廃用性症候群を引き起こすことで要介護状態となる原因の第3位である．

（b）疫学

日本において，65歳以上の地域在住高齢者ではその約20%が1年間に1回以上転倒するとされている．さらに入院・入所者では約40%，脳卒

廃用性症候群
第17章参照．

3　老年症候群の栄養アセスメントと栄養ケア

中患者では約60％と転倒率が上昇する．また転倒者は男性に比して，女性が多い．転倒による外傷は，軽症を含めると約50〜70％とされており，重大な外傷である骨折を生じる割合は約1割以下である．

（2）　病態

転倒は，疾病（平衡機能障害，視力障害，認知機能低下，歩行障害など）や薬剤，加齢などの内的因子と物的環境（段差や不十分な照明），不安定な履物などの外的因子など多様だが，高齢者では，運動器官の不安定性（筋力低下）による身体の虚弱化が大きい．

転倒は，7割が居室で発生している．転倒後の7割に外傷，1〜2割に骨折が認められる．骨折を起こしやすい部位は大腿骨頸部，手首，脊椎，上腕骨頸部などである．転倒の危険因子を少なくすることが予防となる．

（3）　症状

転倒受傷部位がどこか，また受傷程度により多様な症状がみられる．疼痛，腫脹，皮下出血，可動域の制限などが出現する．

（4）　診断

画像診断（X線検査，CTなど）により骨折の状態を把握する．

（5）　治療方法

（a）非薬物療法

・発生危険因子を軽減し，除去する．原因疾患を治療する．
・筋力トレーニングなどで下肢筋力・バランス能力を向上させる．
・骨折の部位などにより保存治療か手術治療かを選択する．

（b）薬物療法

ビタミンDの内服．

（6）　栄養アセスメントと栄養ケア

転倒原因に栄養状態が関与している疾患に対する栄養介入が主となる．

「日本人の食事摂取基準（2015年版）」を目安として，運動器疾患では筋力低下防止のためにたんぱく質，骨疾患ではカルシウム，ビタミンD，たんぱく質の補給をする．

3.3　失禁

（1）　概要

（a）定義

失禁とは，自分の意志に反し不随意に尿や便をトイレや尿便器以外で排尿あるいは排便してしまうことで，尿失禁や便失禁がある．加齢とともに尿失禁頻度は増加し，在宅高齢者の5〜15％，施設入所高齢者の30〜80％に認められる．

（b）疫学

高齢者の尿失禁については，一般に在宅者の10％，病院・老人施設入

213

所者については50%に尿失禁がみられると報告され，わが国では1993（平成5）年時点で約400万人の尿失禁罹患者がいるといわれている．急速に高齢社会化が進むわが国においては，50年後には約1,000万人の高齢者が尿失禁を有すると推計される．

（2）病態および症状

失禁（尿）は，病態により以下の4種類に分類され治療も異なる．

① 切迫性尿失禁は，急な強い尿意と頻尿を伴い，トイレに間に合わずに失禁するタイプで，脳血管障害や尿路感染症などを原因とする．

② 溢流性尿失禁は，膀胱に尿が充満して少量ずつあふれるタイプで，前立腺肥大症や下部尿路閉塞などでみられる．

③ 腹圧性尿失禁は，咳，くしゃみなどの急激な腹圧の上昇に伴って発生し，女性（とくに多産の高齢者）や尿道括約筋不全に多い．

④ 機能性尿失禁は，尿路系に異常はないが，認知症による知的機能低下や骨・関節疾患などによるADLが低下していることにより発生する．トイレに間に合わずに失禁するタイプである．

ADL
p.163参照．

（3）診断

失禁時における自覚症状を含めた問診にて実態を把握する．次に一般尿検査，残尿検査，膀胱内圧測定検査，画像診断（CT，超音波検査など）でタイプを確定する．

間欠的自己導尿法
自らの手で尿道から膀胱内に細い管（カテーテル）を挿入し，尿を体外に排出する方法．

（4）治療方法

（a）非薬物療法

・溢流性尿失禁では，間欠的自己導尿法．

・腹圧性尿失禁では，骨盤底筋群訓練，手術（尿道つり上げ術）．

・機能性尿失禁では，排尿訓練，オムツパッド，バルーンカテーテル．

（b）薬物療法

・切迫性尿失禁は，尿路感染症では抗菌薬，無抑制型膀胱では抗コリン薬を使用する．

・溢流性尿失禁は，末梢神経障害ではα遮断薬を用いる．

（5）栄養アセスメントと栄養ケア

効果的栄養介入はなく，ADL低下を起こさないための総合的な栄養管理が必要となる．

3.4 褥瘡

（1）概要

（a）定義

褥瘡とは，圧力が長時間皮膚へかかるための血流障害によって起こる虚血性壊死である．

3 老年症候群の栄養アセスメントと栄養ケア

表14.4 褥瘡の進行度による分類（Sheaの分類）

ステージ1（軽度）	傷害が表皮にとどまっている状態．局所の発赤（紅斑），表皮剥離（びらん）である
ステージ2（中等度）	傷害が真皮に及び，真皮までの皮膚欠損（＝皮膚潰瘍）が生じている状態．水疱が形成されることもあり，壊死組織の付着や細菌感染が生じやすい
ステージ3（重度）	皮下組織に達する欠損が生じている状態
ステージ4（重度）	筋肉や骨まで損傷された状態．骨が壊死して腐骨となったり，骨髄炎や敗血症を併発したりすることもある

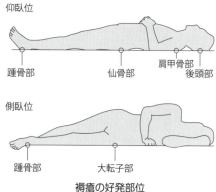

褥瘡の好発部位

（b）疫学

日本褥瘡学会実態調査委員会によって行われた調査における褥瘡有病率を施設区分ごとにみると，病院0.96〜3.32％，介護老人福祉施設2.47％，介護老人保健施設2.67％，訪問看護ステーション8.32％であった．

（2）病態

褥瘡はその程度により4段階のステージがある．褥瘡の分類に示すように（表14.4），ステージ3は潰瘍が皮下組織にまで及んでおり，ステージ4では筋肉や骨組織まで達することがある．

（3）症状

褥瘡のステージや発生要因により多様である．局所症状として発赤，熱感などの炎症症状，全身症状として発熱，疲労感などがみられる．

（4）診断

褥瘡発生要因には，外因子としては局所症状，ずり応力，摩擦，皮膚の湿潤状態が，内因子としては低栄養，活動低下，失禁状態などがあり複雑に関与して発生する．

褥瘡の発生予測スケールスコア（ブレーデンスケール，表14.5）が低いほどリスクが高く，低い項目から改善することで悪化を予防できる．

褥瘡の好発部位としては，仰臥位では後頭部，肩甲骨部，仙骨部，踵骨部など，側臥位では，大転子部など，座位では坐骨結節部である．

（5）治療方法

（a）非薬物療法

褥瘡予防は，発生危険因子を軽減し，除去することである．具体的には，2時間ごとの体位交換や体圧分散寝具の利用，スキンケア，栄養補給が重要である．

栄養摂取は高エネルギー・高たんぱく質食として血清アルブミンを正常域に上昇させる．

経口摂取が不十分や不可能の場合には，経管栄養や静脈栄養を利用する．

ずり応力
流体の移動に対する抵抗力．

第14章 摂食機能障害，要介護者の栄養アセスメントと栄養ケア

表14.5 ブレーデンスケール

知覚の認知	1．全く知覚なし	2．重度の障害あり	3．軽度の障害あり	4．障害なし
湿 潤	1．常に湿っている	2．たいてい湿っている	3．時々湿っている	4．めったに湿っていない
活動性	1．臥床	2．座位可能	3．時々歩行可能	4．歩行可能
可動性	1．全く体動なし	2．非常に限られる	3．やや限られる	4．自由に体動する
栄養状態	1．不良	2．やや不良	3．良好	4．非常に良好
摩擦とずれ	1．問題あり	2．潜在的に問題あり	3．問題なし	

資料：Braden and Rergstrom.1988.
訳：真田弘美（金沢大学医学部保健学科），大岡みち子（North West Community Hospital. IL, U.S.A.）.

薬物療法
p.214，「(b)薬物療法」も参照.

（b）薬物療法

表14.4 による分類で，ステージ1は，アルコール清拭，マッサージ，清潔の保存．ステージ2は，ワセリンなどの軟膏，ステージ3，4では外科的に壊死組織を除去し，表皮形成促進軟膏を用いる.

（6） 栄養アセスメントと栄養ケア

低栄養は褥瘡発生のリスクの1つである．必要栄養素は，

① エネルギー量：ハリス・ベネディクトの式の基礎エネルギー消費量（BEE）×活動係数× 1.2 〜 1.5

② たんぱく質：ステージ1 〜 3は1.25 〜 1.5 g/kg/ 日，ステージ4以上は1.5 〜 2.0 g/kg/ 日．褥瘡予防の観点から，血清アルブミン値は3.0 g/dL 以上を目標.

③ 脂質：抗炎症作用と創傷治癒が期待される n-3系多価不飽和脂肪酸の摂取を含め，総コレステロール値が160 mg/dL 以上とするようエネルギー源として利用する.

④ 水分：30 mL/kg/ 日．褥瘡のある人は脱水になりやすいため十分な水分が必要.

⑤ 微量元素，ビタミン：コラーゲンの再合成のために亜鉛，カルシウム，ビタミンA，ビタミンCの十分な摂取が必要であり，また貧血予防のため鉄分の不足に注意する．微量元素が不足すると創傷治癒が遅れるため，ミネラル・ビタミンのサプリメントも随時利用する.

3.5 フレイル（虚弱）

（1） 概要

フレイル（虚弱）とは，老化に伴う種々の機能低下（予備能力の低下）を基盤とし，さまざまな健康障害に対する脆弱性が増加している状態，すなわち健康障害に陥りやすい状態を指す.

（2） 病態

活力低下，筋力低下，身体機能低下を誘導し，活動度，消費エネルギー量の減少，食欲低下をもたらし，さらに栄養不良状態を促進させるという

216

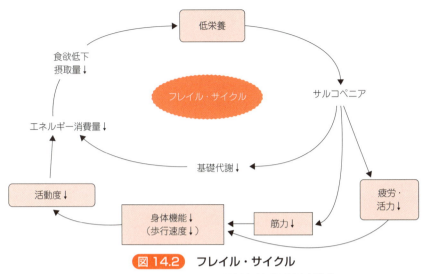

図14.2 フレイル・サイクル

Q. L. Xue et al., *J. Gerontol. A. Biol. Sci. Med. Sci.*, **63**(9), 984(2008)より改変.

フレイル・サイクルが構築される（図14.2）. 欧米からの報告では過栄養, とくに肥満の存在はフレイルに関連していることが報告されている.

（3） 症状

活力低下, 筋力低下, 身体機能低下.

（4） 診断

2000年代になりFriedらがあげた5つの項目, すなわち① 体重減少, ② 主観的疲労感, ③ 日常生活活動量の減少, ④ 身体能力（歩行速度）の減弱, ⑤ 筋力（握力）の低下, のうち3項目があてはまればフレイルとし, 1～2項目があてはまる場合はフレイル前段階として定義付けをした.

（5） 予防方法

骨格筋とその機能維持のため, 栄養補給とレジスタンス運動が有用であると報告されている.

（6） 栄養アセスメントと栄養ケア

骨格筋量, 筋力, 身体機能はたんぱく質摂取量に強い関連があるため, たんぱく質の重要性が注目されている. 高齢者では, 健康維持のために必要な十分なたんぱく質摂取ができていないとの事実も報告されている.

低栄養を予防するため,「日本人の食事摂取基準（2025年版）」による高齢者の推奨量を摂取する.

レジスタンス運動
筋肉に抵抗をかける動作を繰り返し行う運動.

第 14 章　摂食機能障害，要介護者の栄養アセスメントと栄養ケア

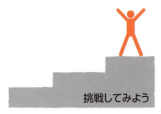
挑戦してみよう

復習問題を解いてみよう
https://www.kagakudojin.co.jp

第 15 章

乳幼児・小児疾患，妊産婦・授乳婦疾患の栄養アセスメント栄養ケア

この章で学ぶポイント

★ 乳幼児・小児疾患（消化不良症，周期性嘔吐症，アレルギー疾患，小児肥満，先天性代謝異常，糖尿病，腎疾患）のそれぞれの原因，病態，症状について理解し，診断，治療の概要を把握しよう．

★ 妊産婦・授乳婦疾患（妊娠糖尿病，妊娠高血圧症候群）のそれぞれの原因，病態，症候について理解し，診断，治療の概要を把握しよう．

★ 対象者（患者）の栄養管理の必要性について理解し，栄養管理プロセスについて学ぼう．

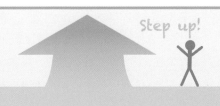

◆ちょっと学ぶ前に復習しておこう◆

―肥満，肥満症―
体脂肪が異常に蓄積した状態が肥満，肥満を原因とする健康障害を起こし，減量を必要とする病態が肥満症である．

―高血糖―
健康な人の早朝空腹時血糖値は60〜100 mg/dL．インスリン分泌能の著明な低下やインスリン作用不足などにより，この範囲以上に血糖値が上昇すること．

―高血圧―
安静状態での血圧が正常値よりも異常に上昇した状態．高血圧はⅠ度，Ⅱ度，Ⅲ度の3段階に分類されている．

第 15 章 乳幼児・小児疾患，妊産婦・授乳婦疾患の栄養アセスメント栄養ケア

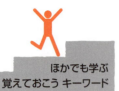

乳幼児・小児期・妊娠期・授乳期の栄養アセスメント
➡応用栄養学，栄養教育論

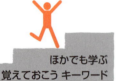

サルモネラ菌，ノロウイルス，ロタウイルス
➡人体の構造と機能及び疾病の成り立ち，食べ物と健康(食品衛生学)

1 乳幼児・小児疾患の栄養アセスメントと栄養ケア

1.1 消化不良症

（1）疾患の概要

感染症などさまざまな原因によって引き起こされた栄養素の消化吸収障害の総称．急性と慢性に区別され，栄養素の不足，大量の水分や電解質が喪失される状態となる．

（2）病態

消化不良症には感染性のものと非感染性のものがある．感染性のものとして① サルモネラ菌などによる細菌感染(腸管侵入型)，② 病原性大腸菌などによる細菌感染(毒素産生型)，③ ロタウイルスなどによるウイルス感染(腸管内感染型)などがある．非感染性のものとして，① 過食などの食事性，② 牛乳アレルギーなどのアレルギー性に分けられる．

消化不良症の一つである急性下痢症は，ウイルス性胃腸炎が原因であることが多い．**ロタウイルス下痢症**は乳幼児の急性下痢症の約 8 割を占め，とくに冬に多くみられる．

（3）症状

下痢，発熱，嘔吐，腹痛，食欲不振などがおもな症状である．ロタウイルス下痢症は水様性の白色便が特徴である．細菌性の下痢は悪臭のある水様性，膿性(のうせい)もしくは粘血性であることが多い．

乳児は年長児に比べ細胞外液量の比率が高いため，下痢により容易に脱水症に陥る．脱水の簡易な評価として体重減少率を用いる(軽度：3 %，中等度：5 %，高度：10 %前後)．下痢が重症化，慢性化すると電解質異常(アルカリの喪失による**代謝性アシドーシス**)を引き起こすことがある．また慢性下痢では消化酵素の分泌が減少することにより栄養吸収能が低下する．そのために低タンパク血症による浮腫，亜鉛欠乏による皮疹がみられる

ロタウイルス，ノロウイルスによる胃腸炎では，夜間から明け方に激しい嘔吐がみられることがある．

（4）診断

原因の確定として便中のウイルス抗原の同定によりロタウイルス，腸管アデノウイルス，ノロウイルスなどが判別できる．体重減少，皮膚・口唇の乾燥(こうしん)，また血液生化学検査により，炎症の有無，貧血，脱水の有無などについて調べ，状態を把握する

（5）治療方法

食事療法および輸液で管理を行う．

症状を抑えるために鎮吐薬(ちんとやく)，整腸薬を用いる．細菌性胃腸炎では抗生剤

1 乳幼児・小児疾患の栄養アセスメントと栄養ケア

を使用することもある.

（6） 栄養アセスメントと栄養ケア

（a） 栄養ケアの基本方針

急性期は脱水を回避することを優先する．**経口補水液**(oral rehydration solution, **ORS**)を用いることもある．症状が治まれば糖質中心の固形物から開始し，ふだんの食事に戻す．乳幼児下痢症の場合，通常1週間程度で改善する．基本的に母乳，人工乳は継続的に与える．

（b） 栄養アセスメント

主観的栄養評価(食欲，機嫌，下痢・嘔吐の有無，皮膚の乾燥など)と，客観的栄養評価(アルブミン，ヘモグロビンなど)を総合して評価する．

（c） 栄養量の設定

下痢・嘔吐など症状の強いときは水分，電解質の補給を最優先とする．症状が落ち着いた後は「日本人の食事摂取基準」に準ずる．

> **国家試験ワンポイントアドバイス**
>
> 小児は体組成に占める水分量が多く，腎臓での尿の濃縮力が未熟であることから水分が身体から抜けやすい．脱水に対する水と電解質補給は，小児の消化器疾患の重要ポイント．

1.2　周期性嘔吐症

（1） 疾患の概要

（a） 定義

数時間から数日間にわたり続く，反復性の嘔吐を特徴とする疾患．アセトン血性嘔吐症，自家中毒症は周期性嘔吐症候群と同じ病態と考えられている．

（b） 疫学

好発年齢は3 〜 10歳，罹患率は学童の1.9％である．

（2） 病態

病因は不明であるが，患児の家族歴に片頭痛が多いことや，30％程度が周期性嘔吐症から片頭痛へと移行することなどから，片頭痛と強く関連すると考えられている．

（3） 症状

周期的に続く頻回の激しい嘔吐，腹痛，悪心，食欲不振が主たる症状である．

（4） 診断

「国際頭痛分類第3版beta版(ICHD-3β)」の周期性嘔吐症の診断基準に基づき，診断する．一般血液生化学検査，血液ガス分析などの検査を行う．

（5） 治療方法

嘔吐発作時は薬剤による対症療法を，1か月に1回以上の重症発作があるときは予防的に薬剤を用いる．軽症〜中等症例については輸液を用いて脱水改善を行う．

（6）栄養アセスメントと栄養ケア

（a）栄養ケアの基本方針

発作時は脱水や嘔吐の状況により輸液療法を行い，嘔吐が消失したら食事療法へ移る．

（b）栄養アセスメント

体重の減少，機嫌，皮膚の乾燥などから総合的に評価する．

（c）栄養量の設定

食事開始時は「日本人の食事摂取基準値(2025年版)」の80％程度を目安にし，脂肪はさらに少量から始める．

（d）栄養教育のポイント

嘔吐日記で嘔吐の誘因が明らかになることがある．チョコレート，チーズ，グルタミン酸(うまみ調味料)など，誘因になる可能性のある食品を避ける．また空腹を避け，軽食をとることで嘔吐を回避できる場合もある．

1.3 アレルギー疾患

（1）疾患の概要

（a）定義

「第11章　免疫・アレルギー疾患」，栄養アセスメントと栄養ケア参照．

（b）疫学

後述の新生児－乳児消化管アレルギーの発症率は0.2％程度との報告がある．

（2）病態

乳幼児にみられるアレルギー疾患として，食物アレルギーの一種である新生児－乳児消化管アレルギーや，乳児期早期からみられる**アトピー性皮膚炎**などがある．

新生児－乳児消化管アレルギーは即時型のIgE依存性アレルギー反応とは異なり，IgEに依存しない非即時型の食物アレルギーであり，消化管や皮膚など炎症の場所が限局される(狭い範囲に限られる)ことが多い．アレルゲンとなる食べ物は牛乳由来のミルクが95％を占める．

アトピー性皮膚炎の原因は，すべて食物とは限らず経皮感作の関与も考えられる．

気管支喘息に関してはアレルゲンとしてダニ，ハウスダスト，花粉が多い．

（3）症状

新生児－乳児消化管アレルギーでは，嘔吐，血便に加え体重増加不良，下痢，腹部膨満感がみられる．約半数の患者は，牛乳由来ミルクを摂取して7～10日後に症状が出現する．

アトピー性皮膚炎では，掻痒を伴う特徴的な湿疹が出現する．乳児期は

国家試験ワンポイントアドバイス

小児の周期性嘔吐症の食事療法として，症状消失後は低脂肪食から始めることが出題されている(第24回)．消化器疾患の場合，脂肪を負荷することはほとんどない．

嘔吐日記(vomiting diary)
嘔吐の間隔，発症時間，嘔吐前に食べた食事内容，体調，精神状態などを記録することで嘔吐の引き金になる要因を探る方法．

ほかでも学ぶ 覚えておこう キーワード
即時型，IgE依存性アレルギー
➡人体の構造と機能及び疾病の成り立ち

経皮感作
食物それぞれの抗原が皮膚から体内に入り，アレルギーを引き起こす経路．

頭, 顔から始まる滲出液を伴う湿潤性紅斑局面となる. 幼児期になると乾燥傾向の強い皮疹がみられる.

（4） 診断

「第 11 章　免疫・アレルギー疾患」, 栄養アセスメントと栄養ケア参照.

（5） 治療方法

十分な栄養(水分を含む)とアレルゲンの除去が原則となる.
気管支喘息ではステロイド, 気管支拡張剤などの薬剤が治療の中心となる.

（6） 栄養アセスメントと栄養ケア

（a）栄養ケアの基本方針

アレルゲンへの曝露を回避する. 嘔吐や下痢などの症状の激しいときはいったん絶食とし, 輸液を行って低栄養による不可逆的な発育障害を回避するよう留意する.

（b）栄養アセスメント

「第 11 章　免疫・アレルギー疾患」, 栄養アセスメントと栄養ケア参照.

（c）栄養量の設定

消化器症状が治まった後は「日本人の食事摂取基準(2025 年版)」に準ずる. 乳児の場合, エレメンタルフォーミュラ® などのアミノ酸乳を用いる場合もある.

（d）栄養教育のポイント

新生児 − 乳児消化管アレルギーの場合, 原因食物をとらなければ症状は消失することを伝え, 過度な食物除去による低栄養を招かないよう注意する.

1.4　小児肥満

（1）　疾患の概要

（a）定義

肥満とは脂肪が体内に過剰に蓄積した状態をいう. 脂肪組織に着目した定義であり, 標準的な体重を超えていることを意味する**過体重**とは区別が必要である. また肥満に起因ないし関連する健康障害を合併するか, その合併が予測される場合で医学的に減量を必要とする病態を**肥満症**という. 小児肥満症の定義を**表 15.1** に示す.

肥満
第 3 章も参照.

（b）疫学

令和 6 年度の学校保健統計調査における肥満傾向児(標準体重の 120% 以上)の出現率は, 5 歳児で男児 3.6%, 女児 3.7%, 11 歳児で男児 14.0%, 女児 10.5%, 17 歳で男子 11.4%, 女子 7.5% と報告されている.

（2）　病態

肥満には原疾患に由来し二次的に体重が増加する**症候性肥満**と, 基礎疾患のない**単純性肥満**とがある. 小児肥満の 90% 以上は単純性肥満である.

第15章　乳幼児・小児疾患，妊産婦・授乳婦疾患の栄養アセスメント栄養ケア

表15.1　小児肥満症診療ガイドライン2017

肥満の定義	肥満度が＋20％以上，かつ有意に体脂肪率が増加した状態（有意な体脂肪率の増加とは，男児：年齢を問わず25％以上　女児：11歳未満は30％以上，11歳以上は35％以上）
肥満症の定義	肥満に起因ないし関連する健康障害（医学的異常）を合併するか，その合併が予測される場合で，医学的に肥満を軽減する必要がある状態をいい，疾患単位として取り扱う
適用年齢	6歳から18歳未満
肥満症診断	A項目：肥満治療を必要とする医学的異常 B項目：肥満と関連が深い代謝異常 参考項目：身体的因子や生活面の問題 肥満の程度を勘案して判断する方法のみ （1）A項目を1つ以上有するもの，（2）肥満度が＋50％以上でB項目の1つ以上を満たすもの，（3）肥満度が＋50％未満でB項目の2つ以上を満たすものを小児肥満症と診断する （参考項目は2つ以上あれば，B項目1つと同等とする）
診断基準に含まれる肥満に伴う健康障害	A項目： 1）高血圧 2）睡眠時無呼吸症候群など換気障害 3）2型糖尿病・耐糖能障害 4）内臓脂肪型肥満 5）早期動脈硬化 B項目： 1）非アルコール性脂肪肝疾患（NAFLD） 2）高インスリン血症かつ/または黒色表皮症 3）高TC血症かつ/または高non-HDLC血症 4）高TG血症かつ/または低HDLC血症 5）高尿酸血症 参考項目 1）皮膚線条などの皮膚所見 2）肥満に起因する運動器機能障害 3）月経異常 4）肥満に起因する不登校・いじめなど 5）低出生体重児または高出生体重児

参考：「小児肥満症診療ガイドライン2017」．

プラダー・ウィリー症候群
出生後の筋緊張の低下，幼児期からの抑制しがたい食欲による過食傾向，中等度の知的障害を特徴とする遺伝性疾患．

症候性肥満の原疾患として甲状腺機能低下症，クッシング症候群，プラダー・ウィリー症候群などがある．これらの疾患は肥満以外に低身長，筋緊張の低下，特徴的顔貌，高血圧，知的障害などがみられる．

内臓に蓄積された脂肪細胞は，サイトカイン（TNF-α，PAI-1など）を放出することが知られている．①高血圧，②睡眠時無呼吸症候群など換気障害，③耐糖能障害，④内臓脂肪型肥満，⑤早期動脈硬化，の5つはとくに肥満治療が必要となる医学的問題である．

高出生体重（4,000g以上）または低出生体重（2,500g未満）もリスク要因となる．

（3）症状

循環器，呼吸器，代謝の障害以外に整形外科的な異常もみられる．心理

的に消極的になり，肥満に起因するいじめや不登校が問題になることもある．

（4） 診断

日本における小児肥満の判定法として，次の式が多く用いられる．

$$\text{肥満度} = \frac{\text{実測体重(kg)} - \text{身長別標準体重(kg)}}{\text{身長別標準体重(kg)}} \times 100\,(\%)$$

3歳以上6歳未満では肥満度15％以上，6歳以上では20％以上を肥満傾向とする．

どの年齢においても身長・体重成長曲線を評価に用いる．

（5） 治療

運動療法，食事療法，生活習慣の改善が原則である．

（6） 栄養アセスメントと栄養ケア

（a） 栄養ケアの基本方針

発育・発達過程であることから厳しいエネルギー制限は原則行わない．緩やかなエネルギー制限にあわせて，消費エネルギー量を増やす行動変容の促しを同時に行う．

（b） 栄養アセスメント

成長曲線を用いて体重の変化を評価する．血糖値，血中脂質，尿酸値を必要に応じて確認する．

（c） 栄養量の設定

「日本人の食事摂取基準(2025年版)」に基づく推定必要エネルギー量の90〜100％程度にエネルギー量を設定する．1歳児以上のエネルギー産生栄養素バランスは糖質50〜65％，たんぱく質13〜20％，脂質20〜30％を目安とする．

（d） 栄養教育のポイント

小児期の肥満は成人肥満へと移行しやすいという報告もあり，食事と活動の双方からできるだけ早期に介入できることが望ましい．

しかし小児期は発育過程であることに加え，栄養摂取の重要性を認識し，食に対し肯定的な意識を育てる時期であることを常に留意しながら教育する必要がある．

行動変容の促し
学校の休み時間に外に出て遊んだ日には表にシールを貼る，ゲームの時間を決めて守れた日が続いたら好きな本を一冊買う，など子どもと一緒に目標を設定しながら行う．

1.5 先天性代謝異常

（1） 疾患の概要

（a） 定義

栄養代謝に関わる酵素をコードする遺伝子の変異により，酵素活性の低下や欠失が生じることによって種々の臨床症状がみられる遺伝性の疾患である．

国家試験ワンポイントアドバイス
小児領域から先天性代謝異常に関する出題頻度は高い．疾患ごとに，対象となる栄養素，血中に過剰になるもの，あるいは低下するもの，制限すべき栄養素を確実に理解しておこう．

酵素活性の障害により，酵素の基質となる物質が蓄積し，また本来であれば産生されるはずの物質が不足する．これらの蓄積や不足を回避するために，摂取する食物でコントロールする必要がある．

（b）疫学

おもな先天性代謝異常の疾患頻度を**表15.2**に示す．

（2）病態

おもな先天性代謝異常の病態を**表15.2**に示す．

生後すぐに行われるマス・スクリーニングもしくはタンデムマス・スクリーニングで異常が発見されることがほとんどである．

（3）症状

疾患によって症状は大きく異なる．コントロール不良が継続した場合，フェニルケトン尿症は精神発達遅滞，色白，赤毛など，ガラクトース血症（Ⅰ型）は嘔吐，下痢，肝脾腫，肝機能障害，白内障などが症状として現れる．

（4）診断

生後すぐに行われるマス・スクリーニングもしくはタンデムマス・スクリーニングで異常が発見され，精査により診断される．

（5）治療方法

欠損酵素の基質となる物質の制限と，それ以外の栄養素を不足なくとるための食事療法が中心となる．アミノ酸代謝異常症，糖質代謝異常症などは基質を除去した特殊ミルクを原則として生涯摂取する．

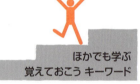

マス・スクリーニング，タンデムマス・スクリーニング
➡社会・環境と健康

表15.2 おもな先天性代謝異常症の概要

群別	疾患名	欠損酵素	疾患の概要	摂取コントロールを要する物質	本邦の発生頻度
アミノ酸代謝異常	フェニルケトン尿症	フェニルアラニン（Phe）水酸化酵素	常染色体劣性遺伝／血中Pheの増加，チロシンの低下	Phe制限	1/75,600（人）
	メープルシロップ尿症	分岐鎖αケト酸脱炭酸酵素	血中バリン，イソロイシン，ロイシンの増加	分岐鎖アミノ酸制限	1/501,200
	ホモシスチン尿症	シスタチオンβ合成酵素	血中ホモシスチン，メチオニンの増加，シスチンの低下	メチオニン制限，シスチン添加	1/202,600
糖質代謝異常	ガラクトース血症	ガラクトース-1-リン酸ウリジルトランスフェラーゼ（Ⅰ型）	血中，全身組織にガラクトースとガラクトース1リン酸が蓄積	乳糖，ガラクトース制限	1/900,000
	糖原病（Ⅰ型）	グルコース-6-ホスファターゼもしくは小胞体の輸送系酵素	果糖，ガラクトースの利用に障害	でん粉，麦芽糖などの補給（低血糖予防）	1/20,000

1 乳幼児・小児疾患の栄養アセスメントと栄養ケア

表15.3	年齢別フェニルアラニン摂取量の目安
年齢	摂取フェニルアラニン量（mg/kg/ 日）
0 ～ 3 か月	70 ～ 50
3 ～ 6 か月	60 ～ 40
6 ～ 12か月	50 ～ 30
1 ～ 2 歳	40 ～ 20
2 ～ 3 歳	35 ～ 20
3 歳以上	35 ～ 15

日本先天性代謝異常学会 診断基準策定委員会，「フェニルケトン
尿症診療ガイドライン」(2014).

（6） 栄養アセスメントと栄養ケア

（a）栄養ケアの基本方針

成長に必要なエネルギーと栄養素を確保する．また血中の値をモニターしながら蓄積される栄養素の制限と，欠乏栄養素の付加を行う．

（b）栄養アセスメント

成長曲線を用いて，成長に遅延がないかを評価する．欠損酵素の基質の血中量をモニターしながら摂取量を調整する．

（c）栄養量の設定：フェニルケトン尿症の場合

フェニルアラニン（Phe）は必須アミノ酸であるため，必要量は自然たんぱく（普通の食事）から摂取する．各年齢別の Phe 摂取量の目安を**表15.3**に示す．その他の栄養素の摂取量は「日本人の食事摂取基準（2025 年版）」に準ずる．

Phe を除去した特殊ミルクはエネルギー，たんぱく質，ミネラルなどの補給のために，離乳期以降も生涯を通じて摂取することが望ましい．摂取Phe が過剰にならないよう，日々の食事には低たんぱく質の治療用食品を上手に取り入れる．

（d）栄養教育のポイント

いずれの疾患も食事療法が一生続くため，保護者と本人に対する精神的な支援も重要である．

国家試験ワンポイントアドバイス

よく取り上げられる先天性代謝異常はフェニルケトン尿症，メープルシロップ尿症，ホモシスチン尿症，糖原病などである．

1.6 糖尿病

（1） 疾患の概要

（a）定義

インスリン分泌能の著明な低下やインスリン作用不足により高血糖が持続し，それが原因となり脂質代謝，糖質代謝に異常をきたす状態をいう．

（b）疫学

わが国の 1 型糖尿病（小児期発症）の年間発症率は，約 1.5 ～ 2.5 人 /10万人と推定されている．また，わが国の 2 型糖尿病（小児期発症）の発症率は，生理的インスリン抵抗性の影響が大きくなる思春期に急増する．

糖尿病
第 3 章も参照．

227

（2） 病態

1型糖尿病の80〜90％は，ウイルス感染などをきっかけに自己免疫反応もしくは原因不明の機序により膵臓β細胞が破壊されることで発生する．

（3） 症状

多飲（口渇），多尿（夜尿），体重減少がおもな症状であるが，無症状のまま検尿などで発見され，緩やかに進行する緩徐進行1型糖尿病も存在する．一般的に幼少児は糖尿病ケトアシドーシスを伴うことが多い．

（4） 診断

成人の糖尿病診断基準
第3章も参照．

成人の診断基準を参照．現在は，成人のエビデンスをもとに作成された基準により診断されているが，小児特有の診断基準の必要性について検討されている．

なお，生後6か月未満で発症する糖尿病はインスリン分泌調節に関わる遺伝子異常によるものが多く，**新生児糖尿病**として区別される．

（5） 治療方法

1型糖尿病にはインスリン治療が不可欠である．あわせて食事療法を行う．2型糖尿病は食事療法と運動療法が基本である．

インスリン治療では内因性インスリンの分泌動態に近づけるよう，基礎分泌のためのインスリン（中間型もしくは持続型）と食事後の追加分泌のためのインスリン（速効型もしくは超速効型）を注射する，**インスリン頻回注射**が基本となる．

（6） 栄養アセスメントと栄養ケア

（a）栄養ケアの基本

成長と発達に必要な栄養素を過不足なくとることが基本となる．この基本に従いながら，インスリンとのバランスを考慮して高血糖，低血糖の出現を最小限に抑える食事を調整する．

（b）栄養アセスメント

栄養の過不足による成長への影響は，成長曲線を用いて評価する．インスリン量の増加が肥満の原因となることもあるので注意する．

1型の場合はインスリン量，食事量，血糖値を記録しそれぞれを調整する．短期的には体重と血糖値の変化，長期的には成長曲線によって評価する．

（c）栄養量の設定

原則として，「日本人の食事摂取基準（2025年版）」に準ずる．患児の運動量も考慮し，軽度肥満がある場合は推定必要エネルギー量の約95％，中等度以上の場合は90％程度に設定する．

必要エネルギー量の50〜60％を炭水化物から，たんぱく質は20％未満，残りを脂質に配分する．

（d）栄養教育のポイント

食事の指針として『糖尿病食事療法のための食品交換表』に基づくエネルギー量を中心とした**コントロール方法**や，炭水化物量に着目した**カーボカウント法**がある．食品交換表は望ましい食事量を体得するのに有用であり，カーボカウント法は食事量にあったインスリン量を考慮することから，食事の自由度が比較的高いといった特徴がある．

インスリン注射や低血糖の対応（**補食**）などについては，患児が通う教育施設と連携を取る必要がある．

運動量やシックデイ，第二次性徴による血糖の変動など，摂食だけではない血糖動態への影響因子についても注意を払わなければならない．

患者は成長発達の途上であることを考慮し，食べることに否定的な感情をもたないよう長期的な視点で栄養教育を行う．厳格な食事療法より長期にわたり継続できる食事療法を目指す．

シックデイ
糖尿病以外の病気（風邪，腹痛など）に罹ったときのこと．ふだんより血糖のコントロールが悪化することが多い．

1.7 小児腎疾患（急性糸球体腎炎，ネフローゼ症候群）

腎疾患
第6章も参照．

（1）疾患の概要
（a）定義
【急性糸球体腎炎】　糸球体血管の異常により急激に血尿，尿タンパク，全身倦怠感などが出現する疾患をいう．
【ネフローゼ症候群】　糸球体基底膜の透過性の亢進により大量の糸球体性タンパク尿が現れ，低アルブミン血症や浮腫（ふしゅ）が出現する腎疾患群をいう．
（b）疫学
わが国の小児ネフローゼ症候群の年間発症率は，小児10万人に5人である．
（2）病態
【急性糸球体腎炎】　小児期では，A群β溶血性連鎖球菌への感染後に発症することが多い．4～12歳に好発し，適切に治療されればほぼ完治することがほとんどである．
【ネフローゼ症候群】　小児期では約90％は原因不明な特発性ネフローゼ症候群であり，さらにその約80％が微小変化型ネフローゼ症候群である．
（3）症状
【急性糸球体腎炎】　高血圧，浮腫，血尿，タンパク尿，全身倦怠感などが出現する．
【ネフローゼ症候群】　初期では全身倦怠感，食欲低下などがみられる．浮腫は必発である．
（4）診断
ネフローゼ症候群は高度タンパク尿（夜間蓄尿で40 mg/時/m^{2}以上）または早朝尿で尿タンパク，クレアチニン比2.0 g/gCr以上，かつ低アルブ

ミン血症（血清アルブミン 2.5 g/dL 以下）で診断される．

（5） 治療方法

【急性糸球体腎炎】 安静，保温などの保存的治療が中心で，必要に応じて水分，塩分，たんぱく質の摂取制限や抗生剤の使用を考慮する．

【ネフローゼ症候群】 おもに薬剤療法，食事療法を行う．小児ネフローゼ症候群の多くを占める微小変化型の 90％以上は，経口ステロイドによる治療に反応するステロイド感受性タイプである．

（6） 栄養アセスメントと栄養ケア

（a） 栄養ケアの基本

ネフローゼ症候群の場合，全身浮腫への対策として塩分制限を考慮する．

（b） 栄養量の設定

急性糸球体腎炎，ネフローゼ症候群ともに，エネルギー量は「日本人の食事摂取基準（2025 年）」を目安とする．またたんぱく質も，小児は成長期であることも考慮し，過度に制限や付加をする必要性は少なく，「日本人の食事摂取基準（2025 年版）」をもとに年齢にみあった量を設定する．

塩分に関しては浮腫の程度に応じて過剰摂取にならないよう留意する．

（c） 栄養教育のポイント

常に成長期であることを考慮し，食欲が減退するような食事療法は行わない．ただし，ステロイドによる食欲増進が肥満を招かないよう留意する．

2 妊産婦・授乳婦疾患の栄養アセスメントと栄養ケア

妊娠糖尿病
第 3 章も参照．

2.1 妊娠糖尿病

（1） 疾患の概要

妊娠中に取り扱う糖代謝異常には，① **妊娠糖尿病**（gestational diabetes mellitus，**GDM**），② 妊娠中の明らかな糖尿病，③ **糖尿病合併妊娠**（妊娠前にすでに診断されている糖尿病，確実な糖尿病網膜症があるもの）の 3 つがある．

妊娠糖尿病は妊娠中にはじめて発見または発症し，糖尿病に至っていない糖代謝異常のことをいう．

（2） 病態

妊娠中は胎盤からのエストロゲンやプロゲステロンなどのホルモン産生が増加し，代謝の異常亢進が起こり，糖代謝異常をきたしやすい．そのために糖尿病が誘発されたり，既存の糖尿病が増悪したりすることがある．

妊娠糖尿病は，妊娠中に限定される軽度の糖代謝異常であり，糖尿病合併妊娠と臨床的に区別する．

2 妊産婦・授乳婦疾患の栄養アセスメントと栄養ケア

（3） 症状

母親側では妊娠高血圧症候群，羊水量の異常，肩甲難産，網膜症，腎症など，また胎児側には流産，形態異常，巨大児，心臓の肥大，低血糖，多血症，電解質異常，黄疸，胎児死亡のリスクがある．

糖尿病ケトアシドーシスは最も重篤な合併症である．多飲，多尿，脱水に伴う頻脈，血圧低下，皮膚の乾燥・緊張低下など，さまざまな症状を呈する．早期の輸液，インスリン治療が必要である．

（4） 診断

妊娠糖尿病の診断基準を**表 15.4** に示す．

（5） 治療方法

母児の合併症予防のために，おもにインスリン療法と食事療法により厳格な血糖管理を行う．

妊娠中期以降はインスリン抵抗性が増すためにインスリン必要量が増える．速効型もしくは超速効型および中間型インスリン頻回注射による強化インスリン療法が中心である．

（6） 栄養アセスメントと栄養ケア

（a） 栄養ケアの基本方針

母体と胎児の成長に必要な栄養を過不足なくとるようにする．妊娠中は

肩甲難産

経膣分娩の際，児の肩甲骨（前在肩甲）が母親の恥骨で引っかかり，分娩が進まない状態のこと．児の出生体重が多いほどリスクが高い．

インスリン抵抗性
第 3 章も参照．

表 15.4　妊娠中の糖代謝異常と診断基準

妊娠中に取り扱う「糖代謝異常」には，1）「妊娠糖尿病」（GDM），2）「妊娠中の明らかな糖尿病」，3）「糖尿病合併妊娠」の3つがある

「妊娠糖尿病」（GDM）は，「妊娠中にはじめて発見または発症した糖尿病に至っていない糖代謝異常である」と定義され，妊娠中の明らかな糖尿病，糖尿病合併妊娠は含めない

3つの糖代謝異常は，次の診断基準により診断する

1）妊娠糖尿病（GDM）
　75 g OGTT において次の基準の1点以上を満たした場合に診断する
　（1）空腹時血糖値 ≧ 92 mg/dL
　（2）1時間値 ≧ 180 mg/dL
　（3）2時間値 ≧ 153 mg/dL

2）妊娠中の明らかな糖尿病[*1]
　以下のいずれかを満たした場合に診断する
　（1）空腹時血糖値 ≧ 126 mg/dL
　（2）HbA1c 値 ≧ 6.5 %
　*随時血糖値 ≧ 200 mg/dL あるいは75 g OGTT で2時間値 ≧ 200 mg/dL の場合は，妊娠中の明らかな糖尿病の存在を念頭に置き，（1）または（2）の基準を満たすかどうか確認する[*2]

3）糖尿病合併妊娠
　（1）妊娠前にすでに診断されている糖尿病
　（2）確実な糖尿病網膜症があるもの

*1　妊娠中の明らかな糖尿病には，妊娠前に見逃されていた糖尿病と，妊娠中の糖代謝の変化の影響を受けた糖代謝異常，および妊娠中に発症した1型糖尿病が含まれる．いずれも分娩後は診断の再確認が必要である

*2　妊娠中，とくに妊娠後期は妊娠による生理的なインスリン抵抗性の増大を反映して糖負荷後血糖値は非妊時よりも高値を示す．そのため，随時血糖値や75 g OGTT 負荷後血糖値は非妊時の糖尿病診断基準をそのまま当てはめることはできない．これらは妊娠中の基準であり，出産後は改めて非妊娠時の「糖尿病の診断基準」に基づき再評価することが必要である

日本糖尿病・妊娠学会，「妊娠中の糖代謝異常と診断基準」(2015).

231

空腹時血糖が低く食後血糖が高くなりやすいため，同じエネルギー量を数回に分けてとる分割食，補食を行うことがある．

自己血糖測定を行いながらインスリン量と食事量を調整し，高血糖，低血糖を防ぐ．

（b）栄養アセスメント

自己血糖測定と体重の増減で評価する．

エネルギー付加量
妊娠初期 50 kcal，中期 250 kcal，末期 450 kcal．

（c）栄養量の設定

標準体重 × 30 kcal ＋ 付加量 を原則として調整する．

（d）栄養教育のポイント

糖尿病のための食品交換表，カーボカウント法など，患者のニーズにあった方法で指導する．

過剰なエネルギー制限は胎児の発育の妨げとなり，また低血糖によるケトン体の産生から母体と胎児の生命に関わるケトアシドーシスに陥るリスクを増加させるため，十分に気を付ける．

2.2　妊娠高血圧症候群

（1）疾患の概要

妊娠 20 週以降，分娩後 12 週まで高血圧がみられる場合，または高血圧にタンパク尿を伴う場合のいずれかで，かつこれらの症状が単なる妊娠の偶発合併症によるものでないものと定義される（日本産婦人科学会）．

（2）病態

35 歳以上，肥満（BMI 25 以上），初産の妊婦で発症率が高くなる．

妊娠高血圧は母体因子の関与が大きく，肥満，インスリン抵抗性，交感神経の活動亢進など，さまざまな要因が高血圧を発症させる．

発症時期による分類では妊娠 32 週前に発症する**早発型**，32 週以降の**遅発型**に分けられる．発症時期は重症度，予後に影響し，軽症はほぼ遅発型である．早発型では胎児の発育が障害されていることが多い．

胎盤の血管生成不全による血圧上昇（胎児へ必要な栄養や酸素が届かないため，血圧を上昇させることで補完しようとする働き）が一因として考えられているが，原因は不明な点が多い．

（3）症状

高血圧，頭痛，倦怠感などが現れる．患者の 3 割程度に浮腫が認められる．

重篤な場合，子癇発作，常位胎盤早期剥離などのリスクが高まる．

（4）診断

妊娠 20 週以降，分娩後 12 週までに高血圧がみられる場合，または高血圧にタンパク尿を伴う場合に診断される．おおよそ 6 時間以上の間隔をあけて 2 回以上，収縮期血圧が 140 mmHg 以上または拡張期血圧が

90 mmHg 以上あるいはその両方の場合に高血圧と判断する．

（5） 治療方法

薬物療法，非薬物療法（食事療法）などを行う．

母体，胎児の状態によって**ターミネーション**（妊娠の中断，終結）が選択される．

（6） 栄養アセスメントと栄養ケア

（a）栄養ケアの基本方針

塩分，エネルギーコントロールが主体となる．

（b）栄養アセスメント

体重の増減の背景として，浮腫の有無などを考慮する必要がある．

（c）栄養量の設定

塩分は 7～8 g/日以下に抑える．

（d）栄養教育のポイント

妊娠高血圧症候群の予防として，妊娠期間を通し非妊娠時の BMI に応じた適正な体重増加を心がける．

復習問題を解いてみよう
https://www.kagakudojin.co.jp

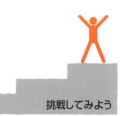

挑戦してみよう

第16章

栄養方法，薬と栄養

―― この章で学ぶポイント ――

★栄養補給法と選択，経口栄養法，経腸栄養法，静脈栄養法，それぞれの目的や投与方法，輸液の種類，合併症などについて学ぼう．
★栄養・食品が医薬品に及ぼす影響について理解しよう．

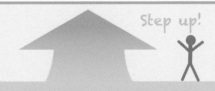

◆学ぶ前に(ちょっと)復習しておこう◆

― ヒポクラテス ―
BC460頃～375頃の古代ギリシアの医師．医師の倫理を説いた「ヒポクラテスの誓い」は有名．

― 分岐鎖アミノ酸 ―
BCAAと略される．分岐のある構造で，必須アミノ酸であるバリン，ロイシン，イソロイシンなどがある．

― 芳香族アミノ酸 ―
AAAと略される．ベンゼン環などの芳香族基があるアミノ酸．フェニルアラニン，チロシン，トリプトファンがある．

1 栄養・食事療法と栄養補給法の歴史と特徴

西洋医学の父といわれたヒポクラテスは，科学的な医学を発展させた．「汝の食事を薬とし，汝の薬は食事とせよ」という格言を残している．古代から食事療法は，治療の中心であった．

栄養補給法の歴史については表 16.1 に，栄養素・エネルギー代謝の発見・貢献の歴史については表 16.2 にまとめた．

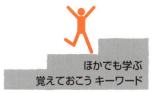

ほかでも学ぶ 覚えておこうキーワード

栄養学の歴史
➡基礎栄養学

表 16.1 栄養補給法の歴史

1628年	「血液循環の原理」発表	ウイリアム・ハーベー（イギリスの解剖学者）
1658年	イヌの血管内に溶液を投与	クリストファー・レン（イギリス）
1832年	コレラの治療に電解質溶液を投与	ラッタ（イギリス）
1883年	リンゲル液の開発	リンゲル
1915年	小児下痢症に輸液製剤の投与．死亡率が90％から10％に低下	マリオット（小児科医）
1932年	乳酸リンゲル液の開発	ハートマン
1965年	FAO/WHO 基準による処方提唱（アミノ酸製剤の開発）	
	大豆油を用いた脂肪乳剤の開発	ヴレットリンドら
1966〜1968年	中心静脈栄養法（TPN）の開発	ダドリックら

表 16.2 栄養素・エネルギー代謝の発見・貢献の歴史

1777年	エネルギー代謝についての研究．物質の燃焼が，酸化分解であると証明．その後，ヒトの呼吸も燃焼と同様に熱を発生することを証明	ラボアジェ（フランス）
1827年	糖質，脂質，たんぱく質の三大栄養素の概念を提唱	プラウ（イギリス）
1836年	「窒素平衡」の概念を提唱	ブサンゴー
1838年	動物性成分に「たんぱく質（protein）」と名前を付けた	ムルダー
1840年	食品たんぱく質の栄養価は窒素の含有量に基づくものとした	リービヒ
1884年	脚気の原因解明	高木兼寛
1902年	1gあたりの消費熱量を，糖質4.1，脂質9.3，タンパク質4.1 kcalと定めた．さらに「特異動的作用（SDA）」といって，食物を摂取することによって消化機能が活発に働き，そのことでエネルギー消費が発生することを発表	ルブナー
1903年	1gあたりの消費量を，糖質4，脂質9，タンパク質4 kcalとわかりやすく整数で定めた	アトウォーター（アメリカ）
1905年	β酸化説の提唱	クヌープ（ドイツ）
1917年	ビタミンAの発見	マッカラム（アメリカ）
1925年	ビタミンDの発見	
1952年	アセチルCoAの発見	リネン
	TCA回路の発見	

第16章 栄養方法，薬と栄養

> **国家試験ワンポイントアドバイス**
>
> 末梢静脈栄養からのエネルギー供給は，最大でも1,000〜1,300 kcal（基礎代謝程度）である．経腸栄養（経口栄養）との併用ができない場合には，2週間をめどに中心静脈栄養に切り替える．

2 栄養補給法の選択：経口栄養法，経腸栄養法，静脈栄養法

通常の栄養摂取ができない場合や術後の状況，病状により，経口・経腸・静脈栄養などから適切な栄養補給を行う．

経口栄養法はこれらの中でも最も優れた栄養補給法だが，経口摂取が不可能な場合は「経腸栄養法」「中心静脈栄養法」「末梢静脈栄養」などの方法をとる（図16.1）．**経腸栄養法**は高カロリーの栄養摂取が可能で細菌感染の確率も低いが，消化管の機能が保たれている場合にしか使用できない．**中心静脈栄養法**は高カロリーの栄養摂取が可能だが，細菌感染に対する注意が必要である．**末梢静脈栄養**は厳密な無菌操作が必要なく，医療費も安価であるが，高カロリーの栄養摂取には不向きである．

栄養補給法が必要な場合は，可能な限り経腸栄養を用いる．静脈栄養は経腸栄養または経口摂取が不可能または不十分な場合に用いる．中心静脈栄養(total parenteral nutrition, **TPN**)は，静脈栄養の実施期間の長期化（通常2週間以上）が予測される場合に用いる．末梢静脈栄養(peripheral parenteral nutrition, **PPN**)は，静脈栄養の実施予定期間が短期間（通常2週間以内）の場合に用いられる．静脈栄養を施行中でも常に経腸栄養の

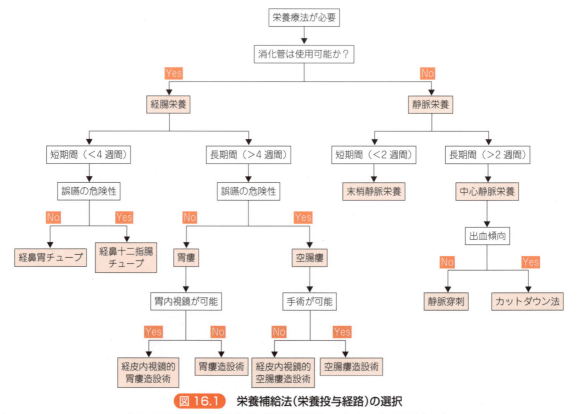

図16.1 栄養補給法（栄養投与経路）の選択

参考：日本静脈経腸栄養学会 編，『静脈経腸栄養ハンドブック』，南江堂(2011)．

2 栄養補給法の選択：経口栄養法，経腸栄養法，静脈栄養法

併用，経腸栄養への移行を考慮する．次にそれぞれの栄養補給法について説明する．

2.1 経口栄養法

口から食べる経口栄養法は最も生理的な補給法である．全身状態が安定しており，摂食・嚥下機能に問題ない場合，また消化管の狭窄，閉塞，瘻孔がない場合に適応となる．

2.2 経腸栄養法

（1）目的
- 口腔から食事が摂取できない場合の栄養摂取．
- 口腔からの食事管理だけでは不十分な場合の栄養摂取．
- 栄養状態の維持・改善．

（2）適応疾患
- 炎症性腸疾患
- 吸収不良症候群
- 代謝亢進状態
- 肝障害，腎障害
- タンパク漏出性胃腸症，アレルギー性腸炎など．
- 術前，検査前の管理

（3）投与方法
経口，経鼻経管法（胃瘻，腸瘻）がある．

（4）経腸栄養剤の種類
成分栄養剤，消化態栄養剤，半消化態栄養剤がある．それぞれの特徴，適応，使用する場合の注意点を以下に述べる．

（a）成分栄養剤（表16.3）
【特徴】
- すべての成分が化学的に明らかとなっている．
- 窒素源がアミノ酸から成り，たんぱく質やペプチドを含まない．
- きわめて低脂肪である．

【適応】
- 吸収不良症候群
- 炎症性腸疾患（とくにクローン病）
- 急性膵炎，慢性膵炎
- 周術期
- アレルギー性腸炎

【使用する場合の注意点】
- 浸透圧が高いので，高浸透圧性の下痢をきたしやすい．

国家試験ワンポイントアドバイス

1 kcal/mL 濃度の経腸栄養剤100 mLの水分含有量は，80〜85 mLである．肝不全用経腸栄養剤は，分枝（分岐鎖）アミノ酸を多く含んでいる．

タンパク漏出性胃腸症
第4章参照．

国家試験ワンポイントアドバイス

腎不全用経腸栄養剤の特徴は，高エネルギー・低たんぱく質である．腎不全では，窒素代謝産物の排泄が障害され，尿毒症になる．これを予防し，たんぱく質の利用効率を上げるために，高エネルギー・低たんぱく質とする．

クローン病
第4章参照．

高浸透圧性の下痢
腸からの水分吸収が妨げられる食品を摂取した場合に起こる．水分が吸収されずに排便するため下痢になる．

237

第 16 章　栄養方法，薬と栄養

表 16.3　成分栄養剤の組成

製品名	エレンタール	エレンタール P	ヘパン ED
会社名	EA ファーマ	EA ファーマ	EA ファーマ
発売年	1981年	1987年	1991年
主原料	結晶アミノ酸 （17種類） デキストリン 大豆油	結晶アミノ酸 （18種類） デキストリン 大豆油	結晶アミノ酸 （14種類） デキストリン 大豆油 （肝不全用）
たんぱく質（g）	4.4	3.1	3.6
糖質（g）	21.2	19.9	19.9
脂質（g）	0.17	0.9	0.9

100 kcal あたり.

表 16.4　消化態栄養剤の組成

製品名	ツインライン NF 配合経腸用液
会社名	大塚製薬
発売年	1993年
主原料	乳たんぱく加水分解物 L- メチオニン L- トリプトファン マルトデキストリン トリカプリリン サフラワー油
たんぱく質（g）	4.1
糖質（g）	14.7
脂質（g）	2.8

100 kcal あたり.

国家試験ワンポイントアドバイス

消化態栄養剤の窒素源は，アミノ酸，ジペプチド，トリペプチドであり，たんぱく質を含まない．成分栄養剤の窒素源は，結晶アミノ酸である．半消化態栄養剤と濃厚流動食の窒素源は，たんぱく質である．成分栄養剤の長期投与では，必須脂肪酸欠乏症が発生する．

・脂肪含量が少ないので，脂肪乳剤を併用する．

・長期に用いる場合には，粘膜萎縮，微量元素欠乏，ビタミン欠乏に留意する．

（b）消化態栄養剤（表 16.4）

【特徴】

・窒素源がアミノ酸やジペプチド，トリペプチドから成り，たんぱく質を含まない．

【適応】

・吸収不良症候群

・炎症性腸疾患（とくにクローン病）

・周術期

【使用する場合の注意点】

・浸透圧が高いので，高浸透圧性の下痢をきたしやすい．

・十二指腸や空腸へ経管投与する場合にはポンプを用いた持続投与が望ましい．1 日 12 〜 24 時間かけて投与し，投与速度は 75 〜 125 mL/ 時間とする．

（c）半消化態栄養剤（表 16.5，表 16.6）

【特徴】

・窒素源がたんぱく質であり，ある程度の消化を必要とする．

【適応】

・脳血管障害

・頭頸部疾患，食道疾患

・炎症性腸疾患

・周術期

【使用する場合の注意点】

・浸透圧は高くないので，希釈することに意味はない．

238

2 栄養補給法の選択：経口栄養法，経腸栄養法，静脈栄養法

表 16.5　半消化態栄養剤の組成

製品名	エンシュアリキッド	エネーボ配合経腸用液	ラコール NF 配合経腸用液
会社名	アボット	アボット	大塚製薬
性状	液状	液状	液状
主原料	牛乳，大豆	牛乳，大豆	牛乳，大豆
炭水化物	デキストリン 精製白糖	デキストリン 精製白糖	マルトデキストリン 精製白糖
	13.7 g (54.8%)	13.2 g (53%)	15.62 g (62.5%)
たんぱく質	カゼイン 分離大豆たんぱく	分離牛乳たんぱく 濃縮乳清たんぱく 分離大豆たんぱく	乳カゼイン 分離大豆たんぱく
	3.5 g (14%)	4.5 g (18%)	4.38 g (17.5%)
脂質	コーン油	高オレイン酸ヒマワリ油 中鎖脂肪酸トリグリセリド 魚油	トリカプリリン シソ油
	3.5 g (31.5%)	3.2 g (29%)	2.23 g (20.5%)

100 kcal あたり．

表 16.6　特殊な病態に用いる製剤

肝不全用経腸栄養剤	ヘパスⅡ（クリニコ）
腎不全用経腸栄養剤	リーナレン LP，リーナレン MP（明治乳業）
糖尿病用経腸栄養剤	インスロー（明治乳業）
COPD 用経腸栄養剤	プルモケア（アボット）
免疫強化型経腸栄養剤	インパクト（ネスレ日本）

- 下痢を生じた場合は，投与速度を調整する．
- 1 kcal/mL の栄養剤の水分量は 80〜85％しかないので，栄養剤のみを投与している場合には水分不足に注意する．
- 十二指腸や空腸への経管投与の場合には，ポンプを用いて持続投与する．消化管の構造や機能，予想される経腸栄養法の実施期間，誤嚥の可能性の有無を判断基準とする．短期間の場合には経鼻チューブが最もよく用いられる．チューブの先端の位置によって，経鼻胃チューブ（naso-gastric tube，NG tube），経鼻十二指腸チューブ，経鼻空腸チューブに分類される．
- 誤嚥の危険性がある場合には，チューブの先端を幽門より肛門側に置く．
- 長期間の場合（4 週間以上）には胃瘻，空腸瘻が選択される．
- 胃瘻造設には**経皮内視鏡的胃瘻造設術**（percutaneous endoscopic gastrostomy，**PEG**）が標準術式となっている．胃内視鏡が不可能な場合は，開腹手術による胃瘻造設術を考慮する．また，胃切除後の場合は開腹手術による腸瘻造設術を考慮する．
- 胃瘻による経腸栄養で，誤嚥のある場合には空腸瘻が選択される．すで

アミノ酸インバランス
芳香族アミノ酸は，おもに肝臓に取り込まれ代謝される．分枝アミノ酸は，おもに骨格筋に取り込まれ代謝される．肝不全では，血中芳香族アミノ酸濃度が上昇する．一方，門脈圧亢進により骨格筋での分枝アミノ酸の取り込みが増加するので，血中分枝アミノ酸濃度は低下する．肝不全では，フィッシャー比が低下する．その結果，脳内へ移行するアミノ酸のバランスが崩れることをアミノ酸インバランスという．アミノ酸インバランスは，肝性脳症の原因になる．肝不全用経腸栄養剤は，フィッシャー比の低下を補正するために，分枝アミノ酸を多く含んでいる．p.92 も参照．

にPEGや開腹手術で増設された胃瘻チューブを透視下で空腸まで入れ替えることができる．開腹手術では腸瘻造設キットを用いる．
- ほかに頸部食道よりチューブを挿入する方法である**経皮経食道胃管挿入術**(percutaneous trans-esophageal gastro-tubing，**PTEG**)もある．胃切除後の食道裂孔ヘルニアや腹水の多い症例などに有用である．
- 医薬品扱いのものと食品扱いのものがある．

2.3　静脈栄養法

(1)　静脈栄養の種類と特徴

(a)　末梢静脈栄養(PPN)(表16.7)

【目的】
消化管が安全に使用できず，静脈栄養を必要とする期間が2週間未満の場合に用いる．

カテーテル敗血症
カテーテルが汚染し，病原微生物が体内に入るために起こる感染症．

血栓性静脈炎
血栓が原因で起こる静脈炎．血栓が肺動脈まで血流にのって流れていくと，エコノミークラス症候群の原因となることがある．

【特徴】
- 特別な手技を必要としない．
- カテーテル敗血症がTPNに比較して少ない．
- 最大1,000 kcal程度しか投与できない．
　処方例：ビーフリード×2，イントラリピッド×1(計1,040 kcal)．
- 血栓性静脈炎を起こしやすい．

【使用する場合の注意点】
- PPNでは，浸透圧やpHの影響により血管痛や静脈炎が高頻度に起こる．
- 侵襲がなくても1日約32 gのタンパク質が排泄されている．できるだけアミノ酸を投与し，さらにエネルギー量を増やすために脂肪を投与する．
- 現在ではPPN施行時でも，ビタミンB_1投与が必要と考えられるようになった．

表16.7　PPN組成

製品名	ビーフリード	フィジオゾール3号
容積(mL)	1,000	500
ブドウ糖(g)	75	50
ブドウ糖濃度(%)	7.5	10
Na^+(mEq)	35	17.5
K^+(mEq)	20	10
ビタミンB_1	有	
総遊離アミノ酸量(g)	30	
総窒素量(g)	4.7	
総カロリー量(kcal)	420	200
浸透圧比	3	3

2 栄養補給法の選択：経口栄養法，経腸栄養法，静脈栄養法

（b）中心静脈栄養（TPN）

【適応となる病態】

・消化管の機能不全，消化管の利用不能，腸管の安静が必要な場合で，静脈栄養を必要とする期間が2週間以上の場合である．

・経口摂取や経腸栄養が可能な症例を適応とし，末期がん患者で延命を目的としている症例などは適応とすべきでない．

【中心静脈栄養の種類と特徴】

① TPN キット製剤（表16.8）

② アミノ酸製剤（表16.9）

・体内で合成できないため，必ず食事から摂取しなければならない必須アミノ酸は8種類ある．必須アミノ酸のなかでもバリン，ロイシン，イソロイシンなどの**分岐鎖アミノ酸**（**BCAA**）は筋肉・脳でエネルギー源として利用され，筋タンパク合成促進，アンモニア代謝改善などの作用がある．一方，フェニルアラニンとチロシンは**芳香族アミノ酸**（**AAA**）で，肝臓で代謝される．

・肝不全では肝臓の機能が低下するため，芳香族アミノ酸が代謝されず蓄

表16.8 TPN キット製剤組成

製品名	PN ツイン1号	PN ツイン2号	PN ツイン3号	フルカリック1号	フルカリック2号
容量(mL)	1,000	1,100	1,200	1,806	2,006
ブドウ糖(g)	120	180	250	240	350
ブドウ糖濃度(%)	12	16.36	20.87	13.29	17.45
Na^+(mEq)	50	50	51	100	100
K^+(mEq)	30	30	30	60	60
Zn(μmol)	20	20	20	40	40
ビタミン				有	有
総遊離アミノ酸量(g)	20	30	40	40	60
総窒素量(g)	3.04	4.56	6.08	6.23	9.35
必須アミ/酸/非必須アミ/酸	1.09	1.09	1.09	1.33	1.33
総カロリー量(kcal)	560	840	1,160	1,120	1,640
非タンパクカロリー/N	158	158	164	154	150

最初は1号を使い，次に2，3号とエネルギー量を徐々に上げる．キット製剤はアミノ酸が一般的組成なので，肝不全時や腎不全症例には適さない．

表16.9 アミノ酸製剤組成

製品名	侵襲時用 アミニック	肝不全用 アミノレバン	肝不全用 モリヘパミン	腎不全用 ネオアミュー
容量(mL)	200	500	500	200
総窒素量(g)	3.04	6.11	6.59	1.62
BCAA/TAA 比(%)	35.9	35.5		
必須アミ/酸/非必須アミ/酸	1.71	1.09	3.21	
Na^+(mEq)	<0.58	7	1.5	0.4

表16.10 脂肪製剤組成

製品名	イントラリポス 10%	イントラリポス 20%
容量(mL)	250	250
ダイズ油(g)	25	50
レシチン(g)	3	3
グリセリン(g)	5.5	5.5
総カロリー量(kcal)	275	500
浸透圧比	1	1

241

第16章 栄養方法，薬と栄養

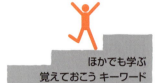

ほかでも学ぶ
覚えておこう キーワード

フィッシャー比
➡ 基礎栄養学，栄養教育論

網内系
間葉（個体発生のごく初期に生じる非上皮性組織）に存在し，この組織に単球やマクロファージといった貪食細胞が存在し，外からやってきた異物や細菌を貪食する役割を担っている．

乳酸アシドーシス
ミトコンドリアの代謝経路を健全に遂行できず，乳酸が蓄積して生じるアシドーシス（酸性度が高くなり過ぎた状態）で，致死率が約50％と高く，早急な対応が求められる病態である．

亜鉛不足の処方例
プロマック D（ポラプレジンク）．

積する．脳内アミノ酸代謝が乱れ，血中アンモニア濃度が上昇し，肝性脳症を発症する．体内で蓄積しているアンモニアを処理するため，分岐鎖アミノ酸が消費されフィッシャー比が低下する．芳香族アミノ酸を少なく，分岐鎖アミノ酸を多く含むアミノ酸組成の製剤が重要となる．

・腎不全ではたんぱく質が制限となるため，BCAA を含む必須アミノ酸が低下し，非必須アミノ酸は排泄されず体内に蓄積する．この病状を改善するために，必須アミノ酸と BCAA を多く含み，腎不全時に必要性の高いアルギニンなどの非必須アミノ酸も配合したアミノ酸組成の製剤が必要となる．

③ **脂肪製剤（脂肪乳剤）**（表 16.10）

・糖の代替としてエネルギー補給のほか，必須脂肪酸であるリノール酸，α−リノレン酸，アラキドン酸の供給に週2，3回投与する．

・糖による高血糖と脂肪肝を予防する．すなわち，無脂肪投与による脂肪肝には脂肪製剤の投与が必要である．

・脂肪製剤の速度が速いと網内系の抑制や免疫能の低下，高脂血症につながる．

・静脈投与する脂肪製剤は色が白いので，間違って経腸投与しないよう投与先を確認することが大切である．

・中性脂肪 400 mg/dL 以上の高 TG 血症では脂肪製剤は投与せず，300 mg/dL の高 TG 血症では流速を落とす．

④ **ビタミン製剤**（表 16.11）

・ビタミンは光に不安定のため遮光する．

・静脈栄養法を行う場合，末梢・中心静脈法ともにビタミン B_1 を含有している必要がある．ビタミン B_1 が必要な理由は，ビタミン B_1 が不足するとピルビン酸からアセチル CoA への代謝が阻害され，ピルビン酸が蓄積し，そのピルビン酸から乳酸が産生され蓄積し，乳酸アシドーシスを引き起こすからである．

・乳酸アシドーシスの発生時には，ビタミン B_1（アリナミン F 100 mg）を大量投与（100〜200 mg/ 日）する．

⑤ **微量元素製剤**（表 16.12）

・亜鉛は褥瘡治癒に用いられる．欠乏すると味覚異常となる．

・アスコルビン酸と混合すると，セレンが析出するのでフィルターが詰まる可能性がある．

・セレン欠乏症には心筋症がある．院内製剤セレン注射液を投与するときは，生理食塩水に混合するのがよい．

【使用する場合の注意点】

・NPC/N 比が通常 150〜200 で，効率のよいエネルギーとたんぱく質のバランスとなる．

2 栄養補給法の選択：経口栄養法，経腸栄養法，静脈栄養法

表16.11 ビタミン製剤組成（ビタジェクト・テルモ）

		A	B
水溶性	B₁ (mg)		3
	B₂ (mg)		4
	B₆ (mg)		4
	ニコチン酸アミド (mg)		40
	B₁₂ (μg)	10	
	C (mg)	100	
	葉酸 (μg)	400	
	ビオチン (μg)	100	
	パントテン酸 (mg)	15	
脂溶性	A (IU)	3,300	
	D (μg)	10	
	E (mg)	15	
	K (mg)	2	
容量 (mL)		5	5

表16.12 微量元素製剤組成（μmol）（エレメンミック・エイワイファーマ）

マンガン	Mn	1
亜鉛	Zn	60
ヨウ素	I	1
銅	Cu	5
鉄	Fe	35
全量 (mL)		2

処方例：50% TZ（200 mL）×3，アミニック×2（NPC/N197）や PN ツイン3号×1，50% TZ（200 mL）×1，アミニック×1（NPC/N154）．侵襲時の NPC/N 比は 80～120．

- TPN 療法中に食事が開始された場合においても，ビタジェクト（とくにビタミン B₁）の投与が必要である．

（2） 静脈栄養法の実際

（a）静脈栄養に関する器材

　中心静脈栄養（TPN）用カテーテルは，鎖骨下静脈，肘，大腿静脈から中心静脈内へ挿入留置する．

　中心静脈カテーテル（central venous catheter，CVC）の中には PICC（末梢挿入中心静脈カテーテル）があり，腕の静脈（尺側皮静脈，橈側皮静脈，肘正中皮静脈）などから挿入し，鎖骨下静脈を経由してカテーテルの先端を上大静脈に位置させるカテーテルのことで，日本では「ピック」と呼ばれている．

　長期留置用カテーテルは，長期間の経口摂取が不可能な入院患者や在宅静脈栄養患者に使用される．長期留置用としては，いわゆる CV ポートが広く普及しており，皮下に埋め込まれる「ポート」と，これに接続して血管内に留置するカテーテルから構成されている．

　また，体外式長期留置用カテーテルとして，皮下トンネル部にダクロンカフ（化学繊維でできていて，抜けるのを防ぐストッパー）が装着された，ブロビアックカテーテルやヒックマンカテーテルなどがある．

（b）投与法の実際

　通常は，糖質，アミノ酸，脂質，電解質（Na, K, Cl, Mg, Ca, P），微量元素およびビタミンの1日必要量を中心静脈から24時間かけて投与する．

TZ
ブドウ糖液のこと．Traubenzucke（ドイツ語）の略記

中心静脈栄養での注意
中心静脈栄養の長期投与により，ビタミン・微量元素が欠乏する．近年は2型糖尿病患者が増えており，糖尿病患者への高エネルギー投与では高血糖に注意を要し，尿糖のチェックも大事である．体重は栄養状態の評価以外に浮腫や腹水の増減などでも変化するので，輸液量の過多・過少のチェックにも有用な指標となる．

糖質投与速度は5 mg/kg/分以下とし，これを超えると高血糖(200 mg/dL以上)の発現頻度が高くなる．脂肪乳剤は0.1g/kg/時以下の速度で投与する．

　神経性食思不振症などの栄養不良患者では静脈栄養により急速に栄養投与を行うと心不全となる，いわゆるリフィーディング・シンドロームを起こすことがある．したがって高度の栄養不良患者にTPNを開始する際には，ゆっくりと投与量を増量することが重要である．また，QOLを高めるために，一定の時間のみ点滴を行う間歇的投与法(cyclic TPN)がある．

（c）静脈栄養法の合併症とその対策

・静脈栄養法における重篤な合併症として，**カテーテル感染症**がある．感染を疑った場合には，すみやかにカテーテルを抜去する必要がある．とくに，真菌性眼内炎を発症することがあるため，必要に応じて眼底検査を実施する．
　カテーテル感染症予防のために，クロルヘキシジングルコン酸塩(ヒビテン)やポビドンヨード(イソジン)で皮膚消毒をする．TPNの調製については，薬剤師がクリーンベンチにおいて行う．輸液ラインは週1～2回交換する．

・血液の逆流により血栓を形成し，カテーテル内に塞栓を起こす．1 mLの注射器で生理食塩水を洗い流す(フラッシュ)とよい．

・半飢餓状態が続くような糖利用の亢進時には，低リン血症や低カルシウム血症が出現する．リフィーディング・シンドロームにより起こり，呼吸不全の可能性がある．必要に応じてリン酸2水素ナトリウム補正液を補給する．

・TPNを中止する際には，脱水，低血糖に注意する．水分，食事摂取量に応じて段階的に減量する．

【PPN】

・PPNでは血管痛や静脈炎が発生しやすいので，輸液の処方が制限される．一般に末梢静脈から投与可能な輸液の浸透圧は約1,000 mOsm/L程度までで，糖電解質輸液では糖濃度が約10%，アミノ酸製剤では10～12%が上限となる．

・静脈炎のリスクを減らすため，末梢静脈カテーテルは通常72時間以上留置しないようにする．静脈炎の兆候がある場合は，すみやかにカテーテルを抜去する．

【TPN】

・**中心静脈カテーテル**(central venous catheter, **CVC**)とは，先端を上大静脈，または下大静脈内に留置するカテーテルである．

・CVCの挿入部位は，感染予防の観点から鎖骨下静脈が第一選択となる．ただし，内頸静脈や大腿静脈などのほかの部位に比べて気胸，血胸など

真菌性眼内炎
中心静脈栄養のカテーテル感染において，カンジダ〔真菌(カビ)〕に感染することで，眼が炎症を起こしている状態．失明に至ることもあり，注意が必要である．

mOsm/L
溶液1L中に溶けている粒子の数で，浸透圧を表す．

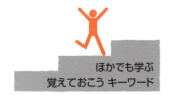

ほかでも学ぶ
覚えておこう キーワード

上大静脈，下大静脈
➡人体の構造と機能及び疾病の成り立ち

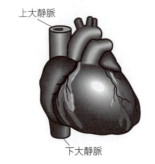

の合併症の頻度が高いこと，動脈を穿刺した際の圧迫止血が困難であることに注意する．出血傾向がある際にはCVCの挿入を行わない．
- 使用するカテーテルの内腔数(シングル，ダブル，トリプルのカテーテルのこと)は，必要最小限となるようにする．内腔数が少ないほど，感染の危険性が低くなるからである．
- カテーテル挿入時には，**高度バリアプレコーション**(清潔手袋，長い袖の滅菌ガウン，マスク，帽子と広い清潔覆布)を行う．
- カテーテル挿入時は，0.5％クロルヘキシジンアルコールまたは10％ポピドンヨードを用いて皮膚消毒をする．
- カテーテル挿入後には必ずカテーテルからの静脈血の逆流状態を確認し，胸部X線写真を撮影して先端位置が適正であること，および合併症がないことを確認する．
- カテーテル挿入部の消毒では，0.5％クロルヘキシジンアルコールまたは10％ポピドンヨードを用いる．ドレッシング材には滅菌されたガーゼ型，またはフィルム型ドレッシングを使用し，週に1，2回交換する．
- 輸液ラインとカテーテルの接続部やプラネクタの接続部の消毒には，消毒用エタノールを用いる．定期的にカテーテルを入れ替える必要はない．

内頸静脈，大腿静脈
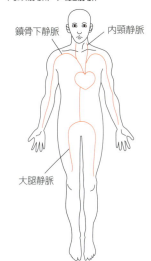

3 薬と栄養・食事の相互作用：栄養・食品が医薬品に及ぼす影響

気胸
肺から空気がもれて，胸腔にたまっている状態．

血胸
胸腔内に血液が貯留した状態．

ドレッシング材
創を覆うことで湿潤環境をつくり，創の回復を促進する「創傷被膜材」を指す．

3.1 薬剤に関する知識の重要性

疾病・創傷の治癒のために処方された薬剤が安全にかつ最大の効果を示すために，また正確な栄養評価に基づく栄養ケアを行うためには，栄養が薬剤に与える影響，また薬剤が栄養状態に与える影響といった相互作用に関する知識が不可欠である．

3.2 薬の作用

(1) 薬の作用機序

薬が生体に反応を起こさせるメカニズム(作用機序)は，おもに4つある．具体的な作用と代表的な薬剤を**表16.13**に示す．

(2) 薬の服用時間

経口薬の場合，薬剤の効果を最大に活かし，かつ薬剤による副作用が起こらないようにするためには，薬剤の血中濃度を有効濃度の幅に収める必要がある．薬剤の種類によって血中有効濃度に達するまでの時間とその持続時間が異なるため，1日1回もしくは複数回など薬剤を服用するタイミングを調整する．

また期待する薬剤の効果を十分に発揮させるために，服薬するタイミ

第16章 栄養方法，薬と栄養

表16.13 薬の作用機序

作用の種類	具体的な作用	薬剤の例
① 細胞に対する作用	細胞膜の透過性を変化させる	β遮断薬（ノルアドレナリンが受容体に結合するのを防ぎ，血圧上昇を抑える）
② 酵素に対する作用	酵素の働きを阻害・促進させる	ACE阻害薬（アンギオテンシンⅠからアンギオテンシンⅡに変換する酵素の働きを阻害することで血圧上昇を抑える）
③ 代謝拮抗による作用	代謝関連物質に拮抗し代謝を妨げる	悪性腫瘍薬（メトトレキサートなど，腫瘍細胞のDNA合成を阻害）
④ 物理・化学的性質による作用	化学的・物理的に身体に変化を与える	塩類下剤（Mg^{2+}が腸内浸透圧を上昇させ便中に水分量を増加させる）

グも重要である．たとえば糖の分解に関わる酵素α-グルコシダーゼの働きを阻害することで血糖上昇を抑えるα-グルコシダーゼ阻害薬は，二糖類が小腸に到達する前に腸管内で働かなくてはならない．そのために食前に服薬する必要がある．

3.3 栄養・食物が医薬品に及ぼす影響

（1） 納豆

ワーファリンは，凝固因子である第Ⅱ因子，第Ⅶ因子などを肝臓で生成する際に必要なビタミンKの働きを阻害することによって抗凝血作用を示す．したがってビタミンKを含む食品を摂取することにより，ワーファリンの作用を減弱させる可能性があるため，ワーファリン服用中はビタミンKの摂取量に注意が必要である．

ビタミンKを多く含む食品としてよく知られているものに，納豆がある．そのほかにクロレラも多量のビタミンKを含む．ワーファリン服用時は納豆，クロレラは原則として禁止である．またブロッコリー，ホウレンソウなども大量摂取は避ける．

（2） グレープフルーツジュース（グレープフルーツ）

薬剤は身体にとって異物であり，代謝を経て体外に排出される．**CYP3A4**（シトクロムP450 3A4）は，生体異物（薬物を含む）を代謝する酵素の主要なものの1つである．

グレープフルーツジュース（グレープフルーツ）に含まれるフラノクマリン類はCYP3A4の働きを阻害する．CYP3A4が阻害されると，薬剤が不活性化されないため薬剤の体内濃度が上昇し，結果として薬物の効果が増強されることがある．CYP3A4の基質となる代表的な薬剤は降圧薬であるカルシウム拮抗薬であり，なかでも**ニフェジピン**（商品名：アダラート®）や**アムロジピン**（商品名：アムロジン®など）などはグレープフルーツジュース（グレープフルーツ）により代謝速度が緩慢になり，血圧が下がり過ぎることがあるため注意する．

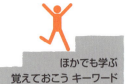

ほかでも学ぶ 覚えておこう キーワード

血液凝固因子
➡人体の構造と機能及び疾病の成り立ち

（3） セントジョーンズワート（セイヨウオトギリソウ）

日本やアメリカで精神的状態を改善するサプリメントとして使われているが，CYP3A4の働きを増強させる効果があり，**インジナビル**（抗 HIV 薬），**シクロスポリン**（免疫抑制薬），**テオフィリン**（気管支拡張薬），ワーファリン（血液凝固防止薬）などの代謝が促進されることで薬剤の血中濃度が低下し，薬理作用が減弱することがある．

3.4 医薬品が栄養・食事に及ぼす影響

（1） 悪心，食欲不振をきたす薬剤

抗がん剤である**シスプラチン**（ランダ®）や**シクロホスファミド**（エンドキサン®）などは非常に高い頻度で悪心・催吐作用を引き起こし，食欲不振をきたす．また抗がん剤である**メトトレキサート**（メソトレキセート®）は催吐作用のリスクは高くはないものの，味覚障害を引き起こすリスクがある．抗がん剤を使用する患者は多くの要因から食欲不振に陥ることが多い．

同様に亜鉛キレート能をもち，亜鉛の排泄作用がある薬剤（カプトプリル，アスピリンなど）は，味覚異常を引き起こすリスクがある．

（2） 食欲改善，食欲増進をもたらす薬剤

強力な抗炎症作用や免疫抑制作用をもつステロイド薬は，糖・たんぱく質・脂質代謝作用をもち，血中のブドウ糖濃度，遊離脂肪酸濃度を上昇させる．それと同時に食欲を増進させ，ときには中心性の肥満を引き起こすことがある．

国家試験ワンポイントアドバイス

相互作用の影響を受けやすい人は
・慢性疾患で複数の薬物療法を行っている患者
・小児や高齢者，遺伝的に変異をもつ人
・栄養不良状態の人
である．
約 80〜90％以上の薬剤は，肝臓にある CYP450 によって代謝される．薬剤とグレープフルーツ，納豆，緑黄色野菜，アルコールなどとの併用を避けることは重要ポイントである．

中心性の肥満
内臓脂肪型肥満のこと．

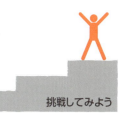

挑戦してみよう

復習問題を解いてみよう
https://www.kagakudojin.co.jp

第17章 医療制度・福祉制度と管理栄養士

この章で学ぶポイント
★わが国の医療保険制度と介護保険制度について理解しよう.
★福祉や介護の場における管理栄養士・栄養士の役割について考えよう.

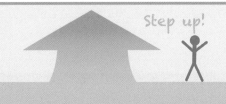

◆学ぶ前に復習しておこう◆

- 診療報酬
患者が受ける医療行為について,3割は患者が負担し,7割は患者が加入している保険者から支払われる.2年に1回見直される.

- 介護報酬
介護サービスを利用した場合に,事業者や施設に支払われる対価.3年に1回見直される.

1 医療・介護制度の基本

医療を必要に応じて提供する体制を確保するために，また国民の健康保持のために，**医療法**が1948(昭和23)年に定められている．病院，診療所，授産所などの開設，管理，整備などについての法律である．

また高齢社会へ進むに従い，要介護者や要支援者の増加がみこまれ，社会全体で介護を支えるために**介護保険法**が2000(平成12)年から施行され，**介護保険制度**が始まった．

まず，医療保険制度について説明する．

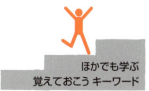

医療法，介護保険法
➡社会・環境と健康

1.1 医療保険制度

わが国では**国民皆保険制度**により誰もが安心して医療を受けることができる．日本の国民皆保険制度の特徴として，次のような項目をあげることができる

- 国民皆保険：すべてが保険に入る義務と権利をもつ．
- 医療機関へのフリーアクセス：自由に選べる．
- 現物給付：必要な医療サービスを受けることができる．
- 社会保険方式が基本：公費が投入されている．

また70歳以上の高齢者の医療費の自己負担については，原則として70歳未満よりも低く抑えられている．このような制度のもと，世界最長の平均寿命と高い保健医療水準が達成されている．

1.2 医療保障制度

(1) 社会保険

上述したように，日本の医療保険制度では社会保険方式がとられている．**社会保険**とは，病気や怪我，失業などに対してあらかじめ備え，実際にこれらが発生しても生活困難に陥らないようにするもので，国民の生活を保障する制度といえる．国，都道府県，市町村などの行政機関などからの公費と，加入者(被保険者)が支払う保険料によって運営されている．

社会保険は，すべての人々のリスクを分かちあうため，法律ですべての人々に加入が義務づけられている．保険料は各自のリスク，たとえば現在闘病中かどうか，などに関わりなく，賃金などの拠出能力に応じたものとなっている．

また，社会保険の財源は保険料が中心であるが，たとえば被用者保険では被保険者(被用者)本人のみならず，被保険者の職場の事業主も負担するのが原則となっている．さらに，応能負担の見地から，低所得者を対象に保険料を軽減・免除するために，国や地方公共団体も費用の一部を負担している．

応能負担とは
本人の支払い能力に応じて負担すること．たとえば，医療，介護，福祉などのサービスで所得に応じて保険料を支払うことである．

被用者保険
職域保険のこと．企業や個人事業に雇用されている労働者が対象．

（2）　医療保険制度の種類

医療保険制度は，職域をもとにした各種の**被用者保険**と居住地（市町村）をもとにした**国民健康保険**，75 歳以上の高齢者が加入する**後期高齢者医療制度**に分けられており，すべての国民がいずれかの制度に強制加入し，保険料を納付することとなっている（図 17.1）．病気などの際には，一定の自己負担により，保険証 1 枚で誰もが安心して医療を受けることができ社会全体でリスクを分かちあうことで，患者が支払う医療費の自己負担額が軽減され，国民に対して良質かつ高度な医療を受ける機会を平等に保障している．

被用者保険は，保険者別に大企業の労働者が加入する**組合管掌健康保険**，中小企業の労働者が加入する**全国健康保険協会管掌健康保険**，公務員が加入する**共済組合**に分けられ，保険料は，被保険者の給与・ボーナスの額に応じて労使折半している．

これに対して，国民健康保険は，上述の各種被用者保険に加入していない人が加入する医療保険であり，運営主体は市町村である．世帯人員・所得などに応じて保険料額が決まり，市町村が徴収している．

Point!

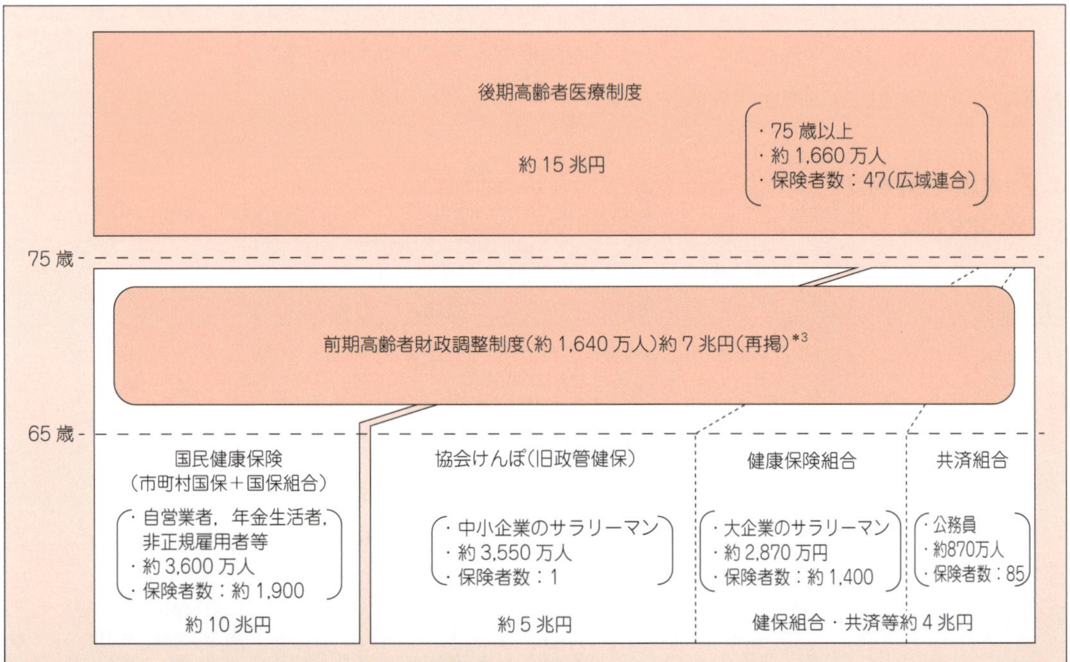

高齢化率

2014（平成 26）年には 26.0％となっている．2060 年には 39.9％に達し，2.5 人に 1 人が 65 歳以上になると予測されている．

高齢者に関する医療については，2008（平成 20）年 4 月から新たな高齢

＊1　加入者数・保険者数，金額は，平成 28 年度予算ベースの数値．
＊2　上記のほか，経過措置として退職者医療（対象者約 90 万人）がある．
＊3　前期高齢者数（約 1640 万人）の内訳は，国保約 1,310 万人，協会けんぽ約 220 万人，健保組合約 90 万人，共済組合約 10 万人．

図 17.1　国民保険制度の体系

「平成 28 年版　厚生労働白書」．

者医療制度として，75歳以上の高齢者などを対象とする**後期高齢者医療制度**が創設された．現役世代と高齢者の費用負担のルール（給付費の約5割が公費，約4割が現役世代からの支援金，約1割が高齢者の保険料）を明確化するとともに，都道府県単位ですべての市町村が加入する後期高齢者医療広域連合を運営主体とすることにより，運営責任の明確化および財政の安定化を図ることとした．後期高齢者医療の保険料は世帯人員・所得などに応じて決まり，市町村が徴収するが，財政運営は後期高齢者医療広域連合が行い，後期高齢者医療広域連合の財政リスクの軽減については，国と都道府県が共同して責任を果たすしくみとなっている．

国家試験ワンポイントアドバイス
医療保険は，病気の治療費を保障する．年齢に関わらず日本に住むすべての人が支払う必要がある．公的医療保険を使って治療を受けたときの負担額は，小学校入学から69歳まで：3割，70歳以上：2割である． 介護保険とは病気によって必要になった介護費を保障する．40歳以上の人が支払う必要があり，利用するためには介護認定が必要．介護保険を使ったときの負担額は原則1割で，介護認定度数によって利用限度額が決められる．

2 介護保険制度

2000（平成12）年4月に，社会全体で高齢者介護を支えるしくみとして創設された**介護保険制度**は，要介護者や要支援者が介護サービス事業者の提供するサービスを受けることができるものである．

日本では高齢者の人口が増加し，1960（昭和35）年には5.7％であった高齢化率（65歳以上の高齢者人口）は，1980（昭和55）年には9.1％，1990（平成2）年には12.0％となった．また，要介護高齢者も増加することとなった．加えて，介護期間の長期化，核家族化の進行，介護する家族自身の高齢化など，要介護高齢者を支えてきた家族をめぐる状況も変化し，従来の老人福祉制度による対応には限界がでてきた．そこで，高齢者の介護を社会全体で支え合うしくみとして介護保険制度を創設することとし，2000（平成12）年に**介護保険法**が施行された．制度の基本的な考え方は，自立支援，利用者本位，社会保険方式の3つである（図17.2）．

自立支援とは，単に介護を要する高齢者の身の回りの世話をするということを超えて，高齢者ができるだけ自立した生活を送れるよう支援することを理念とするものである．身体的な支援だけでなく，精神的な自立も含まれる．また，利用者の選択により，多様な主体から保健医療サービスや福祉サービスを総合的に受けられる制度とした．さらに給付と負担の関係が明確な社会保険方式を採用した．

2.1 介護保険制度の被保険者

介護保険制度の被保険者は，40歳以上の者が対象となり，2種類に分類される．第1号被保険者は65歳以上の者であり，第2号被保険者は医療保険に加入している40歳から64歳までの者である．

介護保険サービスについては，65歳以上の者は原因を問わず要支援・要介護状態となったときに，40〜64歳の者は特定疾病が原因で要支援・要介護状態となったときに，受けることができる（表17.1）．

251

【背景】
○高齢化の進展に伴い，要介護高齢者の増加，介護期間の長期化など，介護ニーズはますます増大
○一方，核家族化の進行，介護する家族の高齢化など，要介護高齢者を支えてきた家族をめぐる状況も変化
○従来の老人福祉・老人医療制度による対応には限界

⇩

高齢者の介護を社会全体で支え合う仕組み(介護保険)を創設
1997年介護保険法成立，2000年介護保険法施行

【基本的な考え方】
○自立支援…単に介護を要する高齢者の身の回りの世話をするということを超えて，高齢者ができるだけ自立した生活を送れるよう支援することを理念とする
○利用者本位…利用者の選択により，多様な主体から保健医療サービス，福祉サービスを総合的に受けられる制度
○社会保険方式…給付と負担の関係が明確な社会保険方式を採用

図17.2　介護保険制度の基本的な考え方

「平成28年版　厚生労働白書」．

2.2　介護保険サービス

介護保険で受けられるサービスは，おもに次のようなサービスになる．

① 訪問系サービス．例：訪問介護(ホームヘルプ)など．　在宅
② 通所系サービス．例：通所介護(デイサービス)など．
③ 短期滞在系サービス．例：短期入所生活介護(ショートステイ)など．
④ 居住系サービス．例：特定施設(有料老人ホーム等)など．
⑤ 入所系サービス．例：介護老人福祉施設(特別養護老人ホーム)．　施設

表17.1　要介護・要支援認定の種類

要介護度	認定の目安
要支援1	生活機能の一部に若干の低下が認められ，介護予防サービスを提供すれば改善が見込まれる
要支援2	生活機能の一部に低下が認められ，介護予防サービスを提供すれば改善が見込まれる
要介護1	身の回りの世話に見守りや手助けが必要．立ち上がり・歩行などで支えが必要
要介護2	身の回りの世話全般に見守りや手助けが必要．立ち上がり・歩行等で支えが必要．排泄や食事で見守りや手助けが必要
要介護3	身の回りの世話や立ち上がりが一人ではできない．排泄などで全般的な介助が必要
要介護4	日常生活を営む機能がかなり低下しており，全面的な介助が必要な場合が多い．問題行動や理解低下もあり，立ち上がりや歩行などがほとんどできない
要介護5	日常生活を営む機能が著しく低下しており，全面的な介助が必要．多くの問題行動や全般的な理解低下もあり意思の疎通が困難

2 介護保険制度

2.3　介護サービスの利用計画（ケアプラン）

　要介護あるいは要支援の認定を受けた場合，高齢者の心身の状況などに応じた適切なサービスを利用できるように，**介護サービスの利用計画**（ケアプラン）や**介護予防ケアプラン**が作成される．ケアプランの作成にあたっては，それぞれの利用者の要介護度と希望に応じた内容の介護サービスが選択される．

2.4　医療・介護保険における栄養に関する算定の基本

　介護施設における栄養ケア業務とは，高齢者・障がい者などの虚弱化や要介護予防のために，食事療法や栄養指導などを行うことである．栄養アセスメント・ケアマネジメントを駆使し，栄養・食事管理を行うことへの加算算定である．

　管理栄養士・栄養士に関わる介護報酬について述べる．施設サービス費，介護予防サービス費別に**表 17.2**と**表 17.3**に示す．

　また摂食・嚥下障害や認知機能の低下により，介護施設入所者のなかには食事を経口で摂取しにくくなる人もいる．口から食べる楽しみが味わえ

表 17.2　**介護福祉施設，介護保健施設，介護療養施設における施設サービス費**

基本単位数	算定・請求上の留意事項
管理栄養士による栄養改善サービス 栄養マネジメント加算　14単位 / 日	低栄養状態の入所者に対して，管理栄養士が栄養計画作成，栄養食事相談などの栄養改善サービスを行った場合に加算
経口移行加算 28単位 / 日	経管により食事摂取している入所者に対して，経口摂取に向けた栄養管理を行った場合に経口移行加算として加算
経口維持加算（Ⅰ） 著しい誤嚥あり　400単位 / 月 経口維持加算（Ⅱ） 誤嚥あり　100単位 / 月	現在，経口摂取している入所者に対して，経口摂取に向けた栄養管理を行った場合に加算 ・栄養マネジメント加算が必須 ・（Ⅱ）については，（Ⅰ）を算定し，医師，歯科医師，歯科衛生士または言語聴覚士が加わった場合に加算
管理栄養士・栄養士による療養食加算 18単位 / 日	管理栄養士・栄養士の管理のもとで，以下の療養食が提供された場合，療養食加算として加算 ・療養食は疾病治療の直接手段として医師の発行する食事せんに基づいて提供される．利用者の年齢や病状などに対応した栄養量・内容を有する以下の治療食および特別な場合の検査食をいう 　治療食：糖尿病食，腎臓病食，肝臓病食，胃潰瘍食，貧血食，膵臓病食，脂質異常症食，痛風食 ・経口維持加算との併算可

参考：厚生労働省 HP.

253

表17.3 介護予防サービス費

サービス費の種類	基本単位数	算定・請求上の留意事項
介護予防居宅療養管理指導	管理栄養士による管理指導費 同一建物居住者以外 533単位/回 同一建物居住者 452単位/回	管理栄養士が，医師の指示に基づき，特別食（医師の食事せんに基づく腎臓病食，糖尿病食，脂質異常症食，痛風食など）を必要とする，または低栄養状態にあると医師が判断した利用者に対して，居宅または居住系施設などを訪問し，栄養管理に関する情報提供および栄養食事相談または助言を行った場合に，月2回を限度に算定 ・1回に30分以上の指導が必要
介護予防通所介護費	管理栄養士配置等による栄養改善加算 150単位/日	低栄養状態またはそのおそれのある利用者に，その改善を目的として栄養食事相談などの栄養管理を行った場合，栄養改善加算として1月につき150単位を加算 ・管理栄養士の1名以上の配置，個別計画の作成，専門職によるサービス実施，定期的な評価の記録などの一連のプロセスが算定条件である
介護予防短期入所生活介護費 介護予防短期入所療養介護費	管理栄養士・栄養士による療養食加算 23単位/日	管理栄養士・栄養士の管理のもとで，以下の療養食が提供された場合，療養食加算として加算 ・療養食は疾病治療の直接手段として医師の発行する食事せんに基づいて提供される，利用者の年齢や病状などに対応した栄養量・内容を有する以下の治療食および特別な場合の検査食をいう 治療食：表17.2参照

参考：厚生労働省HP.

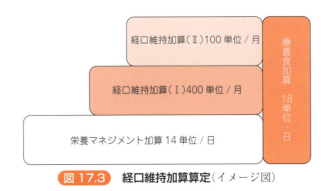

図17.3 経口維持加算算定（イメージ図）

るように支援を行う．図17.3に経口維持加算算定のイメージ図を示す．

3 福祉・介護と臨床栄養

3.1 福祉・介護における栄養管理の意義，管理栄養士の役割

　管理栄養士が行う「栄養管理」は，高齢者の毎日の営みである「食べること」を通じて，低栄養状態の改善をはかり，高齢者の自己実現を目指すものである．「栄養改善」は，高齢者にとっての「食べること」が楽しみや生き甲斐の上から重要とし，「食べること」への支援を通じて，社会参加，生活機能の向上，コミュニケーションの回復，食欲の回復や規則的な便通といっ

た生体リズムの保持へとつなげる.

一方,高齢者が十分に「食べること」は,生きて活動するための基本であるたんぱく質とエネルギーを十分に摂取することでもある.たんぱく質とエネルギーの十分な摂取は,筋タンパク質の維持をはかり,身体機能や生活機能を維持するが,一方で,内臓タンパク質の維持や腸粘膜の構造や免疫機能の維持,**バクテリアルトランスロケーション**(腸管内の細菌が,腸管粘膜細胞あるいは細胞間隙より生体内に侵入すること)による感染症の予防につながる.その結果,要介護状態や重症化を予防することになる.

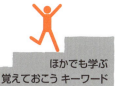

高齢期の栄養摂取
→応用栄養学

高齢者は,いくつかの病気をもち,そのために何種類もの薬を服用しており,その多くの薬は,唾液の分泌を抑制してしまうことが最近わかってきた.また,消化酵素や消化機能も低下し始める.その結果,食欲不振を引き起こし,栄養不良となる.ヒトが生命を維持し日常の生活を営むには,生存するために必要なたんぱく質と活動するためのエネルギーを生涯にわたって,食事として摂取することが求められる.

高齢者は,口腔や摂食・嚥下の問題,発熱や病気,身近な人の死などのライフイベントによる食欲低下,あるいは,身体機能の低下などの要因により,また,買い物や食事づくりが困難になるなど,習慣的な食事摂取量が低下し,エネルギーやたんぱく質が欠乏して低栄養状態に陥りやすくなる.また,脳梗塞,がん,呼吸器疾患,肝臓疾患などの疾患の罹患に伴って低栄養状態に陥りやすい.

とくに高齢者では,唾液や食物などが気管に入り,誤嚥性肺炎となりやすい.睡眠中に唾液を少しずつ誤嚥することもあり,さらに危険である.

誤嚥性肺炎における食事内容を配慮する場合,嚥下の段階における食形態を工夫することが必要となる.食事の目的は単に栄養補給だけでなく,コミュニケーションや楽しみといった意味あいも含むため,毎日の生活の充実感にも大きく影響を与える.

高齢者の低栄養状態を予防・改善することは,① 内臓タンパク質および筋タンパク質量の低下を予防・改善し,② 身体機能および生活機能の維持・向上および免疫能の維持・向上を介して感染症を防止し,③ その結果,高齢者の要介護状態や疾病の重度化への移行を予防することにより,④ QOL(クオリティ・オブ・ライフ,生活の質)の向上に寄与するとされている.そのため,高齢者の低栄養状態の改善は,介護予防の観点からは糖尿病,高血圧,脂質異常症などの生活習慣病に対する食事療法にも優先して取り組むべき栄養改善の課題とみなされている.

元気な高齢者であっても,加齢,疾病や環境の変化,精神的要因などをきっかけとして生活機能の低下が起こることがある.どのような状態であっても,生活機能の維持・向上の取組みにより,生活機能の低下を防止することが期待される.

第 17 章　医療制度・福祉制度と管理栄養士

とりわけ，生活機能の低下が疑われる状態，または軽度な生活機能の低下が疑われる状態での「水際作戦」が，生涯にわたって QOL を維持する上で重要である．

3.2　チームケアと栄養ケア

（1）　チームケアとは

医師，看護師，介護士，管理栄養士などの専門職種がチームを組んで行う，介護ケアのことである．チームケアに関係する職種と，チームにおける役割・仕事内容について，以下に説明する．

医師：医師はチームリーダーとして治療方針を決定する．ケアマネジャーと協議して訪問看護師，訪問介護士，訪問管理栄養士，訪問薬剤師，訪問リハビリスタッフなどに指示を行う．病院に在籍している管理栄養士に治療方針を伝え，在宅の情報を聞き取る．

歯科医師：要介護者にとって口腔ケアは非常に重要な位置を占めている．口腔ケアの実践は口腔内の問題にとどまらず，全身との関係が深い．むし歯や歯周病の予防，口腔内細菌による二次感染の防止，心臓病（感染性心内膜炎，狭心症，心筋梗塞）の予防，脳卒中の予防，誤嚥による嚥下性肺炎の予防，糖尿病の悪化の予防，咀嚼・摂食・嚥下，発音の機能の維持と回復，唾液分泌の促進，義歯の調整，口臭の除去，口腔出血の防止，口腔の痛みの軽減など，摂食・嚥下機能を保持するために重要な役割を果たしている．

ケアマネジャー（介護支援専門員）：介護保険制度において介護を必要とする人のために，ケアプラン（介護サービス計画）の作成や介護サービスの調整・管理を行うことがおもな役割である．栄養ケアは介護負担の軽減につながるため，ケアプランにも取り入れられている．

1．要介護者の課題分析と，サービスとニーズの把握
2．ケアプラン（介護サービス計画）の作成
3．サービス担当者会議の運営
4．ケアプランの継続的な管理と再評価

薬剤師：重複投薬や薬の相互作用のリスクを避けるために，服薬管理，服薬方法についての適切な支援を行う．腎・肝機能の低下や体成分組成の変化に伴う体内薬物動態の変動や個々人の生理機能に応じた処方・調剤・服薬の管理が必要とされている．

看護師：訪問看護師が毎回，患者の栄養スクリーニングを実施する．訪問看護師はそれらを取りまとめ，医師に報告する．医師に承認された栄養計画に基づいて，栄養サポートを行う．地域ケア担当者会議に参加する．

管理栄養士：在宅患者を訪問し，栄養状態の評価を行い，栄養計画を作成し，他の職種や本人・家族の栄養摂取状況，食生活（食品や栄養剤購入，

食事形態の調整，誤嚥予防，口腔ケア，食品の保管，調理方法など）の相談に応じる．地域ケア担当者会議に参加して，医師の治療方針を在宅スタッフに説明する．在宅スタッフの意向を尋ね，在宅での患者の状態とともに医師に伝える．

リハビリスタッフ：訪問リハビリを行うことにより，廃用症候群を予防する．骨格筋をつくることで消費エネルギーを増やし，食事を摂取するようにして栄養状態の改善を図る．そのほか，咀嚼・嚥下障害などの摂食機能障害に対するサポートを行う．地域ケア担当者会議に参加する．

ホームヘルパー：食品購入のサポート，食品の保管や食事づくりを支援する．地域ケア担当者会議に出席する．

（2）在宅ケア

訪問栄養指導とは，在宅にて通院または通所が困難な人に対して，管理栄養士が，月に2回まで自宅に定期的に訪問し，療養に必要な栄養指導を行うものである．

1回の訪問の時間は，30分以上から1時間程度である．訪問栄養指導は，介護保険の「居宅療養管理指導」によるものと，医療保険の「在宅患者訪問栄養食事指導」によるものがある．介護保険認定を受けており，要介護の人で，特別食を必要とする利用者もしくは低栄養状態にあると医師が判断した人が該当する．

また嚥下状態の低下がみられ，誤嚥性肺炎を繰り返す利用者に対しては，誤嚥しやすい食べ物や誤嚥しにくい食べ物について説明する．また誤嚥しにくい食べ物にするには，どのようにして調理すればよいのか，また適正な，とろみ剤の使用方法などについて栄養指導を行う．

廃用症候群
骨，関節，筋肉などへの加重（負荷）が寝たきりなどによりかからなくなると起こる，さまざまな機能の低下．ロコモティブシンドローム，フレイルが含まれる．
第10章，第14章も参照．

復習問題を解いてみよう
https://www.kagakudojin.co.jp

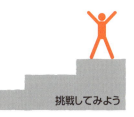

挑戦してみよう

参考文献，参考情報

第3章

厚生労働科学研究費補助金 難治性疾患克服研究事業，「難治性炎症性腸管障害に関する調査研究」（鈴木班），平成28年度分担研究報告書（2017）．

「肥満症治療ガイドライン 2006」，肥満研究 12（臨時増刊号），2006．

「肥満症診療ガイドライン 2016」

日本内科学雑誌，**94**，4（2005）．

井上修二，脂肪とメタボリックシンドローム―考え方と対策の立て方」，三共生命厚生事業団（2009）．

糖尿病診断基準に関する調査検討委員会，「糖尿病の分類と診断基準に関する委員会報告（国際標準化対応版）」．

井上修二 編著，『新 臨床栄養学 II』，光生館（2004）．

林 淳三 編著，『基礎栄養学 第2版』，建帛社（2005）．

日本糖尿病学会 編，『糖尿病治療ガイド 2016-2017』，文光堂（2016）．

日本動脈硬化学会 編，『動脈硬化性疾患予防ガイドライン 2017 年版』，日本動脈硬化学会（2017）．

H. A. Harper, K. M. Robert，上代淑人 監訳，『ハーパー生化学』，丸善（2001）．

日本動脈硬化学会 編，『動脈硬化性疾患予防のための脂質異常症治療ガイド 2013 年版』，日本動脈硬化学会（2013）．

日本痛風・核酸代謝学会ガイドライン改訂委員会 編，『高尿酸血症・痛風のガイドライン 第2版（2012 年追補ダイジェスト版）』，メディカルレビュー社（2012）．

第4章

日本肝臓学会 編，「慢性肝炎診療のためのガイドライン」，日本肝臓学会（2007）．

高後 裕 監．青柳 豊ほか編，「我が国における非B非C型肝硬変の実態調査 2011」，響文社（2012），p.6 ～ 16．

井上修二 編著，『最新 臨床栄養学』，光生館（2015）．

日本肥満症治療学会治療ガイドライン委員会 編，『肥満症の総合的治療ガイド』，日本肥満症治療学会（2013）．

細谷憲政 総監，『疾患別の病態と栄養管理』，＜ビジュアル臨床栄養実践マニュアル 第2巻＞，小学館（2003）．

本田佳子 編，『新 臨床栄養学：栄養ケアマネジメント 第3版』，医歯薬出版（2016）．

Halmos EP, Christophersen CT, Bird AR, et al. Diets that differ in their FODMAP content alter the colonic luminal microenvironment. Gut. **64**（1）：93-100, 2015.

Cox SR, Prince AC, Myers CE, et al. Fermentable Carbohydrates [FODMAPs] Exacerbate Functional Gastrointestinal Symptoms in Patients With Inflammatory Bowel Disease：A Randomised, Double-blind, Placebo-controlled, Cross-over, Re-challenge Trial. J Crohns Colitis. **11**（12）：1420-1429, 2017.

Zhan Y-L, Zhan Y-A, Dai S-X. Is a low FODMAP diet beneficial for patients with inflammatory bowel disease? A meta-analysis and systematic review. Clin Nutr. **37**（1）：123-129, 2018.

第5章

日本高血圧学会 編，『日本高血圧学会専門医取得のための高血圧専門医ガイドブック 改訂第3版』，診断と治療社（2014）．

萩原誠久ほか監，『循環器 第3版』，＜病気がみえる vol.2 ＞，メディックメディア（2015）．

日本高血圧学会高血圧治療ガイドライン作成委員会 編，『高血圧治療ガイドライン 2014』，日本高血圧学会（2014）．

香川靖雄ほか日本語版監修，『栄養ケアプロセスを目指して 栄養学と食事療法大事典』，ガイアブックス（2015）．

日本動脈硬化学会 編，「動脈硬化性疾患予防のための食事」，『動脈硬化性疾患予防ガイドライン 2012 版』，日本

動脈硬化学会(2012).

日本動脈硬化学会 編,『動脈硬化性疾患予防ガイドライン2017年版』, 日本動脈硬化学会(2017).

田中　明 編,『臨床医学 疾病の成り立ち 改訂第2版』, ＜栄養科学イラストレイテッド＞, 羊土社(2015).

「循環器病の診断と治療に関するガイドライン(2010年度合同研究班報告)」,「心筋梗塞二次予防に関するガイドライン(2011年改訂版)」
　http://www.j-circ.or.jp/guideline/pdf/JCS2006_ishikawa_h.pdf

「循環器病の診断と治療に関するガイドライン(2010年度合同研究班報告)」,「急性心不全治療ガイドライン(2011年改訂版)」
　http://www.j-circ.or.jp/guideline/pdf/JCS2011_izumi_h.pdf

日本摂食・嚥下リハビリテーション学会医療検討委員会,「日本摂食・嚥下リハビリテーション学会嚥下調整食分類2013」, 日本摂食・嚥下リハビリテーション学会誌, **17**, 255(2013).

第6章

糖尿病性腎症合同委員会,「糖尿病性腎症病期分類2014の策定(糖尿病性腎症病期分類改訂)について」, 日腎会誌, **56**(5), 547〜552(2014).

日本糖尿病学会 編,『糖尿病治療ガイド 2016-2017』, 文光堂(2016).

日本腎臓学会 編,『CKD治療ガイド2012』, 東京医学社(2012).

日本腎臓学会,「慢性腎臓病に対する食事療法基準2014年版」, 日腎会誌, **56**(5), 553〜599(2014).

日本透析医学会 統計調査委員会,「図説　わが国の慢性透析療法の現況」.
　http://docs.jsdt.or.jp/overview/index.html

日本腎臓学会,「腎疾患患者の生活指導・食事療法に関するガイドライン」, 日腎会誌, **39**(1)(1997).

第8章

滝澤　始ほか監,『呼吸器　第2版』, ＜病気がみえる vol.4 ＞, メディックメディア(2015).

日本呼吸器学会COPDガイドライン第4版作成委員会 編,『COPD(慢性閉塞性肺疾患)診断と治療のためのガイドライン　第4版』, メディカルレビュー社(2013).

東口髙志 編,『「治る力」を引き出す 実践！臨床栄養』, 医学書院(2010).

V. A. Angelillo, et al,. Effects of low and high carbohydrate feedings in ambulatory patients with chronic obstructive pulmonary disease and chronic hypercapnia, *Ann. Int.Med*,. **103**, 883(1985).

菱田　明ほか監,『日本人の食事摂取基準2015年版』, 第一出版(2014).

日本病態栄養学会 編,『改訂第4版 認定 病態栄養専門師のための病態栄養ガイドブック』, メディカルレビュー社(2013).

第9章

B. Blanc, C. A. Finch, L. Hallberg, et al., Nutritional anaemias, Report of a WHO Scientific Group, *WHO Tech., Rep., Ser.*, **405**, 1 (1968).

高久史麿ほか監,『新臨床内科学(第8版)』, 医学書院(2002).

奈良信雄,『人体の構造・機能と疾病の成り立ち』, 医歯薬出版(2003).

池田康夫ほか,『標準血液学』, 医学書院(2010).

第10章

田中　明, 宮坂京子, 藤岡由夫 編,『臨床医学：疾病の成り立ち　改訂第2版』, ＜栄養科学イラストレイテッド＞ 羊土社(2015).

骨粗鬆症の予防と治療ガイドライン作成委員会，『骨粗鬆症の予防と治療ガイドライン　2015年版』，ライフサイエンス出版(2015)．

ロコモチャレンジ！推進協議会，日本整形外科学会公認ロコモティブシンドローム啓発公式サイト
https://locomo-joa.jp/locomo/

東京都健康長寿医療センター研究所編集委員会「研究所 NEWS」，266(2015)．

サルコペニア診療ガイドライン作成委員会，『サルコペニア診療ガイドライン2017年度版』，ライフサイエンス出版(2017)．

第11章

「食物アレルギー診療の手引き 2023」　https://www.foodallergy.jp/wp-content/uploads/2024/04/FAmanual2023.pdf

第12章

日本胃癌学会 編，「胃癌治療ガイドライン　第4版」．

「大腸癌治療ガイドライン 2014年版(医師用)」
http://www.jsccr.jp/guideline/2014/index_guide.html

第15章

日本肥満学会，『小児肥満症診断基準2017年版』，ライフサイエンス出版(2017)．

日本先天性代謝異常学会，「新生児マススクリーニング対象疾患等診療ガイドライン 2019」(2019)．

日本糖尿病学会 編，『糖尿病食事療法のための食品交換表』，文光堂(2013)．

日本糖尿病・妊娠学会，「妊娠中の糖代謝異常と診断基準」(2015)．

16章

日本静脈経腸栄養学会 編，『日本静脈経腸栄養学会静脈経腸栄養ハンドブック』，南江堂(2011)．

井上善文，『輸液・静脈栄養の管理の実際とコツ：カテーテル・ポート・輸液組成から感染対策まで』，フジメディカル出版(2012)．

第17章

「平成28年版 厚生労働白書」　http://www.mhlw.go.jp/wp/hakusyo/kousei/16-2/

「平成28年版 高齢社会白書」
http://www8.cao.go.jp/kourei/whitepaper/w-2016/html/zenbun/index.html

厚生労働省 HP　http://www.mhlw.go.jp

日本栄養士会 HP　https://www.dietitian.or.jp

索　引

欧文

A：評価	20, 23
AAA	241
ACEI	123
ACE 阻害薬	104
ADL	163
AIDS	178
ANC	13
APD	133
ARB	104, 123
ASK	115
ASO	115
BCAA	146, 240
BEE	15
BIA	162
BMD	156
BMI	13, 87
BNP	110
BUN	119
B 型肝炎ウイルス	85
C 型肝炎ウイルス	85
C 反応性タンパク	148
C3	115
CAPD	133
CCK	71
CD	77
CDAI スコア	78
CETP	53
CGA 分類	126
CH50	115
ChE	14
CKD	122
——重症度 A1	122
——重症度 A2	122
——重症度 A3	122
——の重症度分類	126
COPD	145
Cr	14, 117
CRP（値）	148, 177
CTR	134
CVC	244
CVD	120
CYP3A4	246
DASH 食	105
DEXA	158
DW	133
Dx	22
EBM	9
eGFR	122
——換算式	125
EN	197

ESKD	120, 127
ESWL	129
Ex	22
FAB 分類	153
FFA	39
Friedewald 式	52
FT_3	61
FT_4	61
GDM	230
GERD	71, 206
GFR	125
HbA1c	45, 123
HBV	85
HCV	85
HD	131
HDL	53
HIV	178
IBD	77
IBS	82
IBW	38, 87
ICU	196
IDL	52
IgA 腎症	115
IOIBD	78
JCS	205
Kt/V	133
LCD	37
LDL	52
LES	92, 207
LST	206
MCAT	76
MCHC	150
MCT	121
MCV	150
mEq	116
MRSA	199, 200
NAFLD	93
NASH	93
NBM	9
NCP	24
NPC/N 比	17
nPCR	133
NSAIDs	73
NST	8
O：客観的情報	20, 23
OAS	174
ORS	221
P：計画	20, 23
PAI-1	3
PCI	108
PD	131
PDCA サイクル	6

PEG	197, 239
PEM	30, 131, 145
PNL	129
POMR	20
POS	20
PPN	198, 236, 240, 244
PTEG	240
PTH	125, 156
QOL	5, 255
RAST 法	147
REE	15
RTP	13, 31, 110, 111
Rx	22
S：主観的情報	20, 22
SB チューブ	91
SGA	12
SIRS	196
SOAP	23
——方式	20
TIA	112
TIBC	151
$TNF-\alpha$	3, 39
TPN	198, 236, 241, 244
——キット製剤	241
TRH	60
TSF	13
TSH	60
TUL	129
UC	80
UIBC	151
VLCD	37
VLDL	52
YAM	157
γ-GTP	87

あ

悪液質	162
悪性腫瘍	181
悪性貧血	151
足関節上腕血圧比	106
アディポサイトカイン	3, 39
アディポネクチン	3, 39
アテローム	106
——血栓性脳梗塞	111
——性動脈硬化	106
アトピー性皮膚炎	222
アナフィラキシー	174
アフタ	68
——性口内炎	68
アミノ酸インバランス	92, 239
アミノ酸製剤	241

261

アミロイドーシス	204	栄養問題リスト	22	——非代償期	89
アムロジピン	246	エネルギー消費量	15	感作	173
アルコール性脂肪肝	95	エリスロポエチン	118	カンジダ性口内炎	67
アルツハイマー病	137	嚥下造影検査	204	間質性肺炎	147
アルブミン	13, 31	嚥下内視鏡検査	204	患者の権利に関する世界医師会	9
アレルギー	172	炎症性腸疾患	77	肝腎コントラストの増強	95
アレルゲン除去食	175	黄疸(肝細胞性黄疸)	89, 90	肝性脳症	89, 92
アンギオテンシンⅡ受容体拮抗薬		嘔吐日記	222	間接エネルギー測定法	15
	104, 123	応能負担	249	間接訓練	148, 204
アンギオテンシン変換酵素阻害薬		オステオカルシン	158	冠動脈疾患	107
	104, 123			冠動脈バイパス術	108
安静時エネルギー消費量	15	**か**		肝内結石症	97
胃	182			肝不全	
胃がん	182	介護サービスの利用計画	253	—— 代償期	90
胃・十二指腸潰瘍	73	介護保険サービス	252	—— 非代償期	90
異食症	151	介護保険制度	249, 251	γ-グルタミルトランスペプチダーゼ	87
胃食道逆流症	71, 181, 206	介護保険法	249, 251	管理栄養士・栄養士倫理綱領	6
移植片対宿主病	153	介護予防ケアプラン	253	緩和ケア	5, 186
胃体部	182	介護予防サービス費	254	緩和ケア食	188
1型糖尿病	43	外傷	196	緩和的化学療法	191
一次性ネフローゼ症候群	117	海面骨	156	気管支喘息	146, 222
一次予防	4	潰瘍性大腸炎	80	気胸	245
1秒率	145	カイロミクロン	52	起座呼吸	110
一過性脳虚血発作	112	カウンセラー	27	器質性咀嚼障害	203
医療法	249	カウンセリング	27	器質的障害	203
胃瘻造設術	239	——マインド	142	希釈性低ナトリウム血症	111
インジナビル	247	科学的根拠	9	気腫性病変	145
インスリン抵抗性	44	拡散	131	基礎エネルギー消費量	15
インスリン頻回注射	228	獲得免疫	173	基礎代謝量	15
インスリン分泌不全	44	家族性高αリポタンパク血症	53	機能性便秘	83
院内感染症	199	家族性大腸腺腫症	194	機能的障害	203
インフォームドコンセント	10	片脚立ち	169	ギャッジアップ	148
ウイルス性口内炎	67	過体重	223	キャリア	85
う歯	206	片腎	125	急性肝炎	84
運動器症候群	164	カタル性	68	急性骨髄性白血病	152
運動障害性咀嚼障害	203	学会分類2013(食事)早見表	69, 203	急性糸球体腎炎(小児)	227
運動負荷試験	108	活動時のエネルギー消費量	15	急性心不全	110
エイズ	178	合併症 胃の術後	191, 192	急性膵炎	99
栄養アセスメント	12	家庭血圧	103	急性胆嚢炎	97
栄養基礎データ	21	カテーテル感染症	244	急性白血病	152
栄養教育	25	カテーテル敗血症	240	急性リンパ性白血病	152
栄養ケア経過記録	22	過敏性腸症候群	82	9の法則	198
栄養ケア計画	22	下部食道括約筋	71	キュレリの式	199
栄養ケアプロセス	24	下部尿路結石	128	教育的計画	22
栄養ケア・マネジメント	18, 24	カーボカウント法	229	共済組合	250
栄養サポートチーム	8	仮面高血圧	103	狭心症	107
栄養失調	30	カルシウム拮抗薬	104	虚血性心疾患	107
栄養・食事調査	14	カルシトニン	156	虚血性変化	107
栄養診断	25	肝炎	84	巨赤芽球性貧血	151, 193
栄養スクリーニング	12	間欠的自己導尿法	214	気流制限	145
栄養相談	25	肝硬変	88	禁煙指導	145
栄養モニタリング	18	——代償期	88	筋ジストロフィー	204

索　引

口すぼめ呼吸	145
クッシング症候群	63
クッシング病	63
組合管掌健康保険	250
クモ膜下出血	111
クライエント	27
クリティカルケア	196
クリニカルパス	7
くる病	159
クレアチニン身長計数	14
グレーブス病	61
グレープフルーツジュース	246
クローン病	77
——活動性指数	78
クワシオルコル	30
経口栄養	236
経口補水液	221
傾聴	142
経腸栄養（法）	197, 236
頸動脈怒張	110
経尿道的尿路結石除去術	129
経皮感作	222
経皮経食道胃管挿入術	240
経皮的冠動脈インターベンション	108
経皮的腎結石破砕術	129
経皮的心肺補助循環装置	110
痙攣性便秘	84
劇症肝炎	85
血液透析	131, 133
血管性認知症	137
血胸	245
血清総タンパク	13
血清尿素窒素	119
血清フェリチン値	93
血栓性静脈炎	240
血中抗原特異的 IgE 抗体検査	175
結腸がん	185
限外ろ過	131
肩甲難産	231
顕性感染	199
顕性誤嚥	204
顕性腎症期	121
原発性甲状腺機能低下症	62
原発性サルコペニア	162
原発性脂質異常症	51
原発性（単純性）肥満	36
原発性免疫不全症	178
高アンモニア血症	89
構音障害	112
後期高齢者医療制度	250, 251
後期ダンピング症候群	193
高輝度肝	95

口腔アレルギー症候群	174
高血圧	103
膠原病	177
甲状腺機能亢進症	60
甲状腺機能低下症	62
高浸透圧性の下痢	237
酵素均質法	206
抗体	173
叩打痛	129
巧緻性	165
後天性免疫不全症	178
行動変容の促し	225
行動療法　肥満	43
高度バリアプレコーション	245
高度肥満	37
口内炎	67, 207
高尿酸血症	58
高ビリルビン血症	90
高密度リポタンパク	53
高齢化率	250
誤嚥	204, 211
誤嚥性肺炎	147, 204
呼吸商	16, 146
国民皆保険制度	249
国民健康保険	250
個人指導	27
骨吸収	156
骨棘	161
骨形成	156
骨粗鬆症	156, 193
原発性——	156
続発性——	156
骨（代謝）回転	159
骨軟化症	159
骨密度	156
骨量頂値	157
粉飴	121
5 の法則	198
コリンエステラーゼ	14
コルチゾール	63
コレシストキニン	71
コレステロールエステル転送タンパク	
	53
——欠損症	53
コントロール法（糖尿病，食事療法）	229

さ

細小血管症	44
在宅酸素療法	145, 146
サルコペニア	162
三次予防	4

弛緩性便秘	83
敷石像	77
シクロスポリン	247
シクロホスファミド	247
自己免疫疾患	176
自己免疫性 1 型糖尿病	43
自己免疫性肝炎	85
脂質異常症	51
歯周病	207
シスプラチン	247
持続感染	182
失禁	213
シックデイ	229
失行	112
失認	112
脂肪肝	94
脂肪細胞の質的異常	38
脂肪細胞の量的異常	38
脂肪製剤	242
社会的不利	4
社会保険	249
瀉血療法	88
ジャパンコーマスケール	205
集学的治療	127
周期性嘔吐症	221
周産期異常	209
就寝前補食	92
縦走潰瘍	77
集団指導	27
周堤所見	73
重度サルコペニア	163
十二指腸	182
皺襞集中像	73
周辺症状	137
粥腫	106
粥状硬化	106
手掌法	198
守秘義務	6
消化管がん	181
消化態栄養剤	238
消化不良症	220
症候性肥満	223
小児肥満症診断基準 2017 年版	224
上部尿路結石	128
上腕筋囲	13
上腕三頭筋部皮下脂肪厚	13
褥瘡	214
食道	181
——アカラシア	204
食道裂孔ヘルニア	207
食物アレルギー	172

263

食物依存性運動誘発アナフィラキシー 174
食物経口負荷試験 175
食物除去試験 175
食物摂取頻度調査 14
自立支援 251
脂漏性顔貌 139
心窩部 73
心筋梗塞 108
心筋シンチグラフィ 108
真菌性眼内炎 244
神経性過食症 142
神経性食欲不振症 141
診察室血圧 103
腎症前期 121
腎性骨異栄養症 160
新生児糖尿病 228
心臓カテーテル検査 108
心臓超音波検査(心エコー) 108
身体計測 13
身体障害 208
診断的計画 22
シンバイオティクス 80, 82
深部感覚 165
心不全 109
腎不全 118
腎不全期 121
診療録(カルテ) 20
膵炎 99
随時尿の Na 排泄量からの推計 104
膵石症 110
水分必要量 17
スクリーニングテスト 204
スクワット 169
ステロイドパルス療法 116
スパイロメトリー 145
スプーン状爪 151
スマイルケア食 70
生活習慣の修正項目(高血圧) 104
脆弱性骨折 157
精神障害者 210
静的栄養アセスメント 12
成分栄養剤 237
舌炎 67
赤血球沈降速度 148
摂取エネルギーコントロール食 37
舌乳頭 67
腺がん 181
全国健康保険協会管掌健康保険 250
前サルコペニア 163
全身性炎症反応症候群 196
先天性代謝異常 225

セントジョーンズワート(セイヨウオトギリソウ) 247
喘鳴 110
早期腎症期 121
早期ダンピング症候群 192
造血幹細胞移植 153
造血器系腫瘍 152
総コレステロール 14
巣状分節性糸球体硬化症 116
総胆管結石症 97
総鉄結合能 151
即時型皮膚反応 147
咀嚼 203
咀嚼・嚥下障害 203
ソーシャルスキルトレーニング 210

た

体外衝撃波結石破壊法 129
体格指数 87
大血管症 44
代謝性アシドーシス 132, 220
代謝性アルカローシス 141
体重減少率 31
耐性獲得 175
大腸がん 184
大腸憩室炎 194
大脳基底核 140
ダウン症候群 209
多剤併用化学療法 153
多臓器障害 177
立ち上がりテスト 166
多発性嚢胞腎 125
タール便 73
単純 X 線検査 108
単純性肥満 223
胆石 96
　——症 96
　——発作 97
タンデムマス・スクリーニング 226
胆嚢炎 97
胆嚢結石症 97
タンパク質・エネルギー栄養障害 145
タンパク尿 117
タンパク不耐症 93
タンパク漏出性胃腸症 75
チアノーゼ 147
窒素バランス 14, 110
知的障害児(者)基礎調査 209
知能検査 210
チーム医療 8
チームケア 256

チャイルド・ピュー分類 91
中核症状 137
中間密度リポタンパク 52
中鎖脂肪酸 76
中鎖脂肪酸トリグリセリド 121
中心静脈栄養(法) 198, 236, 241
中心静脈カテーテル 244
超低エネルギー食療法 37
超低密度リポタンパク 52
直接エネルギー測定法 15
直接訓練 148, 204
直腸性便秘 84
治療的計画 22
痛風 58
　——関節炎 58
　——結節 58
　——腎 58
2 ステップテスト 165
低アルブミン血症 89, 117
低栄養 30, 216
低エネルギー食療法 37
低血糖 123
低密度リポタンパク 52
低リン血症性ビタミン D 抵抗性くる病 160
テオフィリン 247
鉄欠乏性貧血 151, 193
転倒 212
凍結酵素含浸法 206
統合失調症 210
透析療法期 121
動的栄養アセスメント 12
糖尿病 43
　——合併妊娠 230
　——(小児) 227
糖尿病性ケトアシドーシス 45, 231
糖尿病性昏睡 45
糖尿病性腎症 121
　——病期分類 122
動脈硬化 105
　——症 105
動脈硬化性疾患予防のための食事 107
トランス脂肪酸 109
努力呼吸 209
ドレッシング剤 245

な

内因性エネルギー 3
内視鏡的静脈瘤結紮術 91
内シャント 132
内臓脂肪症候群 38

内部環境の恒常性	3	パラソルモン	156	ペースメーカー	110
7つのロコチェック	165	ハリス・ベネディクトの式	15, 196, 216	β遮断薬	104
75g 経口ブドウ糖負荷試験	45	半消化態栄養剤	238	ヘモクロマトーシス	34
ナラティブ	9	ハンター舌炎	151	ヘリコバクター・ピロリ菌	73
2型糖尿病	44	非アルコール性脂肪性肝炎	93	ヘルシンキ宣言	9
二次性高血圧	103	非アルコール性脂肪性肝疾患	93	変形性関節症	160
二次性サルコペニア	162	皮質骨	156	便秘	83
二次性脂質異常症	51	微小変化型ネフローゼ症候群	116	扁平上皮がん	181
二次性ネフローゼ症候群	117	非ステロイド性抗炎症薬	73	抱合型ビリルビン	90
二次性(症候性)肥満	36	ビタミン過剰症	32	芳香族アミノ酸	241
二次性副甲状腺機能亢進症	125	ビタミン欠乏章	32	放射線療法	153
24 時間思い出し法	14	ビタミン製剤	242	訪問栄養指導	257
24 時間自由行動下血圧	103	非タンパクカロリー / 窒素比	17	飽和脂肪酸	109
24 時間蓄尿による Na 排泄量測定	104	ヒト免疫不全ウイルス	178	母子感染	85
二次予防	4	皮膚プリックテスト	175	補助化学療法	191
日常生活動作	163	肥満	36, 223	補食	229
ニフェジピン	246	肥満症	41, 223	骨の石灰化	160
日本摂食・嚥下リハビリテーション学会		――治療食	37	ホメオスタシス	3
嚥下調整食分類 2013	69, 206	肥満度	225	ホルター心電図	108
乳酸アシドーシス	242	ヒヤリ・ハット報告書	9	本態性高血圧	103
尿中クレアチニン	14, 117	評価・判定	24		
妊娠高血圧症候群	232	病原微生物	199		
早発型――	232	被用者保険	250	**ま**	
遅発型――	230	標準化タンパク異化率	133	膜性腎症	115, 117
妊娠中の糖代謝異常	231	標準体重	38, 87	マス・スクリーニング	226
妊娠糖尿病	44, 230	秤量法	14	末梢気道病変	145
認知行動療法	141	日和見感染	147	末梢血リンパ球数	14
認知症	137	微量元素製剤	242	末梢静脈栄養	198, 236, 240
――の診断基準	138	ビリルビン	90	マラスムス	30
熱傷	198	ヒールレイズ	169	――・クワシオルコルタイプ	31
――面積	198	貧血	150	慢性肝炎	85
ネフローゼ症候群	116	フィッシャー比	92	慢性骨髄性白血病	153
――(小児)	229	フィラデルフィア染色体	153	慢性心不全	110
脳梗塞	111	フェニルケトン尿症	227	慢性膵炎	99
脳出血	111	副甲状腺ホルモン	125	慢性白血病	153
脳性ナトリウム利尿ペプチド	110	腹水	90	慢性閉塞性肺疾患	145
ノーマリゼーション	5	腹膜透析	131, 133	慢性リンパ性白血病	153
		不顕性感染	85, 199	右側大動脈弓	203
		不顕性誤嚥	204	ミネラル過剰症	34
は		浮腫状皮垂	77	ミネラル欠乏症	34
肺過膨張	145	不飽和鉄結合能	151	無症候性キャリア	85
杯状変形	160	プラステン(+10)	169	胸焼け	207
バイタルサイン	13	プラダー・ウィリー症候群	223	メタボリックシンドローム	38
パーキンソン症候群	139	ブランマー・ヴィンソン症候群	151	メチシリン耐性黄色ブドウ球菌	199, 200
パーキンソン病	138	フレイル(虚弱)	216	メトトレキサート	247
白衣高血圧	103	フレイル・サイクル	217	目安記録法	14
バクテリアルトランスロケーション		ブレーデンスケール	215	免疫栄養	4
	112, 196, 255	フロントランジ	169	免疫グロブリン	173
跛行	161	分岐鎖アミノ酸	241	免疫不全症	178
橋本病	62	噴門部	182	網膜色素変性症	209
バセドウ病	60	平均赤血球ヘモグロビン濃度	150	問診	12
ハーフ食	32	平均赤血球容積	150	問題志向型システム	20

問題志向型診療録	20	
門脈圧亢進症	89	

や

薬物性脂肪肝	95
有酸素運動	48
誘発	173
幽門部	182
幽門輪	72
ゆがんだ認識	141
葉酸	151
予後栄養アセスメント	12

ら・わ

ラクナ梗塞	111
ラピッドターンオーバープロテイン	110, 111
リクスマネジメント	8
利尿薬	104
リフィーディング・シンドローム	31
リモデリング	156
緑内障	209
臨床栄養	2
臨床検査	13
臨床診査	12
リンパ節郭清	192

レジスタンス運動	48, 217
レビー小体	137
——型認知症	137
レプチン	3
ロコモーショントレーニング	169
ロコモティブシンドローム	164
ロコモ25	166, 168
ロコモ度1	167
ロコモ度2	167
ロコモ度テスト	165
ロタウイルス下痢症	220
ローマ(Rome)Ⅲ 診断基準	82
ワーファリン	246, 247

●執筆者略歴●

岩川　裕美(いわかわ　ひろみ)
龍谷大学農学部食品栄養学科准教授
専門　臨床栄養学
修士（家政学）

菅原詩緒理(すがわら　しおり)
仙台白百合女子大学人間学部健康栄養学科
教授
専門　臨床栄養学
博士（生活環境学）

永井亜矢子(ながい　あやこ)
帝京平成大学健康メディカル学部健康栄養
学科准教授
専門　臨床栄養学
博士（生活環境学）

中東　真紀(なかひがし　まき)
機能強化型認定栄養ケア・ステーション鈴
鹿　代表（松本大学大学院非常勤講師）
専門　臨床栄養学

東山　幸恵(ひがしやま　ゆきえ)
愛知淑徳大学食健康科学部健康栄養学科教
授
専門　臨床栄養学
博士（学術）

藤岡由美子(ふじおか　ゆみこ)
松本大学人間健康学部健康栄養学科専任講
師
専門　臨床栄養学
博士（医学）（新潟大学）

(五十音順)

ステップアップ栄養・健康科学シリーズ⑫
臨床栄養学　疾患別の栄養管理プロセスを正しく理解するために

第1版　第1刷　2017 年 10 月 20 日	編　　者　東山　幸恵

第8刷　2025 年 2 月 10 日
検印廃止

発　行　者　曽根　良介
発　行　所　㈱化学同人

〒600-8074　京都市下京区仏光寺通柳馬場西入ル
編　集　部　TEL 075-352-3711　FAX 075-352-0371
企画販売部　TEL 075-352-3373　FAX 075-351-8301
振　替　01010-7-5702
e-mail　webmaster@kagakudojin.co.jp
URL　https://www.kagakudojin.co.jp
印刷・製本　株式会社 太洋社

JCOPY 〈出版者著作権管理機構委託出版物〉
本書の無断複写は著作権法上での例外を除き禁じられて
います．複写される場合は，そのつど事前に，出版者著作
権管理機構（電話 03-5244-5088，FAX 03-5244-5089，
e-mail: info@jcopy.or.jp）の許諾を得てください．

本書のコピー，スキャン，デジタル化などの無断複製は著
作権法上での例外を除き禁じられています．本書を代行
業者などの第三者に依頼してスキャンやデジタル化するこ
とは，たとえ個人や家庭内の利用でも著作権法違反です．

Printed in Japan　ⒸY. Higashiyama　2017　無断転載・複製を禁ず
乱丁・落丁本は送料小社負担にてお取りかえいたします．

ISBN978-4-7598-1902-1

ステップアップ栄養・健康科学シリーズ

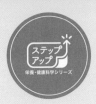

★ 高校で生物や化学を学んでいない学生にも，わかりやすく記述され，やさしく学び始められます．管理栄養士国家試験受験に備えて，基礎の力がつく教科書シリーズです．

★ 各巻の各章についての復習問題はWEBサイトで解けます．PCやスマホで解けるので，気軽に挑戦できます．

★ 各巻 B5判 176〜280頁 2色刷

シリーズラインアップ　●既刊　○未刊

① 社会・環境と健康

② 生化学

③ 解剖生理学

④ 食品学 I
　——食品成分とその機能を正しく理解するために

⑤ 食品学 II
　——食品の分類と特性・用途を正しく理解するために

⑥ 食品加工学
　——公正な加工食品を支えるしくみを理解し利用するために

⑦ 調理学
　——食品の調理特性を正しく理解するために

⑧ 食品衛生学
　——食をとりまく危害要因を科学の視点から正しく理解するために

⑨ 基礎栄養学
　——栄養素の働きと代謝のしくみを理解するために

⑩ 応用栄養学（第2版）
　——ライフステージ別の栄養ケア・マネジメントを正しく理解するために

⑪ 栄養教育論
　——栄養教育マネジメントに必要な理論と技法を身につけるために

⑫ 臨床栄養学
　——疾患別の栄養管理プロセスを正しく理解するために

⑬ 公衆栄養学
　——地域から国内外までの栄養問題に取り組むために

⑭ 給食経営管理論
　——給食のマネジメントを総合的に理解するために

⑮ スポーツ栄養学
　——栄養サポートの理論と実践力をバランスよく身につけるために

★ 詳しくは化学同人ホームページをご覧下さい　https://www.kagakudojin.co.jp

● 好評の既刊書 ●

栄養士・管理栄養士をめざす人の 調理・献立作成の基礎
　　坂本裕子・森美奈子【編】　B5判・112頁・2色刷　定価1650円

栄養士・管理栄養士をめざす人の 基礎トレーニングドリル
　　小野廣紀・日比野久美子・吉澤みな子【著】　B5判・168頁・2色刷　定価2090円

栄養カウンセリング論　赤松利恵・永井成美【著】　B5判・140頁・2色刷　定価2200円

図解 栄養士・管理栄養士をめざす人の 文章術ハンドブック
　——ノート、レポート、手紙・メールから、履歴書・エントリーシート、卒論まで
　　西川真理子【著】　A5判・192頁・2色刷　定価2200円

臨地・校外実習のてびき（第3版）　木戸詔子・福井富穂【編】　B5判・136頁　定価1980円